図解 食卓の薬効事典

野菜・豆類・穀類50種

池上文雄
Ikegami Fumio

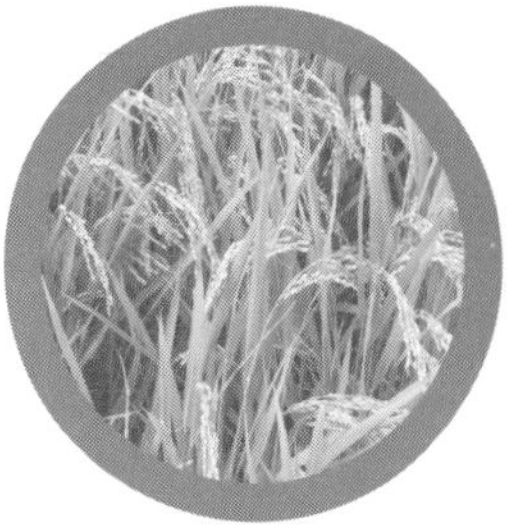

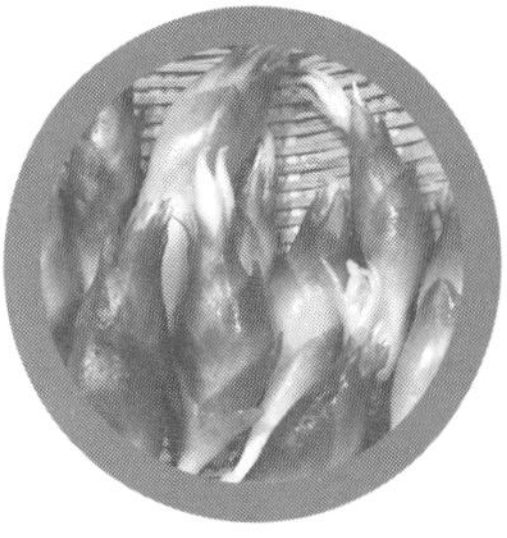

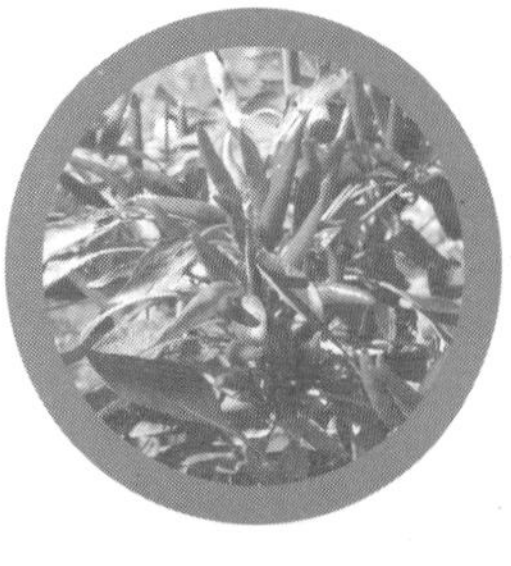

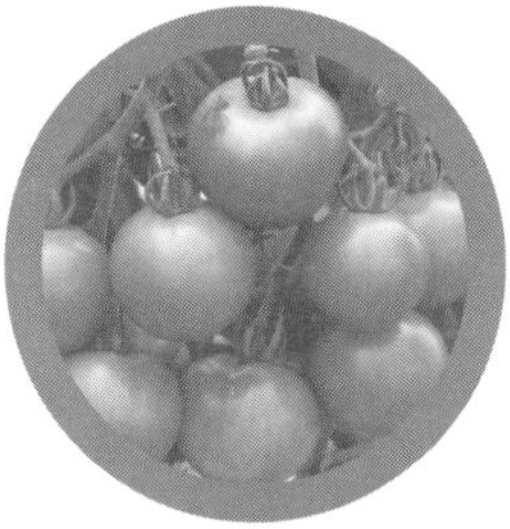

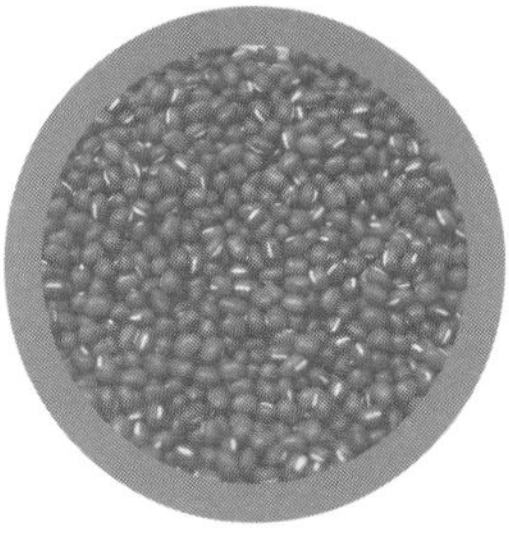

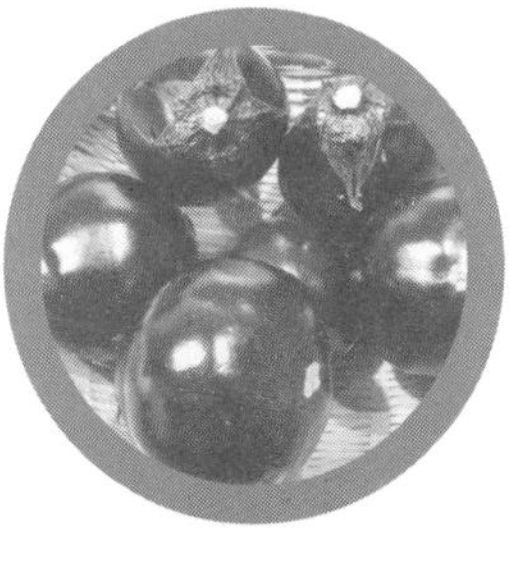

農文協

はじめに

地球は大きなくすり箱です！　青い地球の自然は万物を育んでいます。私たちも自然豊かなこの地球に生を受け、身近なその「自然の恵み」の恩恵を受けて、自然と共生して生きています。

昔から日本人の生活の中には、たくさんの「自然の恵み」、とりわけ植物が役立てられています。遠く縄文の時代以前から自然に沿った暮らしをして、身のまわりの植物を衣食住に活用してきました。まずは身近にある植物をエネルギー源として食べていたと思われます。今ではお馴染みの野菜や豆類、穀物も、もとは野に生える雑草のようなものでした。やがて、ある種の植物をおいしく食べられるということは、健康の元であるとの認識に至り、食べると元気になる、あるいは病に効くと信じられるようになりました。そして、長い年月を経て、それらの野生の植物を栽培することを覚え、さらには品種改良を行ない、食材として食事に取り込むことの重要性を認識するようになりました。さらに、食欲増進のために調理、加工するなど、いろいろな工夫が行なわれてきました。

野草を栽培化した野菜や豆類、穀物は、味や香りなどの五感を通した経験的な薬効から、民間薬や漢方薬の素材として伝統医学的な利用をするようになりました。そして、医学や薬学、栄養学などが進歩して、植物に含まれる薬効成分もさることながら、ミネラルやビタミン、食物繊維などの成分が、私たちの健康維持にはなくてはならないものであるという科学的知識を身につけ、医療として実践されてきました。

近年、私たち日本人の食生活は欧米化が進んで、野菜や穀物中心の食事よりも、肉や卵、乳製品などの動物性脂肪やタンパク質の摂取過多となっています。さらには、食べやすさを追求した品種改良も進んで、本来の味や香り、健康機能性が弱くなった野菜類が多くなりました。そして運動不足とも相まって、糖尿病や肥満、動脈硬化症などの生活習慣病と呼ばれる疾病を患った人が増えつつあります。また、わが国は超高齢社会を迎える中で、それに伴う認知症やがんといった疾患が増えています。

生活習慣病や認知症などの疾患が増える現在、健康志向も相まって、伝統的な日本食（和食）のバランスの良さが脚光を浴びるようになり、各地の伝統野菜や豆類の見直しも図られるようになりました。そしてついに、２０１３年には和食がユネスコの無形文化遺産に登録されました。長い歴史の中で、日本人が培ってきた野菜や穀物を主とした食に関する社会的慣習が評価されたといえます。

植物の名には動物と同じように、一国全体に通用する普通名、わが国では「和名」と、世界共通の学問上の名「学名」とがあり、その他に「別名」あるいはその土地に住む人びとの間に自然に発生し語り継がれて今日に及んだ「方名（地方名）」があります。方名には何か地方的に一連のつながりが推知されるものや、古い奈良朝時代に使われていた名がそのまま現在に及んでいる貴重なものもあって、食と同じように植物と人間の生活がつながった遠い祖先から伝えられたわが国の文化の遺産だと思います。

本書では、漢方の観点から、日々の食材となる野菜や豆類、穀物の持っている健康増進効果などの薬効について紹介しました。近年の日本人が軽視しがちな、あるいはあまり知られなくなった野菜などの食べ物としての種々の価値を見直し、摂り方や食べ方を正しく知っていただき、健康に生きるための参考になるようにと願ってまとめてみました。お役に立てば幸いです。

目次

第一部　身近な野菜・豆類・穀物の薬効——食にも薬にもなる自然の恵み

本文イラスト：飯島　満

第一部

食卓の健康学

1　食生活を通して健康を守る

——漢方の基本

中国の伝統医学（東洋医学）の古典である『黄帝内経素問《こうていだいけいそもん》』（紀元前2世紀〜紀元前1世紀）の冒頭には、健康とは何かと書かれています。健康とは、健《すこ》やかな体と康《やす》らかな心という「健体康心」の四字熟語が縮まってできた言葉です。その基本は、生活のリズム、適度な運動と十分な睡眠の「養生」とバランスの取れた栄養の摂取の「食養」であると述べられています。

東洋医学は、食養・鍼灸《しんきゅう》・薬物療法（漢方薬）の3本の柱をもって病を癒して健康に向かわせようとしている医学です。わが国では、中国の漢の時代に体系化された中国の伝統医学が、渡来してから約1500年かけて受け入れられ発展して、漢方（または漢方医学）と呼ばれています。また、古典医学書に基づく薬物療法を漢方医学、経穴《けいけつ》などを鍼《はり》や灸で刺激する物理療法を鍼灸医学、両者をまとめて東洋医学と呼んでいます。

「漢方は未病を治す」といわれるように、健康に生きるという養生を念頭にしながら、日頃から自分の健康は自分で管理する食養をも実践して、できるだけ病気にならないように心がけることが大切だと、古典にも示されています。しかしながら、このような生活を守っていても、健康を脅かす内因性・外因性の病があるため、その対処法として食養や漢方薬などの療法があって、健康を維持することができるのです。そして、自然の恵みを受ける敬虔《けいけん》な感謝の心と素直な気持ちからくる自然治癒力の涵養《かんよう》が、健康に生きる術《すべ》であると漢方では考えるのです。

『黄帝内経』の思想にある食養では、食事と薬の源は同じ、すなわち「食べ物は薬と同じように体に作用する」という意味で薬食同源といわれます。食を以って病を避ける、食を以って病を治療する、という食療法のことです。わが国で作られた「医食同源」という造語も同じ意味です。一方、西洋医学の祖のヒポクラテス（紀元前460〜370年頃）も、「汝の食事を薬とし、汝の薬は食事とせよ」と述べています。東西文化は異なっても、最も大切なのは食養なのです。健康は食事からという考えは、人類須《すべか》らく同じなのでしょう。

近年、薬膳（または薬膳料理）あるいは健康機能性食品という文字を目にすることが多くなりましたが、これらは薬食同源の概念が発展したものです。薬膳は、漢方の食療法で薬食同源を考える食事観に基づき、季節に対応した食材（旬の食材）、体質や症状（各人の証《しょう》）に合わせた生薬や食品を選んで作られる料理をいいます。特別な食材でなくても、普段から用いている食材で十分健康に役立てられます。日常生活において、栄養のバランスの取れた献立を基本にして、これに健康によい食材を組み合わせることで、体と心の健康を保つ、あるいは病気を予防し治すということです。

私たちが日々の健康な生活を送るうえにおいて、消化器はとても重要な役割を担っています。その消化器は、他臓器に比べて機能的疾患が多く、その発症機転においては心身相関の要因が大きいといわれています。古典にいう「脾胃《ひい》」は、消化器系の作用と密接に関連しており、脾胃の働きは、「後天《こうてん》の気」といわれるような生命活動の維持・活性化のための絶えざるエネルギー供給源です。そのために、漢方ではどのような病気でも、気を巡らして胃腸の働きを調えることが、最も大事だと位置づけられています。消化器系疾患には、日々の食生活習慣も絡んだ胃もたれ、胃腸炎、食欲不振や胸やけ、さらには過敏性腸症候群や胃・十二指腸潰瘍などなど、実に多くの疾患があり、またそれに応じて漢方薬や民間療法で用いられる薬草が数多くあります。消化器系疾患に用いられる漢方薬に含まれる生《しょう》薬《やく》には、サンショウ（山椒：冷えによる腹痛などに有効）やショウガ（生姜：吐き気や食欲不振などに有効）といった野菜である食品も多く含まれています。民間療法で用いられる薬草の3分の1は、消化器系疾患に用いられているといっても過言ではありません。

わが国では、食習慣の欧米化や運動不足などの生活習慣の変化に伴い、高血圧症や糖尿病、高脂血症、肥満など、いわゆる生活習慣病と呼ばれる疾患を患っている人が増えています。特に内臓脂肪型肥満の急増が問題となっており、高脂血症や高血圧症などの動脈硬化の危険因子が複合している場合、狭心症・心筋梗塞や脳梗塞などの生命に関わる重大な病気を引き起こしやすくなり、このような状態はメタボリックシンドロームと呼ばれています。さらに、超高齢社会を迎えて、生活習慣病に加えて、認知症やがんといった疾患が増加しています。高齢者の人口が増えるにつれて認知症患者は増加する傾向があって、80歳を超えると20%、85歳を超えると40%の人が認知症を伴うとされます。また現在、国民の3分の1ががんを発症するともいわれています。

漢方には本来、高脂血症や肥満という疾患概念はありませんし、認知症やがんに著効する漢方薬はないといわれます。しかしながら、養生を基本とする独自の治療体系がありますので、これらの症状に対応する処方が少なくありません。また、少なからぬ生薬が食品ともなっています。漢方の理論には「先天《せんてん》の気は腎、後天の気は脾胃」というのがあります。漢方薬や食養などの漢方療法をうまく活用して、食生活を通して気を巡らし、主に腎臓や胃腸の機能を高めることにより、生活習慣病を始めとする疾患を予防し、健康を維持することができるということです。漢方で用いられる植物には、日々の食材となる野菜や豆類、穀物がたくさんありますので、日常の食生活に取り入れたいものです。

2　人間の生命は自然界とつながっている
——身土不二と旬

体質と環境を考慮する東洋医学（漢方）には、現代栄養学にはない特色があります。古代中国では、自然界に存在する万物は、木《もく》・火《か》・土《ど》・金《こん》・水《すい》という性質の異なる5つの要素によって構成されていると認識して、自然界の現象はすべてこれらの要素の変動によって説明できるとしました（五行学説）。そして、人間の生命活動にも応用することができると考えました。すなわち、天体の動きに基づいて時は流れて四季が生まれ、季節の移ろいの中で私たちの心身は自然と一体であるとみなしたのです。

そして、人間の生命活動と広い概念の五臓の働きも五行学説で分類しました。つまり、私たちの体は、春は肝、夏は心、盛夏は脾、秋は肺、冬は腎が季節に従うものとし、その時季の食がそれぞれの活動を補うのです。また、食べ物は味や色を重んじて、春は青・酸っぱいもの（酸《さん》）、夏は赤・苦いもの（苦《く》）、盛夏は黄・甘いもの（甘《かん》）、秋は白・辛いもの（辛《しん》）、冬は黒・塩辛いもの（鹹《かん》）を食べるのがよいと考えました（図1、表1）。たとえば、冬は寒さが大敵で、命さえも脅かすことがあり、生命力や足腰・骨格、排尿・排便を正常に保つ腎の働きが弱まってしまいがちです。そこで、心穏やかに体力の消耗を避け、温かくし、適度に塩辛いもの、すなわちミネラルの多いものとしてイワシ、牡蠣《かき》などの海産物やみそなどを食事の一部に取り入れて過ごすことが、健康の秘訣と考えました。

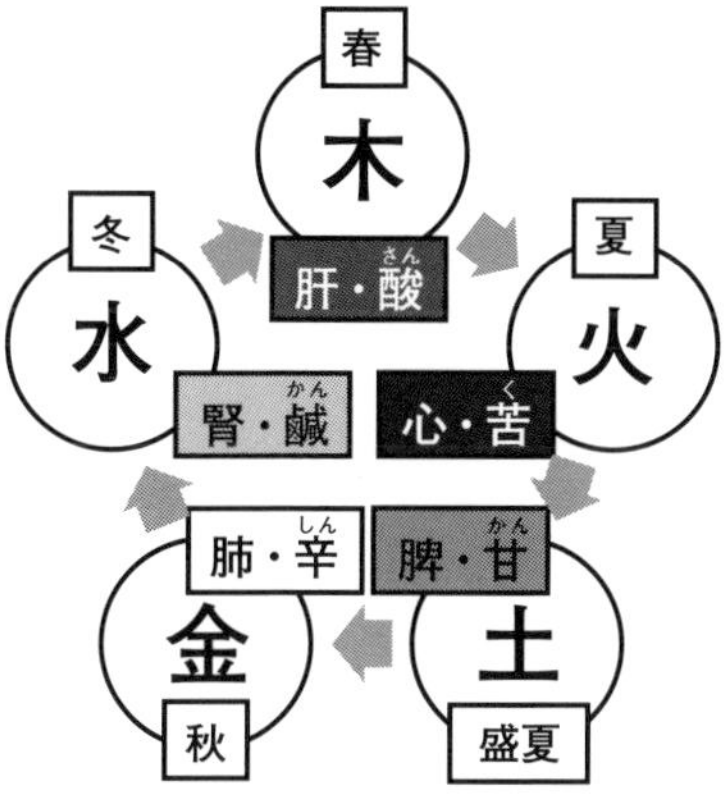

図1　自然界における5つの基本要素とその性質

表1　五味からみた食べ物の性質

五味	効能・作用	主な食材	五臓
酸	出過ぎを収め、渋らせ、虚汗や下痢を止める	ウメ、レモン、ミカン、トマト、酢	肝
苦	よく瀉下《しゃげ》し、湿を乾かし、熱を鎮め、消炎する	ニガウリ、緑茶、セルリー、フキ	心
甘	気や血を補って体を補養し、緊張を緩め、痛みを取る	肉類、コメ、ニンジン、ナツメ、ヤマノイモ、クリ	脾
辛	体を温め、発散させ、気や血を巡らす	ショウガ、シソ、ネギ、ニンニク、トウガラシ、コショウ	肺
鹹	しこりを柔らかくして潤し、宿便を柔らかくして下す	牡蠣、イワシ、ハマグリ、アサリ、ワカメ、みそ	腎
淡	除湿し、小便を利する	トウガン、ハトムギ	

＊酸：すっぱい味、苦：にがい味、甘：天然の甘味、辛：刺激性の辛い味、鹹：塩辛い味
＊淡は無味ゆえに五味と称する

五性からみた食べ物と生薬の性質

平性	微寒性（涼性）	寒性
キャベツ、シュンギク、ニンジン、シイタケ、サヤインゲン、ハクサイ	アブラナ（葉・茎）、キク、キュウリ、セリ、セルリー、ダイコン、トマト、ナス、トウガン、レタス、ユリネ、ホウレンソウ	ゴボウ、タケノコ、ニガウリ、ハス、モヤシ（ダイズ・緑豆）
ジャガイモ、サツマイモ、サトイモ	—	—
豆乳、ゆば、アズキ、エンドウマメ、ソラマメ	豆腐	緑豆
うるち米、玄米、トウモロコシ	コムギ、オオムギ、ソバ、ハトムギ	—
イチジク、プラム、パインアップル、ブドウ、リンゴ、レモン	ナシ、ミカン、ビワ	カキ、キウイフルーツ、スイカ、バナナ、メロン
ゴマ、ハスの実、ギンナン	—	—
ハチミツ、ローヤルゼリー	緑茶、ウーロン茶、ビール、ワイン、ウイスキー	ジュース、アイスクリーム
白砂糖、氷砂糖、ラッカセイ油	ゴマ油、ラード	しょう油、塩
白身魚、アワビ、イカ、ウナギ、牛レバー、豚肉、鶏卵	牛乳、ピータン	ヨーグルト、アサリ、カニ、昆布、海苔、ワカメ
粳米《こうべい》、甘草《かんぞう》、大棗《たいそう》、葛根《かっこん》、茯苓《ぶくりょう》	薄荷《はっか》、柴胡《さいこ》、牡丹皮《ぼたんぴ》	石膏《せっこう》、黄連《おうれん》、黄柏《おうばく》、大黄《だいおう》、地黄《じおう》、知母《ちも》、山梔子《さんしし》

表2

食べ物 生薬	熱性	温性
野菜類	—	アブラナ（種子）、カボチャ、カラシナ、シソ、ネギ、タマネギ、ニラ、ラッキョウ、ピーマン
芋類	—	ヤマノイモ、ナガイモ
豆類	—	黒豆、ダイズ、インゲンマメ、ピーナッツ、ナタマメ
穀物	—	もち米
果実類	干しガキ	アンズ、ウメ、サクランボ、モモ
種実類	—	クルミ、ナツメ、クリ、松の実
嗜好品	—	日本酒、紅茶
調味料	コショウ、サンショウ、トウガラシ、カラシ	みそ、黒砂糖、酢、ナタネ油、ダイズ油、ショウガ、ニンニク、ウイキョウ、シナモン
魚介類 肉類	—	エビ、アナゴ、牛肉、鶏肉、豚レバー、マトン、塩干魚、バター、チーズ
生薬類	附子《ぶし》、乾姜《かんきょう》、細辛《さいしん》、呉茱萸《ごしゅゆ》	桂皮《けいひ》、当帰《とうき》、人参《にんじん》、麻黄《まおう》、生 姜《しょうきょう》、陳皮《ちんぴ》

＊平性は寒涼熱温いずれにも属さない中立の食べ物や生薬
＊諸説があるため必ずしも絶対的な性質でないものもある

生命活動を維持する食には、体を作る食べ物と疾病を治す生薬の両方の性質、すなわち栄養成分と薬性があります。つまり、健康を保つ保健作用および陰陽を調整し邪気を取り除く作用があると考えました。また、食べ物や生薬の性質を体験的に寒涼性と温熱性の5つの性質に分類し、寒証の人は、温熱性のものを、熱証の人は寒涼性のものを中心に摂るとよい、暑いときには寒涼性の食べ物を摂り、寒いときには温熱性の食べ物を中心に摂るのがよいと考えました（表2）。また、温熱性の食べ物は体を温めて新陳代謝を亢進するので、貧血や冷え症の人に、寒涼性の食べ物は体を冷やして鎮静・消炎の作用があるので、のぼせ症や高血圧の人によいと捉えています。さらに、寒涼性のものは、温熱性のものと合わせたり、煮たり炒めたりして加熱すると、その性質が和らぐとしています。たとえば、冷え症の人は、ダイコンやハクサイなどの野菜に火を通し、ショウガ、ニンニク、トウガラシなどの温熱性のもので味を調えるなどして、食材の寒涼性を和らげて食べるとよいのです。

このように漢方では、食べ物や生薬には、基本的な属性である熱・温・平・寒・涼の五性と酸・苦・甘・辛・鹹の五味があり、これを性味《せいみ》あるいは気味といいます。性味が違えば作用が異なり、これらは先人たちの実体験から生まれた通則です。中には同じ味でも性の違うものもあり、性味だけで食べ物や生薬の成分や作用の多様性を解釈することはできません。しかし、健やかに生きるうえでは、野菜などの食べ物の性味を知り、生活に季節感を持って使い方を工夫して食べることが大事なのです。

そして、生まれ育った土地のものを食べるのがよいと考えます。それは、生きている風土と一体化することこそ理にかなった生き方だという、生命観としての「身土不二《しんどふじ》」という考え方です。四里四方、十里四方のものをその時季の旬に合わせて食べるのが健康の秘訣だと昔の人は言っています。旬の食材を摂ることを大切にして、日本人は日本でとれる穀物、野菜、魚、肉を適度に食べることが、日々の生活によいという考え方です。食は命です。日常の食生活がいかに健康維持に大切であるかということを示しているのではないかと思います。

3 日本人の健康と食事

——食卓に上がる食材の健康機能性

米飯食を支える野菜——ミネラル補給と一汁一菜

近年、わが国ではコメの消費量が減少傾向にあるようですが、私たち日本人の食生活の柱はなんといってもコメでした。精白していないコメをたくさん食べることで腹を満たし、体作りをするタンパク質の大部分もコメから摂取していました。したがって、おかずは少量でよく、食欲をそそるものであればよかったわけです。野菜の持つ意味はそのような事情の中から生まれてきました。

コメと魚が日本人の食生活の中心だったようにいわれますが、魚については実際にはそれほど食べられてはいなかったようです。魚は海岸地域や河川流域でないと手に入らないし、塩干しも山中の村まで持っていくのはなかなか困難であり、したがって日本人全体にはそれほど行き渡らなかったのです。またダイズも、主にみそ、しょう油として用いられ、おかずとしての豆腐や納豆、油揚げが日常の食卓に上ることはさほどなかったようです。ましてや、畜産物を食べることはほとんどなかったことはいうまでもありません。

縄文時代の食にもみられる一汁一菜の食事の一菜とは、野菜が主であったことはもちろんです。しかもコメの飯をたくさん食べるため、野菜の分量は少なく、味を濃くしなければなりませんでした。そのために使われたのが塩です。そもそも、米飯はそれだけ食べてもうまいものであったから、それに少しの塩があればおかずなしでもよかったわけです。野菜が日本人の健康になくてはならないものになったのは、野菜がミネラルを含むアルカリ性食品だからです。米飯が酸性食品であったから、それを中和して酸・アルカリ平衡を保つために、アルカリ食品の代表である野菜と結びついたと考えられます。野菜はたくさんのカリウムを含んでいますので、塩を食べてナトリウムを摂ることも、生理化学的な観点からみて合理的と考えられます。

また、日本人の動物性タンパク質の食べ方からも、野菜の役割は大変重要です。それは、日本人は獣肉でも魚肉でも、ミネラルなどを含む内臓や骨を食べないで、肉身だけを食べる傾向にあります。それだけに、土に直接生えて地球の大地のミネラルをふんだんに吸収した野菜をたっぷり食べる必要があるのです。

こうして、一菜の皿が野菜料理になりました。すなわち野菜はコメの副食として日本人にはなくてはならないものとなり、味は塩味で、たくさん食べるためにかさが小さくなる漬物や煮物として野菜を食べるようになったのです。ひと昔前までは、野菜を生で食べることがほとんどなく、煮物で食べていたということは、大切なことなのです。煮るとビタミンが壊れるといわれますが、皿に山盛りにした生野菜のサラダの総ビタミン量より、煮物野菜を十分に食べたほうが、より多くのビタミンを摂ることができます。さらには、野菜の持っている食物繊維の大きな役割もあります。

野菜も薬なり——野菜と人間の生体リズム

万葉の歌に、「君がため春の野にいでて若菜摘むわが衣手に雪は降りつつ」というのがあります。ここで詠われる若菜摘みの摘み草は、食用として利用度の高い身近な野草(雑草)の芽ではなかったかと考えられます。たとえば、春の七草と呼ばれる野草は食用として入手できますが、すずな(カブ)、すずしろ(ダイコン)は今日では野菜として栽培されています。残りは食用でもありながら、野草の仲間に入れられています。

日本の各地に自生している野草の中で、利用度の高いものは種子を採って育てるという知恵が出てきて、次第に栽培植物、つまりは野菜や豆類、穀物になったのでしょう。さらに、数ある野草の中でも味のよいもの、くせのないもの、といった食べやすさを求めて選別が行なわれ、比較的早くから選ばれたものがハクサイやダイコンなどのアブラナ科植物の漬菜類ではないかと思います。また、わが国の稲作が縄文時代に始まったといわれるように、中国大陸や南方から渡来した品種もあったでしょうが、漬菜類の品種の多さからみて、日本で野草から選ばれたものがかなりあると考えられます。一方、イネは近年ではわが国の気候に合わせた品種改良が進んで、各地で個性豊かなおいしいコメが生産されるようになりました。

中国で栽培化された西アジア野生種のハクサイや薬草であったヨーロッパ原産のゴボウは、中国から渡来しましたが、日本に伝来すると栽培して野菜として食べられるようになりました。また日本のセリは、野生のものも食べられますが、同時に栽培種も売られています。このような経過を経て、野草から野菜へと発展し、品種改良されて食べやすくなってきたと考えられます。さらに、ゴボウの種子や根はのどの痛みや腫れ物、セリの地上部は風邪などに効くと民間伝承されて、多くの野菜や野草が薬としても食べられ、利用されてきました。

中国の漢の時代にまとめられたという『神農本草経《しんのうほんぞうきょう》』という古医書があります。その中には365種類の生薬が収載されていますが、今日でも食べられている穀物、豆類、野菜がたくさん載っています。また、明の時代に李時珍《りじちん》という人が書いた『本草綱目《ほんぞうこうもく》』という本にも、植物、動物、鉱物に由来する多くの薬物が集大成され、漢方薬として利用されています。両書共に、中国の伝統医療に用いられる自然由来の薬物、特に多くの植物が記載されています。たとえば、玄米やコムギのような穀物、アズキやダイズなどの豆類、ニラ、ニンニクのほかにショウガ、ダイコン、カブのような葉根菜類、ウリ、キュウリなどの果菜類などが収載されています。こうしてみると、日常の食事に供される食材が、漢方薬と関係が深いことがわかります。私たちの主食である玄米は漢方では粳米《こうべい》と呼ばれ、胃の働きや体液を補う作用があります。コムギは小麦《しょうばく》といい神経の興奮を鎮め、アズキは赤小豆《せきしょうず》といい解毒利尿作用があり、ショウガは生姜《しょうきょう》といいむかつきや吐き気、シャックリを止める作用があります。いずれも漢方処方に配合されているのです。

そして、薬効がある植物として栽培されていたものが、いつの間にか味がよいなどの理由で、また食療法である薬食同源の考えから、野菜や豆などとしておいしく食べる食材になったのではないかと考えられます。漢方薬や民間薬、鍼灸の艾《もぐさ》に用いられる植物は、多くが薬草といわれるものですが、また一方で食用になるものもたくさんあります。わが国の食文化にも大きな影響を与えたということはいうまでもありません。

薬は、ある特定の病人にしか要らないものです。健康な人にとっては、薬草は必要ないといえます。それでも、健康によい植物を薬草として用いるよりも、日常消費の多い野菜や豆類、穀物として用いるようになりました。野草の中から選ばれて野菜などとして栽培されても、元の野草に含まれていた薬効成分は、多少は少なくなったものがあったとしても含まれています。たとえば、野菜として売られているセリに含まれる精油成分は、野生のものに比べれば少ないですが、含まれていることは事実で、それがセリの香気であって薬効成分なのです。

わが国は、南北に非常に長い島国で、そして太平洋側、日本海側という異なった気候の地域を持っています。したがって、地域によりたくさんの特徴ある野菜が、旬という美味な時期を私たちに与えてくれました。長い歴史の中で日本人は、この収穫物のおいしさを一年中保存できないものかと考え、漬物などという保存法を工夫しました。貯蔵を主とする加工食品の技術はこのようにして生まれました。

春夏秋冬という季節に合わせた野菜の生産、貯蔵にリズムがあるように、私たち人間の体にも生体リズムがあります。季節に合わせてその季節の旬のものを食べることは、本能的な体の栄養上の要求ともうまく合致しています。現在の食事情からは想像できないかもしれませんが、たとえば、冬の間、貯蔵野菜によって食生活を続ければ、どうしてもビタミンCが不足します。冬の終わり頃に雪をかき分けて、春の芽を採って食べることでそれを防ぐというのは、自然の生産と体の要求がうまくリズムのうえで合致するからです。先人はこのような野菜の驚異的な働きを薬とみなし、その薬効を活用してきたに違いありません。これこそが、自然と共生した最も大切な食養であると思います。

気を巡らす食材のすすめ——四季の植物性食材と味

東洋医学は「気の医学」ともいわれています。そして、小腸は第2の脳であるといわれるように、気の巡りは健康とも大きくかかわっています。おいしいと感じると食欲が増進するのは、うま味や甘味を感じると脳が胃腸の働きを盛んにするためであることが、最近解明されました。

近頃は、野菜に旬がなくなって味も素っ気ない、という声をよく聞きます。なるほど、トマト、キュウリやハクサイ、ダイコンまで、ほとんど全ての野菜が一年中店頭に並んでいます。スイカは夏の風物詩などと感じて口にしていた人にとっては、今の野菜は風情を全く感じさせないようです。およそ全ての食材には旬があるように、野菜にも食べて最もおいしい季節があります。その香りや味、色から人は季節を感じています。ところが、その名を聞いて季節を連想できる野菜は少なくなってしまいました。

野菜好きの日本人は、食生活に変化と調和を持たせようとして、四季折々のできるだけ多くの種類の野菜を求めてきました。早春の便りはフキノトウやナバナ(菜の花)から始まり、タケノコへと続いていきますし、食欲の秋はサツマイモやサトイモが庶民の味でした。中秋の名月に月見だんごに添えて、掘りたてのサトイモを供える習慣は、「芋《いも》名月」という言葉で残っています。

野菜に季節感が少なくなったことは、野菜に風情を感じなくなってしまったということですが、一方で、ほとんどの野菜が一年中食べられるということは、野菜が私たちの食生活にどれだけ大きく貢献しているかを示すものです。確かに、野菜の種類によっては年に一度しか旬のないものもあり、旬を失すると食味は落ちます。しかし近年では、ほとんどの野菜について品種改良や栽培方法、貯蔵、輸送方法が改良され、一年中新鮮で品質の良い野菜が供給されています。特に、野菜の味にこだわった産地と品種の栽培が重んじられています。野菜の食味は、その野菜が生育した日照、降雨量、気温や土壌などの栽培環境に大きく影響されます。多くの場合、野菜の品質はその野菜の原産地の気象条件に近い状態で育てられたときに最良になります。

四季を通しての野菜の風味は、含まれる化学成分だけでは説明できません。人によっても好みはさまざまです。しかし、いつ、どのような野菜を食べるのがよいかといった食に関する興味と知識、さらに食を通した気の巡りが体調管理には大切であることなど、野菜の持っている健康機能性を視野に入れて、野菜のある日々の食生活を楽しんでいただきたいと思います。

和食の卓効——東洋医学の考えに則った食文化

四季折々の自然を取り入れ、日本でなじみの深い食品を用いて、日本の国土、風土の中で発達した伝統的な料理は、日本料理あるいは日本食と呼ばれますが、一般的な家庭食も含む日本食文化全体を表わす日本風の食事は和食といいます。和食には、食品そのものの味を利用し、旬を大切にする特徴があります。また、日本の食文化の特徴として、多様で新鮮な食品、一汁三菜を基本にし、栄養バランスに優れていることもあげられます。このような日本の食の文化は、その根底に東洋医学の考えに則ったものがあるといっても過言ではないと思います。

和食（WASHOKU）は、２０１３年にユネスコの無形文化遺産に登録されました。食文化の重要性が世界的に認識された嬉しいニュースです。実は、私たちは常日頃から滋養のある食べ物を日々の食事として取り入れており、とりわけ日本古来の和食こそ滋養の宝庫であるといっても過言ではないでしょう。そしてそれは、多様で新鮮な食品とその持ち味の尊重、栄養バランスに優れた健康的な食生活、自然の美しさや季節の移ろいの表現、正月などの年中行事との密接な関わりという、自然を尊重する日本人の精神を体現した食に関する社会的慣習が認められたからともいえるでしょう。和食は日本人の文化が大成した食であり、最も日本の気候風土に適した食事です。北は北海道から南は沖縄まで、日本全土に実にさまざまな食があります。それを楽しむのも旅の醍醐味でしょう。

一方、健康という観点から日本の伝統食品を眺めると、日常生活に溶け込んだ植物を基原とした嗜好飲料や調味料は、心の安らぎや料理の味付けに用いられており、いわば健康の隠し味となっています。たとえば、茶（チャの葉）は、日本では、玉露、煎茶、番茶、抹茶、焙じ茶などとして飲用されますが、茶葉には、抗酸化・発がん抑制・血中脂質上昇抑制・脂質代謝促進・胃腸収れん・鎮痛・抗菌・解毒作用を持つタンニンやカテキン類、疲労回復・強心・利尿・肥満抑制作用のあるカフェインが含まれています。また、和食に欠かせない調味料では、ダイズを原料とした発酵食品である日本の伝統的な液体調味料のしょう油は、胸苦しさを除去し炎症を鎮めて食品の毒を消し、食欲を増進させる作用があり、みそは肝臓の解毒作用を促進し、便秘・下痢に有効です。人類が作り出した最も古い調味料である酢は、疲労回復・ストレス解消・食欲増進・殺菌の作用があり、特に米酢には、血液浄化作用、抗炎症・止血・解毒作用などもあります。さらに、適量のお酒（日本酒に限らずアルコール飲料）は、血行促進・ストレス解消・食欲増進・安眠の効果があり、味醂《みりん》（醸造酒・蒸留酒に糖分・香料・薬味などを加えたもの）にも同様の効果があります。

会食は、食前酒に始まりお茶に終わるといわれますが、それは和食に限らずに、私たちの健康を重視した生活習慣であり、健康に感謝する至福の時間でもあります。

4 東西医学の交流からみた野菜・豆類・穀物の効能
——植物の生命力の秘密

人間の体は穀物や野菜、肉、魚などの食べた物からできています。食は食べ物の命を丸ごといただくことで、食べ物の中に含まれるタンパク質は体の成分となり、糖質（炭水化物）や脂質は体を動かすエネルギー源となります。また、ビタミン、ミネラルや食物繊維などが適量に含まれているため、摂取したこれらの成分が体内で相互にうまく補完し合いながら働くので、私たちは健康に生きることができるのです。食卓に上がる野菜や豆類、穀物の食としての効能が、大地の恵みから育まれた植物の生命力でもあると捉えて、日々の生活に活かしたいものです。

西洋医学では、今まで述べてきた東洋医学（漢方や中医学など）の自然観とは違って、食品栄養学に代表されるように、含有成分を中心に捉えて野菜などの有用性を論じています。たとえば、ビタミンやミネラル、食物繊維の有用性から野菜などの摂り方などを提案しています。

自然界にあって植物は、紫外線や有害物質、害虫などから自らの身を守り、次世代につながるべく多くの物質を作り出しています。その生命力の秘密を私たちは生きるために利用しています。ここでは、7訂食品成分表2016を基にして、東西医学の両面から、野菜や豆類、穀物に含まれるビタミンやミネラル、食物繊維、フィトケミカル（植物中の天然の化学物質）の健康に関わる機能・効能について述べます。

ビタミンが豊富

ビタミンは、私たちの体内で糖質、脂質、タンパク質の三大栄養素の代謝に必要な酵素を助ける補酵素の成分となって、体の機能の調節や維持に関わっています。特にビタミンB群は重要で、多くの野菜に含まれています。

ビタミンの必要量は微量ですが、生命に必須な重要な働きをしている大事な栄養素です。体内では合成されないために、必ず食べ物から摂取しなければなりません。不足すると各ビタミン特有の欠乏症が起こります。

現在、ビタミンは機能によって分類され、必須なものとして13種類あり、その化学的な性質から脂溶性ビタミンと水溶性ビタミンに分けられます（表3）。

脂溶性ビタミンの4種類は、水に溶けにくく、油脂やアルコールに溶ける性質を持っています。体内に蓄積されやすいので、摂りすぎると過剰症を起こすことがあります。また、油脂がなければ吸収されにくいため、油を使った料理がおすすめです。

水溶性ビタミンは9種類あり、水に溶けやすく、油脂に溶けにくい性質を持っています。たくさん摂っても排泄されるため、毎日の食事から摂取することが必要です。

わが国における通常の食生活では、ビタミンの欠乏症はないとされています。しかし、年齢や性別、妊娠、授乳、運動量などによって、潜在性のビタミン欠乏症があると考えられています。野菜や豆類、穀物は、これらのビタミン類が豊富ですので、バランスよく食事から摂ることが健康につながります。

なお、ビタミンのほかにも、体内にはビタミンと同じように重要な役割を持つ化合物があります。これらは体内で合成されるため、ビタミンとは呼べませんが、ビタミンと類似する働きをするビタミン様物質と呼ばれています。野菜などの食べ物にも含まれていますが、特に、ダイズに含まれるコリンやキャベツのキャベジン（ビタミンU）などは、健康食品として利用されています。

表3　ビタミンの種類と効能

分類			機能・効能	○欠乏症　●過剰症
脂溶性ビタミン		ビタミンA	・疲れ目、とり目の予防 ・皮膚や爪の健康維持 ・免疫維持 ・感染症予防	○ドライアイ、夜盲症、光に過敏 ●頭痛、吐き気、皮膚疾患、胎児の奇形
		ビタミンD	・骨や歯の健康維持 ・筋力維持	○骨軟化症、くる病、骨粗しょう症 ●高カルシウム血症、腎機能障害、目の痛み
		ビタミンE	・血管や細胞の老化防止 ・美肌効果 ・疲労改復 ・更年期障害の軽減	○血行不良、動脈硬化、神経機能低下
		ビタミンK	・骨の再石灰化 ・血液凝固作用	○骨粗しょう症、血液凝固の遅れ、新生児メレナ（凝固因子欠乏による消化管出血）
水溶性ビタミン	ビタミンB群	ビタミンB_1	・疲労回復 ・夏バテ予防 ・精神安定作用 ・糖質代謝促進	○精神不安定、食欲不振、脚気
		ビタミンB_2	・脂質代謝 ・口内炎予防 ・髪、爪、歯の健康維持	○口内炎、皮膚炎、成長障害 ●かゆみ、しびれ
		ナイアシン	・美肌効果 ・血行促進 ・二日酔い予防	○皮膚炎、神経障害、下痢 ●消化不良、皮膚炎
		ビタミンB_6	・脂肪肝の予防 ・月経前症候群の予防	○脂漏性湿疹、口内炎、貧血 ●神経系障害
		ビタミンB_{12}	・造血 ・代謝促進 ・中枢神経の機能維持	○悪性貧血、神経障害
		葉酸	・造血　・口内炎予防 ・核酸合成	○口内炎、悪性貧血、胎児の神経管閉鎖障害
		パントテン酸	・免疫力の向上 ・抗ストレス作用	○頭痛、疲労感
		ビオチン	・筋肉痛の緩和 ・皮膚や髪の健康維持	○皮膚炎、脱毛、白髪
		ビタミンC	・美肌効果 ・疲労回復 ・コラーゲン生成促進 ・抗ストレス作用	○壊血病、皮下出血、肌荒れ、疲労感 ●下痢、頻尿、嘔吐

四季の健康を保つのに必要なミネラル

春の七草や秋の七草があります。なぜ春と秋なのでしょうか。それは春と秋は温度変化が激しく、気候が不安定だからです。私たちの体はその変化に対応するには多くのミネラルが必要で、それを七草などの野草や山菜、野菜から摂取する必要があるのです。また「春眠暁を覚えず」といいますが、温度変化が激しくなると体が代謝するのに必要なミネラルの必要量が増加します。しかし、食事から摂取するミネラル量が不足すると、私たちの体は骨を溶かしてミネラル、特にカルシウムを補填します。これが進むと骨粗しょう症になりますが、その回復にもミネラルが関係します。また、寝ているほうが体に負担がかからないので、春は目が覚めにくくなるのです。なかなか起きることができない人が、ミネラル豊富な山菜や野菜を食べると、次の日から早く目が覚めるといわれます。

また、夏の暑さや冬の寒さを乗り切るにも、やはりミネラルが必要です。暑い地域、寒い地域は年中同じ気温とは限りませんので、温暖な地方よりはるかに多くのミネラル量が必要です。そのことは、古くからの北や南の地方の食生活をみると納得できます。北の地方は春の山菜から秋のキノコまで、たくさんの植物を食べてミネラルを補給します。南の地方はアク巻（コメをアクで炊いて作るお菓子）など、アク（灰汁）を食べてミネラルを補給しているのです。沖縄でヨモギが食べられているのもその表われです。温度差が少ない温暖な地方では、ミネラルの補給は日常の食事に任されて、わざわざ食べることは少なかったのです。

しかし現代は、冷暖房が普及して、夏冬の室内外の温度差が激しく、日本のどこでも一日の温度差が大きくなっています。それなのに、野草や山菜を食べる食習慣は消えつつあり、また日常の食事で食べる野菜などの食材もアクが強くないので、摂取しているミネラルが不足しています。そのためか、ミネラル欠乏による疾患の増加、すなわち冷え症や貧血、アレルギー、アトピーといった疾患が増えています。

自然にはセリ、ナズナやタラの芽、フキノトウなど、私たちの生活に溶け込んだ春の山菜のように、おいしく食べられて健康になる四季折々の食品がたくさんあります。また年間を通して、多くの野菜や果物などが

表４　ミネラルの種類と効能

分類	機能・効能	欠乏症	過剰症
ナトリウム (Na)	・細胞の浸透圧調整　・血圧上昇 ・体液のpH調整	疲労感、低血圧、食欲不振	むくみ、高血圧
カリウム (K)	・むくみの解消　・塩分の排泄 ・筋肉収縮のサポート　・高血圧予防	むくみ、高血圧、筋肉の痙攣	
塩素（Cl）	・胃液の主成分　・消化促進 ・体液のpH調整	食欲不振、消化不良	
リン（P）	・丈夫な骨や歯の形成 ・浸透圧の維持　・成長促進	骨が弱くなる、歯槽膿漏	腎機能障害、カルシウム吸収低下
カルシウム (Ca)	・骨や歯の強化 ・高血圧、動脈硬化の予防 ・精神安定	骨粗しょう症、成長抑制、動脈硬化	高カルシウム血症
マグネシウム (Mg)	・血圧の調整　・骨の健康維持 ・体温の維持 ・エネルギー生成に関与	心疾患、筋肉収縮異常、骨や歯の成長障害	下痢
鉄（Fe）	・血液中の酸素運搬 ・免疫機能の維持　・造血作用	貧血、めまい、成長抑制	鉄の沈着
亜鉛（Zn）	・遺伝情報の伝達　・細胞の形成 ・味覚を正常に保つ	皮膚炎、味覚障害、成長障害、貧血、下痢	
銅（Cu）	・造血作用 ・コラーゲン生成に関与 ・骨や歯の強化	貧血、めまい、髪や皮膚の脱色	
マンガン (Mn)	・抗酸化作用 ・中枢神経の機能に関与 ・補酵素の一部構成	骨の成長障害、生殖器機能障害	
ヨウ素（I）	・甲状腺ホルモンの主成分	甲状腺腫、成長障害	甲状腺腫、甲状腺機能低下症
セレン（Se）	・抗酸化作用 ・過酸化脂質の生成抑制 ・抗がん作用	老化促進、心疾患	脱毛、嘔吐、下痢、爪の変形
クロム（Cr）	・糖尿病予防　・代謝に関与 ・高血圧予防	糖質、タンパク質の代謝機能低下	嘔吐、下痢
モリブデン (Mo)	・尿酸の代謝 ・鉄の利用効率の促進	貧血、痛風	
硫黄（S）	・有害ミネラルの蓄積予防 ・体液のpHの調整 ・骨、皮膚、爪の生成に関与	皮膚炎、解毒能力の低下	
コバルト (Co)	・ビタミン B_{12} の構成成分 ・赤血球の生成に関与	貧血	甲状腺機能低下

私たちの食卓を賑わしています。病気の心配をする前に、体によい野菜、そして山菜などをおいしく料理して食べることで、ミネラルを摂り、健康な生活を送ることができます。ただ、ミネラルに特化することではなく、野菜や豆類、穀物に含まれるビタミン類や食物繊維などの有用成分もバランスよく摂取することが大事であることはいうまでもありません。

ミネラルは、私たちの体の構成成分や酵素となったり、機能を正常に保ったりするために必須の栄養素です（表4）。カルシウム、リン、硫黄《いおう》、カリウム、ナトリウム、塩素、マグネシウムといった7種類の主要ミネラルがあり、また微量元素と呼ばれる鉄、亜鉛、銅、クロム、マンガン、コバルト、ヨウ素、セレン、モリブデンなども必須ミネラルと考えられます。さらに、超微量元素としてのフッ素やケイ素、ゲルマニウムなども必要と考えられています。

地球の大地はこれらのミネラルを豊富に含み、植物はそれらを吸収して育まれます。野菜や豆類、穀物を食べる日本の食生活では、不足しがちなミネラルとしてカルシウムと鉄があり、一方、ナトリウムやリン、ヨウ素は過剰摂取が指摘されています。健康維持に必要なミネラルの種類とその働きを理解して、毎日の食事からバランスよく適量を摂取したいものです。

食物繊維の役割

炭水化物の中で、消化吸収できるものを糖質、人の消化酵素では消化できないものを食物繊維といい、この食物繊維は水溶性と不溶性の2つに分けられます（表5）。水溶性食物繊維は粘性、保水性があるため、水分を多く吸収して膨潤し、胃の満腹感が得られます。また、一緒に食べた食物の移動を緩慢にし、糖分やコレステロールを包み込むようにして栄養分の吸収を阻害する働きがあるので、食後の血糖値の急上昇を抑え、血中コレステロールを低下させる効果などが認められています。また、一部は腸内細菌の栄養源になり、短鎖《たんさ》脂肪酸を生成して腸を刺激し、便通を促進します。コンニャクに含まれるグルコマンナン、豆類のガラクトマンナン、海藻類中のフコイダンや成熟した果実に含まれるペクチンなどがあります。

一方、不溶性食物繊維は、口から摂取した後は、そ

表５　食品中の食物繊維の種類と効能

分類	効能	種類	多く含む食品
水溶性食物繊維	・血糖値の穏やかな上昇 ・脂質異常症の予防 ・腸内の有害物質の排出 ・高血圧、肥満の予防 ・発がん抑制 ・腸内の善玉菌の増加	アガロース アルギン酸ナトリウム イヌリン β-グルカン グルコマンナン ペクチン	寒天 ワカメ、コンブ ゴボウ、ダイコン オオムギ、キノコ類 コンニャク リンゴ、モモ、イチゴ
不溶性食物繊維	・便の量を増やす ・便秘の予防、解消 ・腸内の有害物質の排出 ・腸内の善玉菌の増加 ・肥満の予防	キチン セルロース ヘミセルロース リグニン	エビ、カニの殻 野菜、穀物 野菜、豆類、穀物、海藻類 野菜、豆類、穀物のふすま

のまま大腸まで運ばれて便の量を増やすことで腸壁を刺激して排便を促進します。適量の摂取は腸内環境を整えて大腸がんを予防し、さらに肥満、Ⅱ型糖尿病（肥満・運動不足・ストレスなどをきっかけに発症する糖尿病）や心臓病のリスクを低下させます。コムギふすま、玄米や全粒穀物などのセルロース、ヘミセルロース、リグニンなどがあります。

しかしながら、近年の「国民健康・栄養調査」では、ほとんどの年齢において食物繊維は目標摂取量に達しておらず、積極的に摂らねばならない栄養素のひとつです。ただし、摂りすぎるとミネラルの吸収を阻害するので注意が必要です。

食物繊維を多く含む食品には、サツマイモやカボチャ、ダイズ、ゴボウなどがあり、また多くの野菜や豆類、穀類が調理されて毎日の食卓に上がります。私たちがおいしく食事を楽しめるのは、健康を考えた先人の知恵です。

フィトケミカルの薬効

野菜や豆類、芋類、海藻、果物などの植物には、紫

分類	種類	効能	多く含む食品
硫黄化合物	アリシン	・細胞中のアリイナーゼにより生成する成分 ・抗がん・抗菌作用、疲労回復効果	ニンニク、ニラ、タマネギなど
	アリルイソチオシアネート	・シニグリンが酵素ミロシナーゼの酸化分解により生成する辛味成分 ・免疫力を高める効果、抗がん作用	ダイコン、カラシナ、ワサビなど
	スルフォラファン	・イソチオシアネートの一種 ・抗酸化作用、抗がん作用	ブロッコリースプラウト、キャベツ、カリフラワー、ダイコンなど
多糖類	イヌリン	・複数の果糖が結合した物質 ・血糖上昇抑制、中性脂肪低下	ゴボウ、チコリ、タマネギなど
	β-グルカン	・免疫力を高める効果、コレステロール上昇抑制	キノコ類など
	フコイダン	・海藻類のぬめりに含まれる細胞間粘質多糖 ・抗がん作用、血圧安定化作用	海藻類など
	ムチン	・ぬめりに含まれる糖タンパク質の混合物 ・細胞や胃壁などの保護	ヤマノイモ、オクラ、ナメコなど
香気成分	リモネン	・リラックス効果 ・血流の改善効果	ミカンなどの柑橘類の皮
	メントール	・免疫力を高める効果	ミントなどのハーブ類

外線や有害物質、害虫などから自らの身を守るために作り出したと考えられる色素や香り、辛味、苦味などとなる成分が含まれています。フィト（ファイト）とはギリシャ語で「植物」を、ケミカルは「化学物質」を意味しますので、ビタミンなどのような栄養素ではありませんが、私たちの健康維持や病気の予防に何らかの役割を有する機能性成分です。今日、第7番目の栄養素として注目されています。

医薬品である鎮痛薬のアスピリンや抗がん剤のタミフルなど、その多くは基原（原材料）が植物ですが、薬ともなるこれらのフィトケミカルの種類は数千種類あるといわれています。大きく分けると、ポリフェノール群（アントシアニン、セサミン、イソフラボンなど）、カロテノイド群（β-カロテン、カプサンチンなど）、硫黄化合物群（アリシン、アリルイソチオシアネートなど）、多糖類（ムチン、イヌリンなど）、香気成分（精油成分のメントール、リモネンなど）などに分類されます（表6）。

表6　フィトケミカルの種類と効能

分類		種類	効能	多く含む食品
ポリフェノール	フラボノイド系	アントシアニン	・赤、青、紫などの水溶性の色素 ・目の網膜にあるロドプシンの再合成促進	ナス、赤ジソ、ウメ干し、黒豆、アズキ、ブドウ、ベリー類など
		イソフラボン	・女性ホルモンのエストロゲン類似作用 ・更年期症状の緩和、骨粗しょう症予防	ダイズ、ダイズ製品など
		ルテオリン	・抗アレルギー作用	赤ジソ（紫蘇）など
		ヘスペリジン	・抗酸化作用、末梢血管の強化 ・冷え症や高血圧の予防 ・血中コレステロール低下	ウンシュウミカン、ハッサクの果皮など
		ケルセチン	・がん予防	タマネギなど
		カテキン	・茶葉に含まれる苦味・渋味成分 ・抗酸化作用、抗菌作用、血圧上昇抑制 ・血中コレステロール低下	緑茶、紅茶など
	フェノール酸系	クルクミン	・黄色の色素 ・胆汁分泌促進、肝臓の機能強化	ショウガ、マスタード、ターメリック（ウコン）など
		クロロゲン酸	・苦味成分 ・抗酸化作用、脂肪蓄積・血糖値上昇の抑制	コーヒーなど
		ショウガオール	・香りと辛味の成分 ・強力な抗菌作用、腫れや痛みの消炎作用	ショウガ
		セサミン	・抗酸化作用、血中コレステロール低下 ・血圧低下作用、肝機能を高める効果	ゴマ
		ロスマリン酸	・抗酸化作用	ローズマリー、赤ジソなど
カロテノイド	カロテン類	β-カロテン	・黄色または橙色の色素 ・体内でビタミンAに変わるプロビタミンA ・夜間視力の維持 ・皮膚や粘膜の健康維持	ニンジン、カボチャ、ホウレンソウなど
		リコピン	・赤色の色素 ・抗酸化作用 ・LDL（悪玉）コレステロールの酸化を抑制し血流改善	トマト、スイカ、アンズなど
	キサントフィル類	カプサンチン	・赤色の色素 ・抗酸化作用 ・動脈硬化の予防、脂肪燃焼の促進	トウガラシ、ピーマンなど
		β-クリプトキサンチン	・黄色の色素 ・抗酸化作用 ・糖尿病、動脈硬化、骨粗しょう症などの予防 ・免疫力を高める効果、美肌効果	温州ミカン、ポンカンなど
		ルテイン	・黄色の色素 ・抗酸化作用、白内障などの予防	ホウレンソウなどの緑黄色野菜、卵黄など

ポリフェノールは、全ての植物が含む色素成分、苦味や渋味成分で、個々の物質にはさまざまな健康効果があるといわれ、現在、その機能的役割が明らかになってきています。ゴマに含まれるセサミンなどのゴマリグナン、ウコンのクルクミン、ダイズのイソフラボンなどがあります。たとえば、ダイズイソフラボンは女性ホルモンのエストロゲン類似作用があり、カルシウムの吸収を促進し、骨粗しょう症の予防やがん抑制に有効なことが明らかになっています。

カロテノイドは、その名はニンジン（キャロット）に由来し、植物に含まれる脂溶性の黄色から赤色の色素成分です。食品によってその種類や組成が異なり、自然界には約600種以上が存在します。抗酸化作用が強いといわれ、トマトのリコピン、ニンジンのβ－カロテン、トウガラシのカプサンチンなどがよく知られています。また最近では、温州ミカンやカキに含まれるβ－クリプトキサンチンが発がん物質抑制効果の高い成分として注目されています。カロテノイドは脂溶性成分ですので、食事においては生食するか油炒めなどにして摂取するのが効率的です。

硫黄化合物は、ニンニクやタマネギなどのネギ属の野菜のにおい、ワサビやダイコンなどのアブラナ科の野菜の辛味のもととなる成分です。その臭い成分には強力な抗酸化作用や抗菌作用があり、また血液凝固を抑制して血流を改善する働きもありますので、動脈硬化を始めとする生活習慣病や老化、がんなどの予防に効果があるとして注目されています。一般に硫黄化合物は生で食べると効率よく摂取でき、加熱したりすると効力が弱まるといわれています。なお、これらの成分の中には刺激が強いものもあり、胃腸の粘膜障害を起こすことがあるので注意が必要です。

私たち人類は古い時代から、これらの成分が健康によい影響を与える物質として捉えて食品としても利用してきました。科学的な研究が進んで、これらのフィトケミカルには、強力な抗酸化作用を持つものが多いことが分かり、食事を通してアンチエイジング（老化予防）の効果が期待されています。また、代謝促進や免疫力を高める効果、脳機能の強化など、さまざまな効果が期待できる健康機能性成分として、とりわけ、認知症の予防の観点から脚光を浴びています。

5　植物の生命力をいただく

——食と薬の二重奏

四季折々の旬の野菜を上手に食に取り入れて生活することは、自然に沿った暮らしをして、植物の生命力をもらって健康に生きることであると思います。超高齢社会を迎えた現代に生きる私たちは、認知症、がんや糖尿病などの生活習慣病に対してどのような生活を送るかということが、大きな課題となってきました。

近年、わが国では、セサミン、グルコサミン、ローヤルゼリーなどの健康食品が代替医療として脚光を浴びており、また、機能性表示食品や特定保健用食品（オリゴ糖、食物繊維、ダイズタンパク質、キシリトール、茶カテキンなど）の普及に伴い、それらを滋養強壮薬として日常生活に取り入れる人が増えてきました。医療の高度化と高齢化社会への推移に伴い、老化の防止と健やかな老いを願い、生活の質（ＱＯＬ）の向上を望むようになってきました。しかしながら、玉石混淆ともいえる情報の混乱、非科学的な情報による健康障害や死亡例が後を絶ちません。

漢方では、私たちの体は「先天の気」と「後天の気」の２つの要素によって、健康の強さが決められると考えます。先天の気とは、親からもらった遺伝的な体質で、後天の気とは、毎日、食べ物や飲み物、生薬などで摂る栄養のことです。生まれつき体の弱い人でも、食事に気を配ることで、丈夫に成長することができ、逆に丈夫な体質の人でも、不摂生を続けたら健康を維持できないのです。

そして古くから、滋養強壮薬は、体質の改善に加え、病気で体力がないときや病気の回復期、仕事や運動などによる過労時、食欲がなく食事で栄養が摂れないときに広く用いられてきました。「滋養」とは、体によい養分（栄養分）となることを意味します。「強壮」は精力を含め、衰えた体の機能を活発・元気にするという意味です。つまり、滋養強壮とは、先天の気である体質の弱い部分を栄養分で補い、体質を改善して強い体を作ることをいいます。すなわち、和食にみるように、最も身近なお米（玄米）と、ダイズ、ヤマノイモ、ネギ、ニラ、松の実などの日頃の食べ物が、疲れを取り去り、精力をつける食材なのです。わが国の食文化の真価は、まさに滋養と強壮です。

日本古来の庶民の食生活は、決して豪華なものではありません。むしろ質素といいたくなるようなものがほとんどです。しかし、そうした和食には、ことごとく滋養強壮によい効能が隠されているのです。まず、クエン酸などの酸っぱいものです。梅干しはまさにこの酸っぱい食べ物の代表で、昔から毎日1粒の梅干しは「医者要らず」といわれてきました。梅干しをおいしくいただくために少し焼き色がつく程度に焼いて、お茶の中に入れて梅干し茶として飲む方法もあります。

次は、発酵食品です。和食にはみそ、しょう油、お酒、漬物など発酵食品がたくさんあります。さらに納豆などは発酵食品であると同時に、ダイズイソフラボンなども摂取できて、実に理想的な滋養強壮の食品であるといえます。

さらに、ネバネバとした食品です。風邪などで受診すると、お医者さんから「あったかくして、精がつく食べ物を食べるようにして下さい」などといわれることがあります。この「精がつく」というのは滋養強壮とほぼ同じ意味だと考えてもよいでしょう。精がつくと言われる食べ物には、納豆、オクラ、サトイモ、ナガイモ、自然薯《じねんじょ》などがあります。こうしたネバネバとした食べ物にはムチンと呼ばれる糖タンパク質成分が含まれており、食物繊維と同じような働きをしています。また風邪などで失われた体の中の大切な養分となるほか、精子の量を増やし動きを活発にする性質があるとされています。このように、和食は滋養強壮の源です。ただし、どれをとっても食べ過ぎはいけません。

漢方薬に用いられる滋養強壮の薬草には、ニンジン(朝鮮人参、御種人参《おたねにんじん》：五臓を温めて潤し、疲労回復に有効)、ヤマノイモ(山薬《さんやく》：滋養強壮、消化促進に最適)などがあります。また、民間療法で用いられる身近な薬草のアシタバ、イカリソウ、クコ、ゴマ、ダイズ、ナツメ、ニラ、ニンニク、ノビル、ハトムギなどにも滋養強壮の効き目があります。これらの中には、食品として利用されているものもたくさんあります。ダイズ(大豆)は腎を補う効果が高く、疲労回復と病気の予防に欠かせません。ニンニクは疲労回復、喘息、細菌性の下痢、利尿など万病の薬として、またニラには強精作用に加え、血液の循環をよくし、胃腸を温めて働きをよくする作用があります。さらに、松の実は強壮強精の効果が強く、便秘や皮膚の乾燥にもよいといわれます。

ところで、滋養強壮には鍼灸《しんきゅう》やマッサージも有効です。体を強くし、元気にするには、「肝経《かんけい》」という経絡《けいらく》（「気」「血」というエネルギーの通り道）への鍼灸やマッサージがとても有効です。肝経は肝臓や泌尿器、生殖器の働きを支配していますから、特に女性の月経異常や排尿異常、足のむくみに効果があります。この鍼灸に用いる艾《もぐさ》は、ヨモギの毛茸《もうじょう》（葉裏の白い毛）を集めたものです。私たちは食や鍼灸などに用いる植物から元気をもらっているのです。

食は精神的な満足感、癒し機能、人と人とのコミュニケーション、風土や地域社会とのつながりなど、人が人であるための根元的な要素を含んでいます。食を創造し、食を楽しみ、食によって糧を得る人間性回復の社会、すなわち食と健康を基盤とした家庭からの健康構築が重要であると考えます。

6　野菜の薬効をどう活かすか
――日々更新される薬効の知識

私たちは、昔から自然と共生し、病気の治療を身近な野草に頼ってきました。生まれ育った地域・環境や年齢によっても見方が異なるかと思いますが、路傍や山野、家の庭などに普通に生えている植物には「くすり」としての効能があることを知っていました。たとえば、春先のフキノトウ、夏のキキョウ、そして秋のセンブリなどは、古くからわが国で用いられてきた薬草です。このような植物は、民間薬や漢方薬として、あるいは山菜や野菜などの食品として、私たちの生活を支えてきました。身のまわりにある植物を知り、薬の知識と漢方の知恵を暮らしに役立ててきました。

野草を採ってきて薬草として用いるのは、おじいさんやおばあさんの時代に使われた古臭い前時代の遺物だと考えている人も多いのですが、昔から人は四季を通じて、身のまわりにある野草を摘んでおいて、必要に応じて家族みんなの健康を守るために利用してきました。ゲンノショウコ（現之証拠）やドクダミ（毒溜）、センブリ（千振）などの野草を採集し、束ねて軒につるして乾かし、荒く刻んで紙袋などに入れ、下痢止めや通じ薬などにして必要に応じて使用していました。このような形で保存しておけば、いつ病気になっても間に合うので便利なわけです。

民間薬の大きな特徴は、ゲンノショウコは下痢や食中毒などに煎じて飲めば早く治るとか、モモの葉はいろいろな皮膚病への浴湯料にすれば効くというように、局所的で対症療法的であるということです。このような使い方は、一見新薬の使い方に似ていますが、薬草に含まれる成分のタンニン質を巧みに応用し、しかも発汗療法が主体ですから、副作用が少ないすぐれた療法であるといえます。

民間薬のもうひとつの特徴は、主に個人の経験だけに頼り、誰かが何かの病気に効いたといえば、病気の程度や性質がどうであれ、何々に効くといって広がることです。経験は確かに重要なことで、経験がなければ現在みられる民間薬は生まれてこなかったわけです。ただし、全てが万病に効くというわけではありません。

最近では、クコ（枸杞）、ショウガ、ニンニクなどの東南アジアの民間薬から、ハーブ療法で用いられるウイキョウ（茴香）、ベニバナ（紅花《こうか》）、ハッカ（薄荷）などの西洋の民間薬まで、それこそ庭先から台所まで、食であり薬でもある身近にある数多くの植物が脚光を浴びています。

一方、野菜・果実と呼ばれるウメ、ゴマ、ダイコン、ショウガ、アズキ、シソ、トウガラシ、ビワ、ミカン、シイタケ、マイタケなども、その効用を考えると民間薬の一角をなすものです。

私たちの体が示す自覚症状と症候は大きく12種類に分けられます（表7）。野菜は健康の源です。症状に応じて、身近な薬草でもある野菜や豆類を日々の食事に取り入れ、食卓からの健康第一を心がけていただきたいと思います。

表7　私たちの体が示す自覚症状と症候

健康増進・滋養・強壮	滋養、強壮、強精、健康増進、疲労回復、病後の回復、暑気あたり、虚弱体質、小児の疳《かん》など
生活習慣関係	糖尿病、肥満、高血圧、高脂血症、動脈硬化、がん予防など
脳・神経・代謝関係	頭痛、めまい、不眠、ヒステリー、神経過敏、精神衰弱、鎮静など
消化器関係	健胃、胃腸炎、胃もたれ、胃痛、胃潰瘍、十二指腸潰瘍、下痢、腹痛、便秘、痔疾、吐き気、食欲不振、胸やけ、肝疾患、黄疸、利胆、食中毒、魚による中毒、腹部の張り、二日酔いなど
循環器関係	低血圧、貧血、強心、心悸亢進・動悸、冷え症など
呼吸器関係	風邪、咳、痰、しゃっくり、気管支炎、喘息など
泌尿器関係	利尿・むくみ、膀胱炎、尿道炎、急性腎炎、頻尿、夜尿症、インポテンツなど
目・鼻・耳・歯・咽喉関係	結膜炎、ものもらい、疲れ目、慢性鼻炎、蓄膿症、花粉症、中耳炎・外耳炎、めまい、口内炎、のどの痛み、扁桃炎、口渇、口臭、歯痛、歯周病、歯茎の出血など
解熱・鎮痛・止血	解熱、鎮痛、止血、消炎、解毒など
関節・筋肉関係	打ち身、肩こり、腰痛、膝痛、神経痛、関節炎、リウマチ、痙攣、捻挫、筋肉痛など
皮膚・外傷関係	あかぎれ、すり傷･切り傷、じんま疹、湿疹、かぶれ、あせも、おでき、腫れ物、やけど、虫刺され、しもやけ、水虫、たむし、イボ、にきび、発毛・抜け毛予防、カミソリ負け、靴ずれ、おむつかぶれ、皮膚病など
産・婦人科関係	生理不順、生理痛、通経、血の道、つわり、催乳、乳腺炎、更年期障害、産前産後、外陰部の炎症など

第二部

身近な野菜・豆類・穀物の薬効

――食にも薬にもなる自然の恵み

1 アシタバ

江戸の街中で栽培された野菜

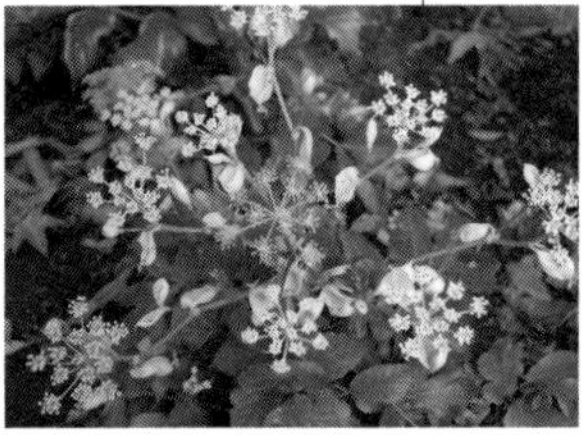

「かつて大飢饉の際に、八丈島の島民はアシタバを食べて飢えをしのいだ」と江戸時代中期に貝原益軒が書いた『大和本草《やまとほんぞう》』に記述してあります。明代の李時珍《りじちん》が著した『本草綱目《ほんぞうこうもく》』にもアシタバの記載がありますし、江戸の街中では庭に植えられて、野菜として広く利用されていたとのことです。古くは「アシタ」とか「アタ」と呼ばれていたのが、江戸時代から「明日葉」や「八丈草」と呼ばれるようになったのは、そのような歴史からです。今では、八丈島や伊豆諸島の特産として知られています。

薬用植物学や生薬学、そして漢方を学ぶ過程で上記の両書を手にとると、古い表記で書いてあるので解読するのが難しいのですが、両著者の本草（薬草類）に注ぐ篤《あつ》い思いが伝わると同時に、先人の自然への畏敬と健康への深い念に学ぶことがたくさんあります。私たちは自然界の多くの植物、動物、鉱物を薬物として利用していることを知ることができます。

主な薬効

葉：滋養強壮、利尿、便秘、貧血、高血圧の予防

旬・採取時期

5～7月に採取した葉を天日で乾燥したものを薬用とします。生の葉は必要時に採取して用います。

特徴と来歴

房総半島から紀伊半島、伊豆諸島などの暖かい太平洋岸に自生する日本固有のセリ科の多年草で、生育が盛んで「今日葉を摘んでも翌日には新芽が出る」ことからアシタバ（明日葉）と呼ばれます。生薬名は鹹草《かんそう》といいます。茎を折ると黄色い汁の出るのが特徴です。よく似たハマウドは黄色い汁が出ないのですぐ区別できますが、ハマウドは普通食用にされません。

アシタバの学名（属名・種名・命名者名からなる世

界共通の学問上の名：ラテン語で記載）のうち、属名の「*Angelica*」は、ギリシャ語の「天使」に由来し、種名の「*keiskei*」は明治時代の植物学者の「伊藤圭介」に因みます。

草丈80〜120㎝、根茎は太く短く、根は長く肥厚し、茎は直立して太く上部で分枝します。葉は2回3出羽状複葉で、根生して大きく、鋸歯があります。花期は7〜9月で、茎頂の複散形花序に淡黄色の小花を多数開花し、扁平楕円形の果実を着けますが、開花結実すると枯れてしまいます。

成分と薬効・利用法

葉にはβ－カロテンやビタミンC、ビタミンB群、カルシウム、カリウム、亜鉛、鉄などのミネラル、食物繊維、葉緑素、フラボノイド配糖体のルテオリンなどのほか、葉や茎を切ったときに出る独特の臭いのある黄汁の成分としてポリフェノールの一種のカルコン類が含まれています。

緑黄色野菜としてミネラルやビタミンが豊富なうえに、近年、カルコン類に抗菌、抗炎症、胃酸分泌抑制、血管拡張、抗潰瘍といった作用が認められ、骨粗しょう症や糖尿病性神経障害の予防効果も期待されて、健康食品として生活習慣病や便秘、貧血などに利用されています。

アシタバは、古くから民間療法に用いられてきました。乾燥した葉20〜30gを1日量として、400〜600㎖の水で約半量になるまで煎じて3回に分けて服用すると、高血圧の予防や利尿、滋養強壮に効果があります。また動脈硬化の予防には、生の葉を絞って青汁を作って飲んでもよいでしょう。ただし、1日100㎖を限度とします。

食べ方・一口メモ

若葉や茎は食用にできます。味に独特のクセがあるため、茹でてお浸しやマヨネーズ和え、天ぷらなどとして食べます。特有の香りや苦味は食欲増進になり、また、便秘にもよいです。伊豆大島では、アシタバを椿油で揚げた天ぷらが名物料理になっています。

主な薬効 葉…滋養強壮、利尿、便秘、貧血、高血圧の予防

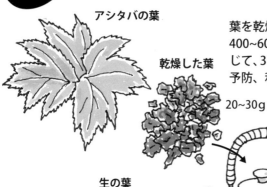

葉を乾燥したもの（1日量20~30g）を400~600㎖の水で約半量になるまで煎じて、3回に分けて服用すると、高血圧予防、利尿、滋養強壮に効果がある

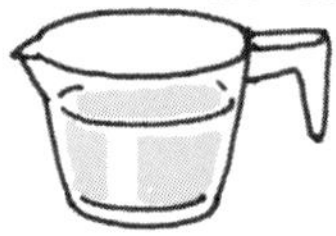

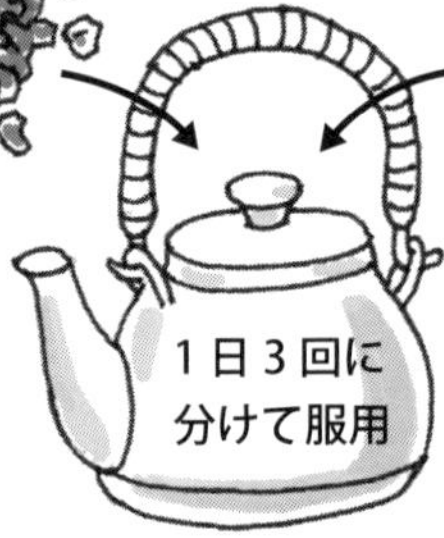

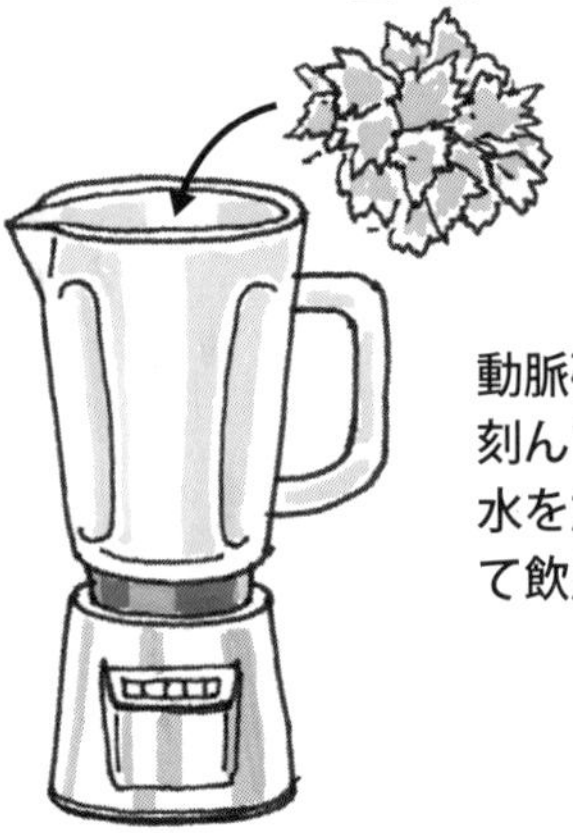

動脈硬化予防には、生の葉を刻んでミキサーに入れ、適宜、水を加えて撹拌し、青汁にして飲用する（1日100㎖）

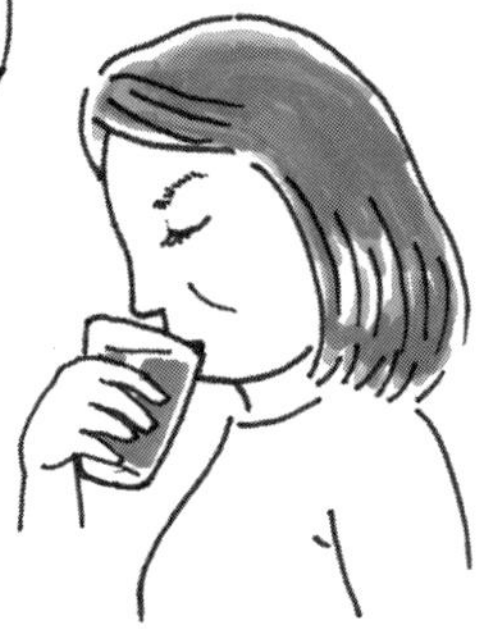

若葉や茎は、茹でてお浸しやマヨネーズ和え、天ぷらなどにして食する
特有の香りや苦味は食欲増進、また、便秘にもよい

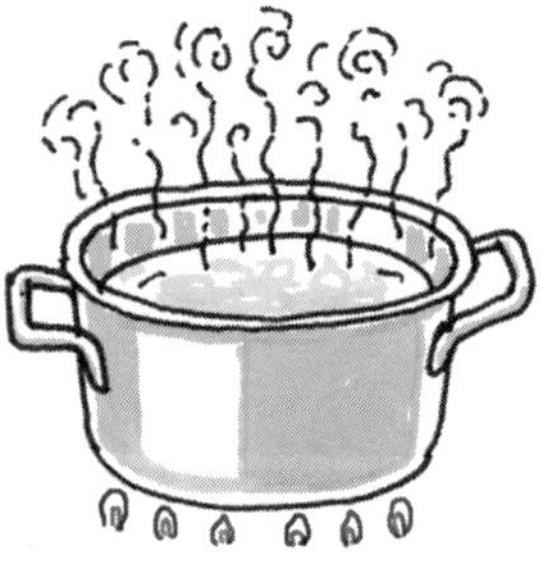

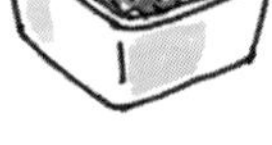

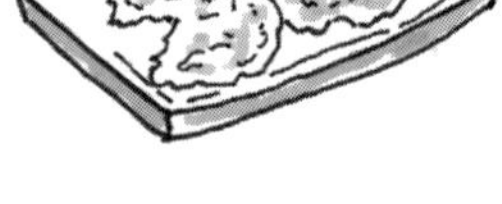

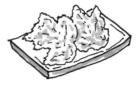

2 アズキ

日本人だけが好む特異な豆

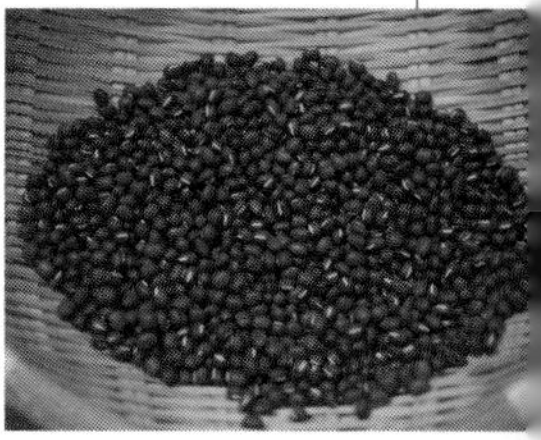

お祝いに赤飯を炊くようになったのはなぜでしょうか。また、小正月の1月15日に、邪気を払い1年の健康を願って小豆粥《あずきがゆ》を食べる風習があります。アズキには肝臓と腎臓を強くする薬効があるとともに、アズキの赤色と稲作民族における呪術《じゅじゅつ》が結びついて、古くから祭祀の場において用いられてきたと思われます。

アズキ（小豆）とはダイズ（大豆）に対して豆が小さいから名づけられたものですが、平安時代の『和名抄』には「本草は赤小豆と云う」として和名は阿加安《あかあ》豆木《ずき》としています。わが国には3〜8世紀の間に中国から渡来したのではないかとされていますが、江戸時代にはいくつかの品種も生まれていました。貝原益軒の『和漢名数』には、赤小豆や紫蘇、菊花などは香りを生命とする食べ物だから、新鮮なものがよいということが記されています。アズキは保存がきく食べ物ですが、やはり新鮮なものがよいですね。

主な薬効

成熟種子（小豆）：消炎、利尿、便秘、二日酔い、脚気、催乳

茎葉：夜尿症、頻尿、尿失禁

旬・採取時期

アズキはスーパーや八百屋で購入できます。7月、深さ10㎝ほどに種を蒔き、鳥害や乾燥に気をつけて栽培し、8〜9月頃、必要に応じて茎や葉を採取します。種子は10〜11月頃に収穫できます。

特徴と来歴

中国原産で、古来より果菜としてアジアを中心に栽培され、日本での栽培量が最も多いマメ科の1年草です。草丈30〜60㎝、茎は直立し、先端はつる性で、葉は三出複葉で小葉は卵円形。花期は夏で、葉腋から花軸を出し、淡黄色ないし淡白色の蝶形花を着け、豆果

は円柱形で中に9～10個の赤い種子を生じます。

成分と薬効・利用法

アズキはフラボン配糖体のロビニンのほか、パルミチン酸、ステアリン酸、フィトステロールや結晶性サポニン、リンや鉄などのミネラルを含みます。

漢方では赤小豆と称し、性味は甘酸・平で、心・小腸の経に入り、利尿、消炎の効能があるとして用いられます。特に、脚気や肝硬変の腹水、腎炎によるむくみには赤小豆と鯉を一緒に煮込んで服用します。

民間療法では、市販のアズキ20～30ｇ（1合）を4～5倍の水で煮たアズキ粥は昔から脚気の妙薬といわれ、1日3回に分けて用います。母乳の出が悪いときや、老人の便秘、二日酔いにも効果があります。また、アズキ1日量約30ｇとして400㎖の水で約半量になるまで煎じて3回に分けて服用すると、腎炎、ネフローゼ症などのむくみに効果があります。

一方、葉や茎をすり潰して採った汁を盃1杯か、煎じた液をコップ1杯飲めば、夜尿症、頻尿や尿失禁に効果があります。このように同じ植物でも、種子と茎葉では全く逆の効果となることがあります。すなわち、尿を出したいときはアズキに塩をひとつまみ入れて煎じた汁を飲み、尿を止めたいときは茎葉を煎じて飲むといいでしょう。

なお、お酒に弱い人は、花を採取し、乾燥粉末にして、茶さじ1杯ずつ飲めばお酒に強くなれます。

食べ方・一口メモ

アズキは、世界中で日本人だけに好まれる特異な存在で、赤飯やアズキ粥、餡《あん》にして和菓子の原料として広く用いられています。赤飯にすると塩味が合い、おいしく食べられて、しかも健康になれますが、それはアズキの特性にお米が組み合わされ、さらに塩が入ることにより腎機能が活発になり、それにつれて肝機能も強く働くようになるからです。

主な薬効

成熟種子（小豆）…消炎、利尿、便秘、二日酔い、脚気、催乳

茎葉…夜尿症、頻尿、尿失禁

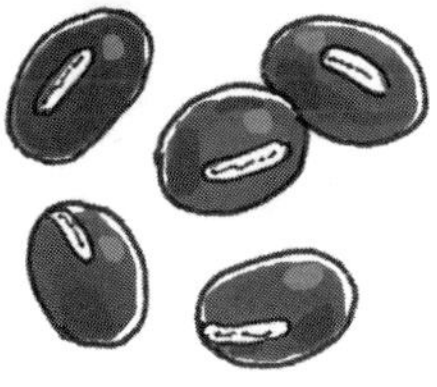

市販のアズキ 20~30g（1 合）を
4~5 倍の水で煮たアズキ粥は、
脚気の妙薬
1 日 3 回に分けて用いる

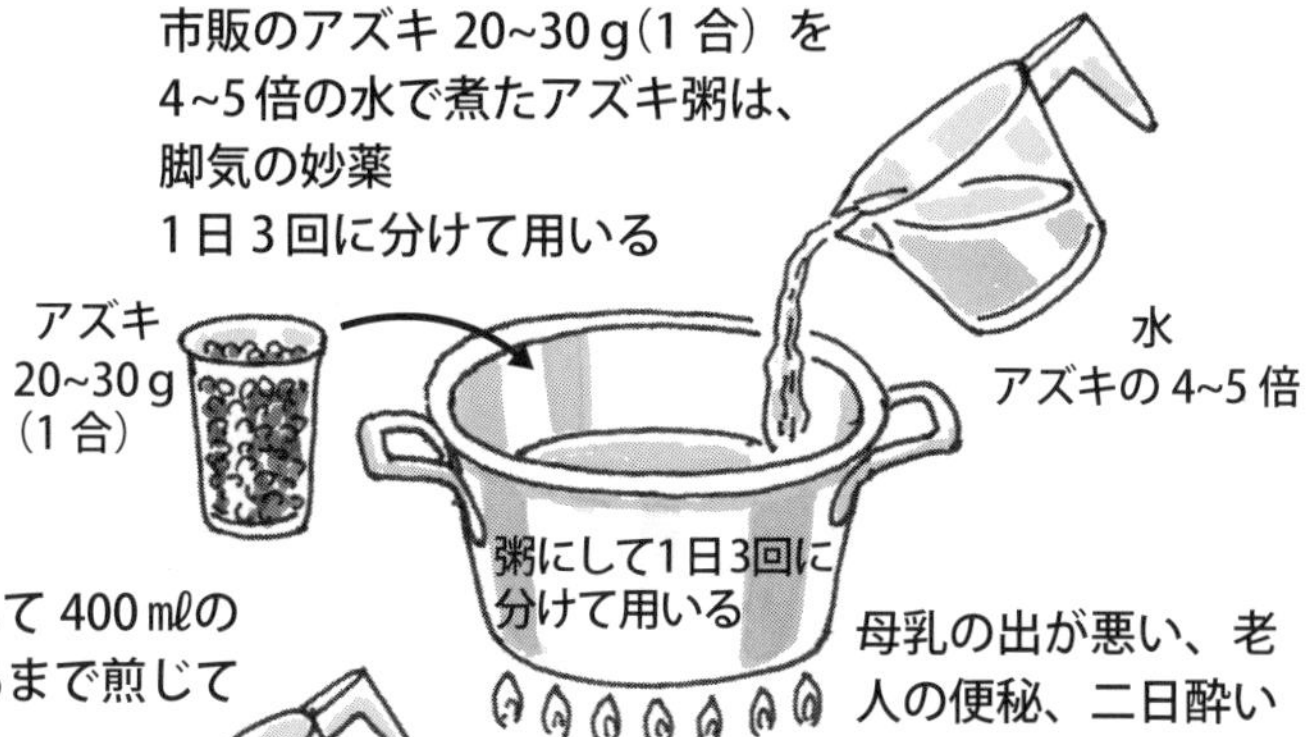

母乳の出が悪い、老人の便秘、二日酔いにも効果がある

1日量約 30g として 400㎖の水で約半量になるまで煎じて3 回に分けて服用

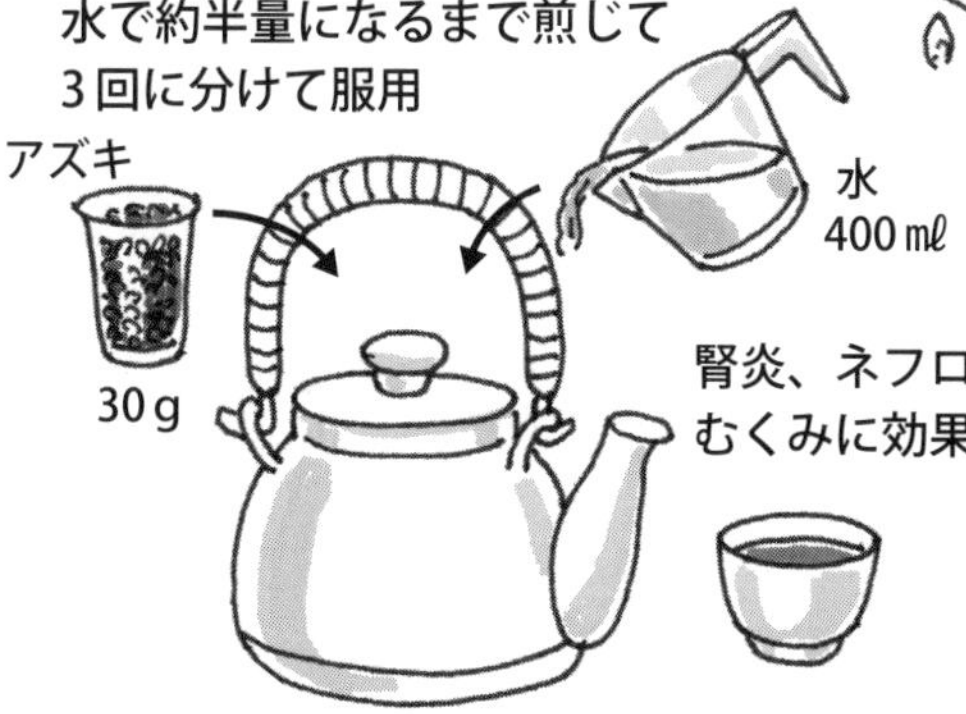

腎炎、ネフローゼ症などのむくみに効果がある

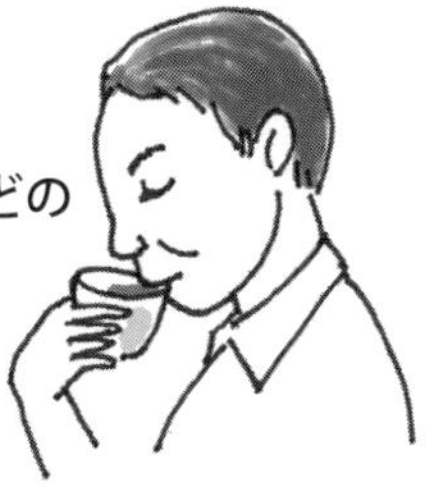

1 日 3 回に
分けて服用

葉や茎をすり潰して採った汁を盃 1 杯か、茎葉 1 日量 30g を 400㎖の水で約半量になるまで煎じてコップ 1 杯飲めば、頻尿や尿失禁に効果がある

＜種子と茎葉では効果が逆＞
尿を出したいときはアズキに塩をひとつまみ入れて煎じて飲み、尿を止めたいときは茎葉を煎じて飲む

お酒に弱い人は、花を採取し、乾燥粉末にして、茶さじ 1 杯ずつ飲めば、お酒に強くなる

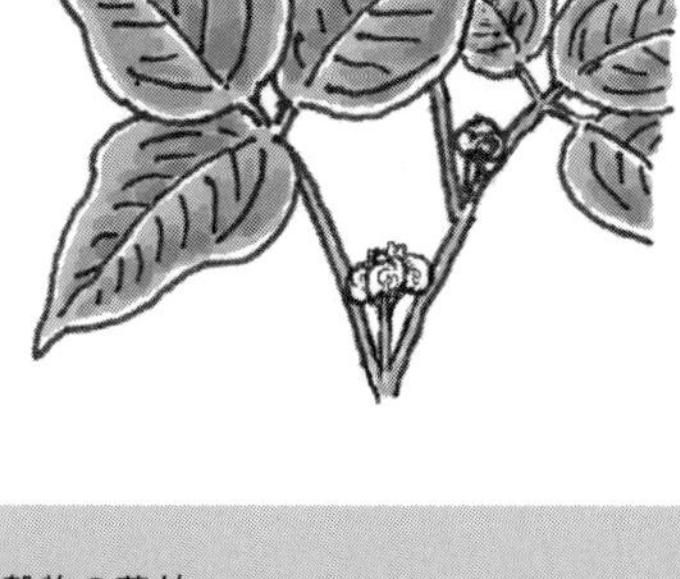

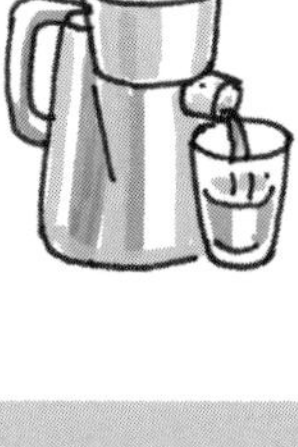

3 アスパラガス

江戸時代に観賞用として伝わる

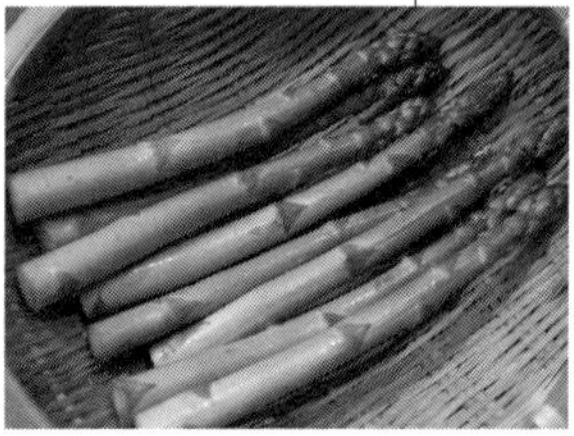

「オランダキジカクシ」という和名は、雉《きじ》が隠れるほどに生い茂るさまを表現しています。日本人の植物を見る感性はとっても豊かだなと思います。新芽をちぎってそのまま食べてのおいしさは、また格別です。

主な薬効

若い茎：鎮咳、利尿、高血圧予防、スタミナ増強、動脈硬化予防、疲労回復

塊根：鎮咳、利尿、小児の夜泣き・疳《かん》の虫（かんしゃくやひきつけは「疳の虫」と捉えます）

旬・採取時期

旬は初夏、若い茎を採取して食べます。塊根を用いる場合は、2〜3月に2〜3年生の塊根を掘りあげ、水洗い後、熱湯に通してから天日で乾燥して用います。

特徴と来歴

地中海東部を原産とし、世界中で栽培されているキジカクシ科（旧ユリ科）の雌雄異株の多年草です。葉のように見えるものは極端にほそく細かく分枝した茎であって、本来の葉は鱗片状に退化しています。草丈1〜2m、塊根は肉質で、茎は円柱状で直立し分枝します。成長すると細かく分枝した茎が生い茂り、夏、葉状枝の出ない葉腋に黄緑色の鐘形の花をつけます。オランダウド、マツバウドともいい、また、アスパラと略称されます。

ヨーロッパでは古代ギリシャ時代から栽培され、わが国には江戸時代にオランダ船から観賞用として伝えられました。食用として導入されたのは明治時代、そして本格的な栽培が始まったのは大正時代からです。

新鮮な若い茎を食用としますが、土を被せて日光を当てずに育てたホワイトアスパラガスと普通に育てたグリーンアスパラガスとがあります。また近年、アントシアニン色素の多い紫色品種のアスパラガスが登場

しましたが、加熱すると紫色は失われグリーンアスパラガスと変わらない外見になります。

アスパラガスは野菜の中でも常にベスト10に入る人気野菜ですが、栽培に手間暇がかかり、農業従事者の作業負荷が大きく、取扱いが難しい野菜となっています。しかし最近、「採りっきり栽培」という新しい栽培法が開発されました。

成分と薬効・利用法

茎にはビタミンB_1・B_2・C・Eやβ-カロテン、葉酸、アスパラギン酸、亜鉛などが含まれ、穂先にはルチンが豊富に含まれています。塊根にはアスパラギン酸、クマリン、ルチン、グルタチオン、サポニンなどが含まれます。アミノ酸のアスパラギン酸は、アスパラガスから発見されたことに因んで命名されました。ヨーロッパでは古くから塊根の煎じ液は利尿薬として知られてきました。

甘味のある新鮮な若い茎に薬効があり、民間療法では、若い茎を鎮咳、利尿、高血圧予防、スタミナ増強、動脈硬化予防、疲労回復に食します。また、乾燥した塊根3〜9gを1日量として、400〜600㎖の水で約半量になるまで煎じて3回に分けて服用すると、鎮咳、利尿や疳の虫に効果があります。また疥癬《かいせん》にはこの煎じ液で患部を洗います。根のサポニンにはコレステロールを減らす作用があるといわれ、またドイツでは医薬品として膀胱炎や腎臓結石の予防に用いられています。近年、強力な抗酸化成分であるグルタチオンが豊富に含まれていることで注目されています。

食べ方・一口メモ

本州中部では4月上旬頃から6月にかけて若芽が成長し、低温期は1日1回、高温期は1日2回収穫でき、長さが25㎝くらいに伸びた柔らかい茎を食用とします。太くてしっかりした茎を収穫します。

茹でる、炒める、焼くという方法があり、また茹でたあと冷ましてサラダにして食べます。基本的に皮が硬いことが多いので、茹でる前に皮をむいたほうがよいでしょう。なお、むいた皮を一緒に茹でると風味が良くなるといわれています。加工品として水煮の瓶詰や缶詰なども市販されています。

主な薬効

若い茎…鎮咳、利尿、高血圧予防、スタミナ増強、動脈硬化予防、疲労回復

塊根…鎮咳、利尿、小児の夜泣き、疳の虫（かんしゃくやひきつけは「疳の虫」と捉える）

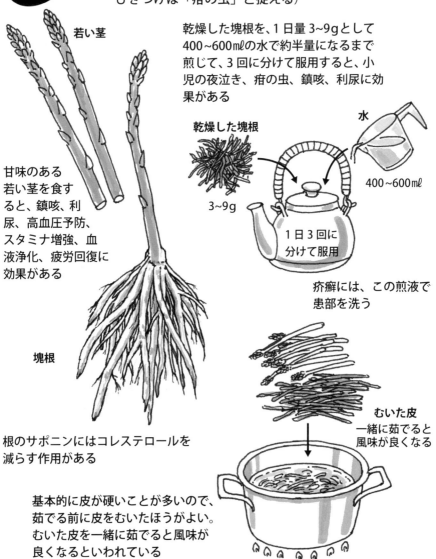

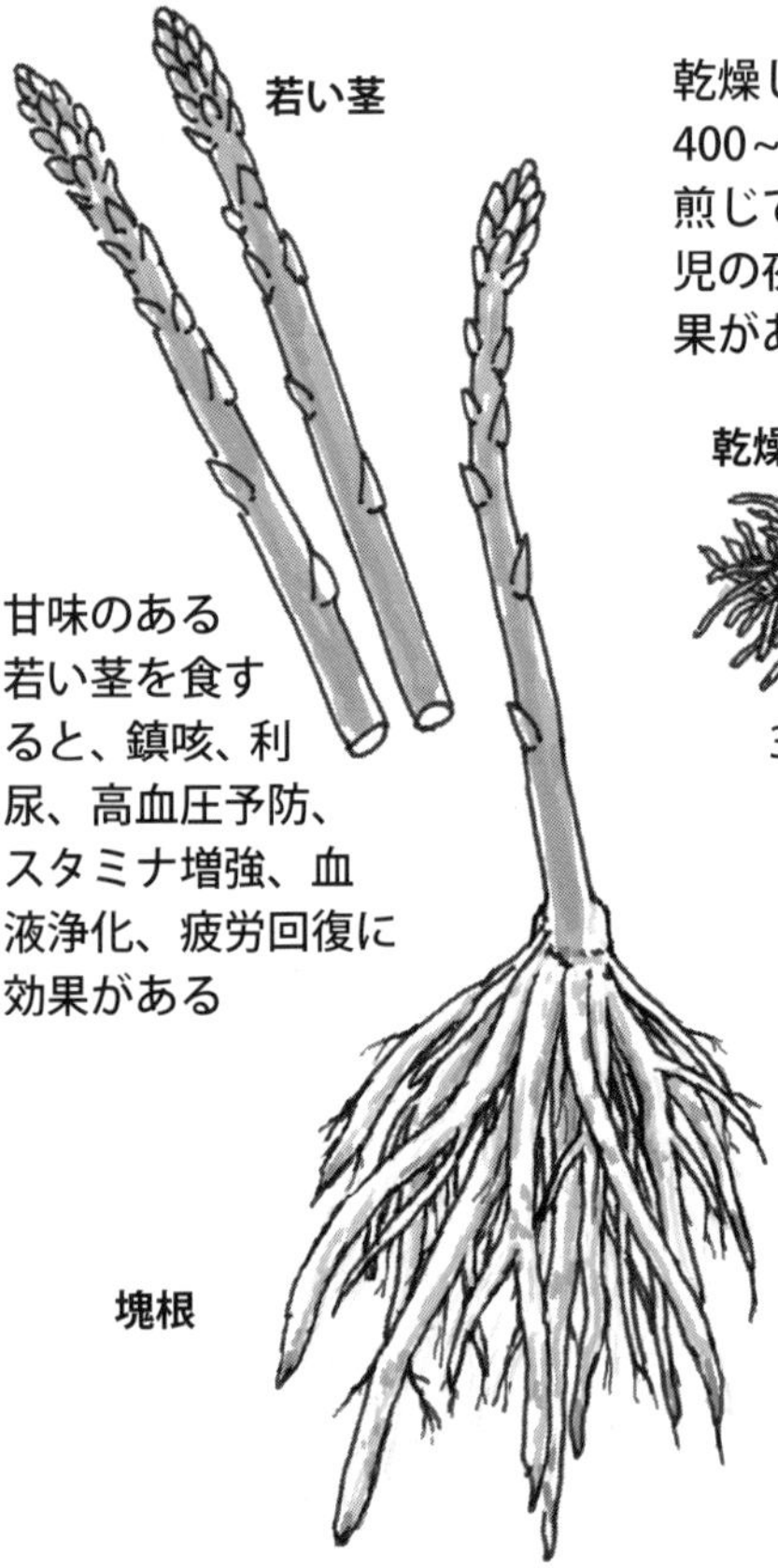

甘味のある若い茎を食すると、鎮咳、利尿、高血圧予防、スタミナ増強、血液浄化、疲労回復に効果がある

乾燥した塊根を、1日量3~9gとして400~600㎖の水で約半量になるまで煎じて、3回に分けて服用すると、小児の夜泣き、疳の虫、鎮咳、利尿に効果がある

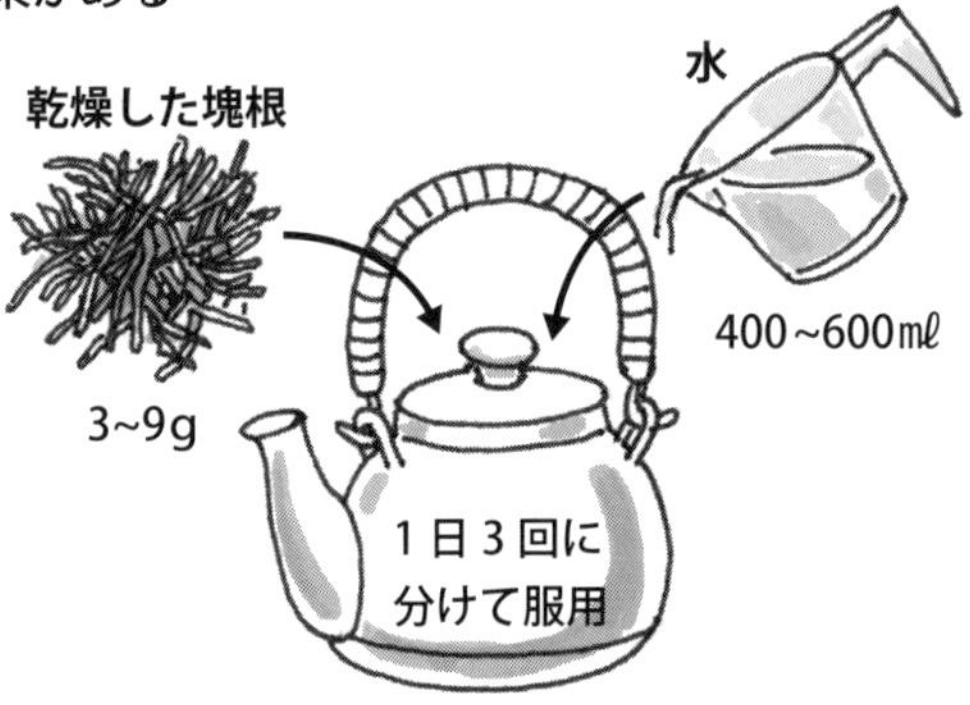

疥癬には、この煎液で患部を洗う

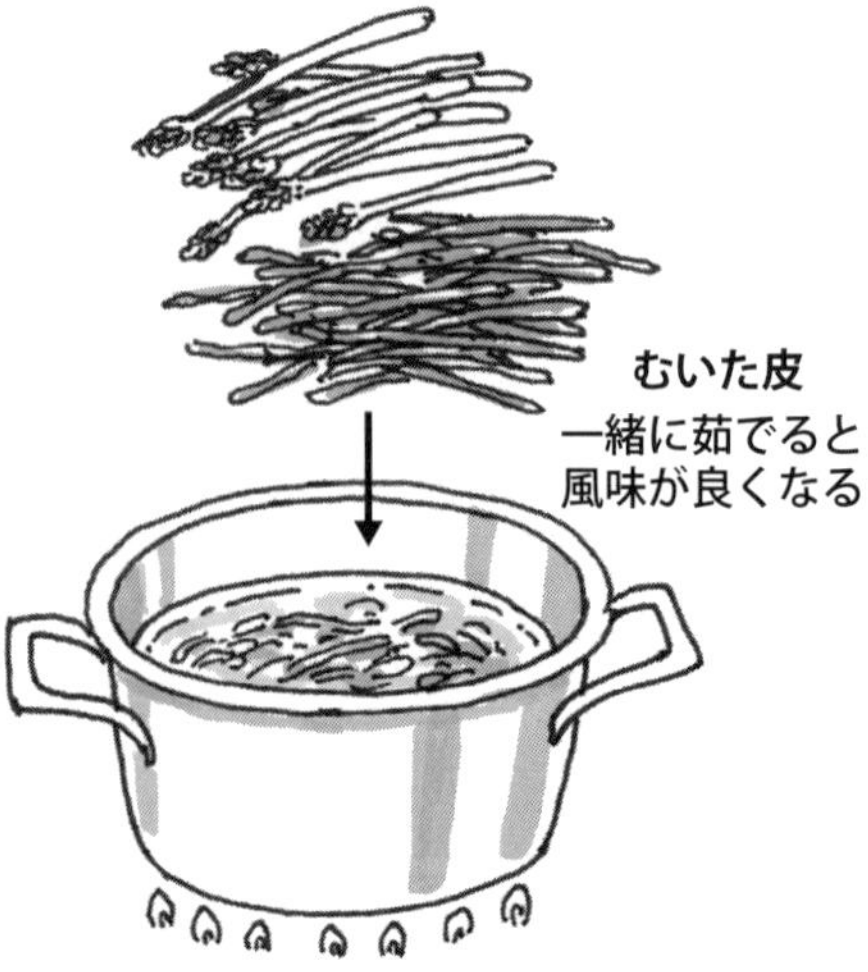

根のサポニンにはコレステロールを減らす作用がある

基本的に皮が硬いことが多いので、茹でる前に皮をむいたほうがよい。むいた皮を一緒に茹でると風味が良くなるといわれている

4 アブラナ

油を採るための作物だった

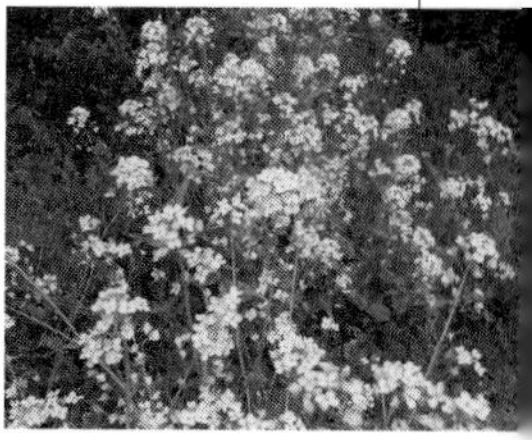

明るい黄色が畑を覆う「菜の花畑」として春の風物詩とされ、なのはな畑におぼろ月夜の光景は、日本の原風景かも知れませんね。

一般に、アブラナ（油菜）またナタネ（菜種）と呼ばれるものは、植物学的には在来ナタネとセイヨウアブラナ（洋種ナタネ）の2種ですが、実際には、アブラナ属の花はどれも黄色で似通っていることから、全て「菜の花」と呼ばれる傾向があります。

主な薬効

蕾《つぼみ》を含む花穂・若葉・茎：健康維持、熱腫（熱によって起こる腫脹）

種子：熱腫

旬・採取時期

旬は春、早春に蕾の着いた先端部を採取します。種子は4〜6月の結実期に採取し、天日で乾燥して用います。

特徴と来歴

在来種は、西アジアから北ヨーロッパのオオムギ畑に生えていた雑草が原種のアブラナ科の1年草または2年草で、農耕文化と共に移動したと考えられています。漢代の中国に渡ると栽培作物となり多様な野菜を生むなど、東アジアで古くから栽培されてきました。わが国には中国から伝来して、弥生時代以降から利用されたとみられます。

古くから野菜として、また油（菜種油）を採るために栽培されてきた作物（油菜）で、ナノハナ（菜の花）、ナタネ（菜種）などともいわれて、灯用、機械油、食用などに用いられ、江戸時代には胡菜《こさい》などと呼ばれました。本格的に食用に利用されるようになったのは**セイヨウアブラナ**（西洋油菜）が導入された明治時代からです。現在では、在来種は開花前に収穫されて、なばな、茎立などの野菜として生産されています。なお、原種の変種は数多く、ミズナ、カブ、ノザワナ、コマツナなどの野菜として食用にされています。

現在、植物油の原料として栽培されているのは、ほとんどが別種のセイヨウアブラナです。セイヨウアブラナはアブラナ（在来ナタネ）とキャベツの類との自然交雑から生じたもので、花の色が在来ナタネよりやや緑色を帯び、種子が黒褐色であるため、黒種《くろだね》の呼称もあります。ただ現在では、安価な輸入品にたち打ちできず、国内栽培は年々減ってきています。

一方で、世界的には栽培がしだいに増えており、主産国はカナダ、ヨーロッパ諸国、ブラジルなどです。品種改良が進んだ近年では、有害なエルカ酸（エルシン酸）を含まず、低グルコシノレートの特性を持つキャノーラ品種が主流となっています。

成分と薬効・利用法

若い葉や茎にはカルシウム、β-カロテン、ビタミンB_1・B_2・C、鉄などのミネラルを豊富に含み、種子（菜種）には38～45％の油を含みます。

漢方では、若い葉や茎を健康維持に食用とします。性味は辛・涼で、血を散らし、腫れを消す効能があるので、産後の心腹部の気血痛や熱腫などに良く、煮て食べます。種子の性味は辛・温で、同じような効能があり、煎じて用います。

種子を圧搾法で絞り、菜種油を採ります。絞った油は黄褐色で独特のカラシ臭がします。菜種油は、食用油などの原料となりますが、酸性白土で精製したものが菜種白絞油《しらしめゆ》で、リノール酸24％、オレイン酸14～32％、エルカ酸（エルシン酸）50％を含む半乾性油で、食用油として優れています。

菜種を絞ったかすは、いわゆる油かすで、「油粕」といえば「菜種油粕」を指すほど、家畜の飼料や園芸用の良い肥料となります。

食べ方・一口メモ

なばなは、ほろ苦さと鮮やかな緑色で、一足早く春を告げる野菜として親しまれています。乾燥すると風味が落ちるので、大量に収穫した場合は、茹でてから冷凍保存するとよいでしょう。

主な薬効

蕾を含む花穂・若葉・茎…健康維持、熱腫（熱によって起こる腫脹）

種子…熱腫

性味は辛・涼で、血を散らし、腫れを消す効能があるので、産後の心腹部の気血痛や熱腫などによく、若い葉や茎を煮て食する

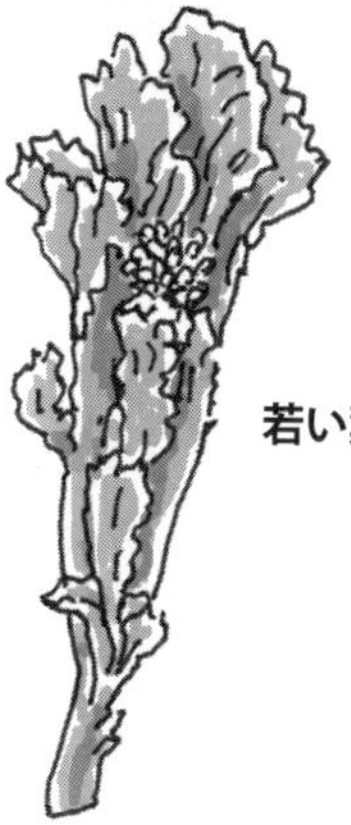

若い葉と茎

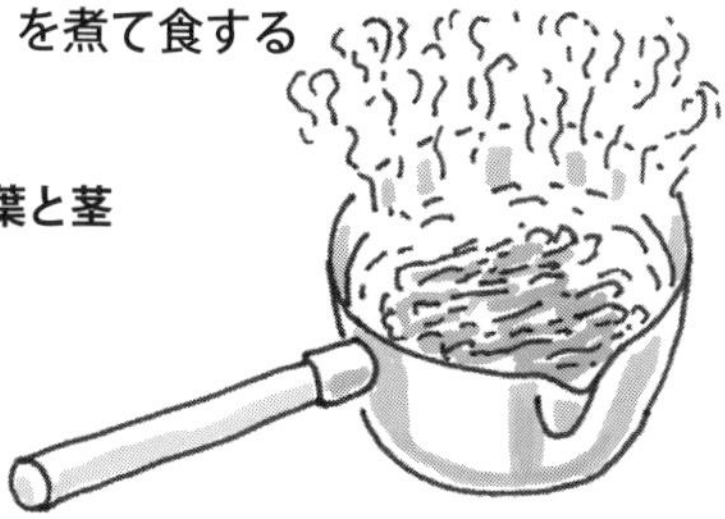

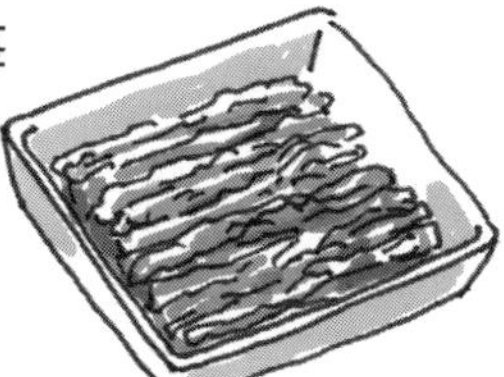

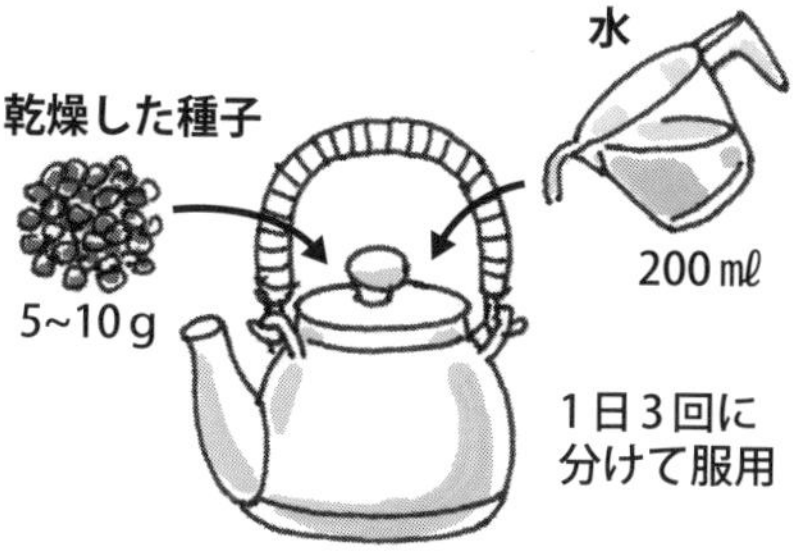

菜種を絞ったかすは、いわゆる油かすで、「油粕」といえば「菜種油粕」を指すほど家畜の飼料や園芸用の良い肥料となる

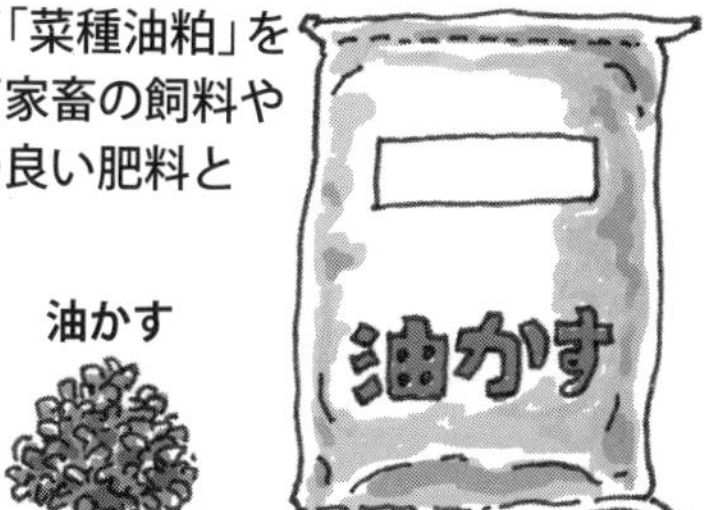

種子の性味は辛・温で若い葉や茎と同じような効能があり、乾燥した種子5~10gを1日量とし、200㎖の水で約半量になるまで煎じ、3回に分けて食後に服用する

乾燥すると風味が落ちるので、大量に収穫した場合は、茹でてから冷凍保存する

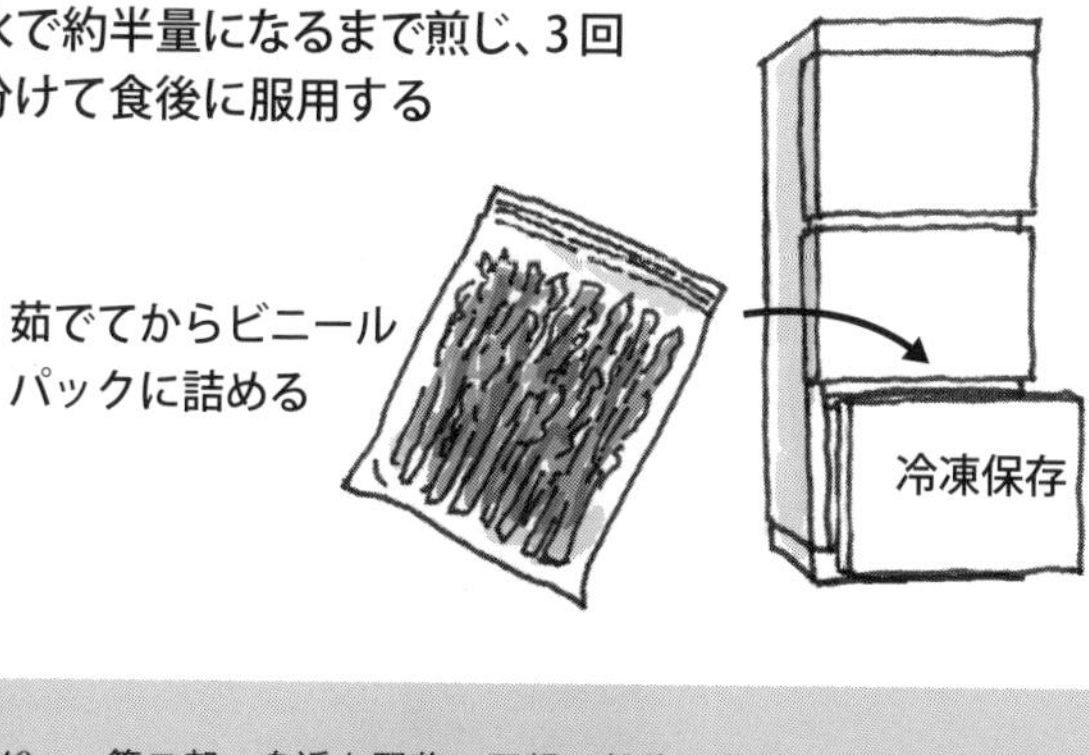

5 ウド

山ウドは薬食同源の代表選手

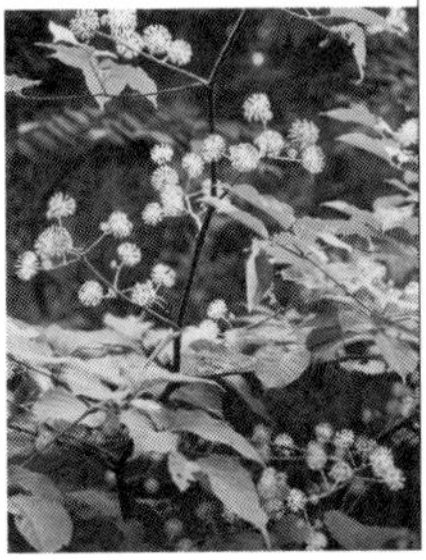

独活《うど》の大木という喩えは、「ウドの茎は木のように長くなるが、柔らかくて材としては使えない」ということから、体ばかり大きくて役に立たない人の喩えに用いられるようになったそうです。

しかし、春に軟白されてできた若芽は春の香りも高く、古くから和え物に賞味されてきました。江戸時代中期の『農業全書』には、当時すでに軟白して食べたことが書かれていて、現在の「東京ウド」は江戸時代の後半から特産品として成り立っていたといわれています。今日、市場に出回る食用のウドの多くは畑で軟白栽培されたものです。東京を中心に関東各地で栽培されていますが、中でも三鷹市、立川市などが多く、中国地方の大山ウドも有名です。

春の野山の散策は山菜との巡り合いです。山ウドとも呼ばれる野生のウドの若芽は、自然の風味にあふれ、独特の苦味と香りがあり、山菜としては美味です。ウドは食べておいしく、また薬にもなる、正しく薬食同源の植物です。

主な薬効

根茎：風邪の解熱、頭痛、歯痛、神経痛、リウマチ、関節炎

茎・葉：神経痛、冷え症

旬・採取時期

旬は春、若い茎や葉を採取します。栽培物のウドは、晩秋から冬にかけて出荷されるものを「寒ウド」と呼び、春に出荷されるものを「春ウド」と呼びます。中でも旬といわれるのは春ウドで、3月頃から5月にかけてです。山ウドは収穫できる期間が非常に短く、ごく限られた時期にしか採れません。

秋に地上部が枯れてから根茎を掘り取り、水洗して外皮を剥ぎ、刻んで天日で乾燥して薬用にします。

特徴と来歴

わが国各地の山野に自生するウコギ科の多年草で、春の山菜としても知られ、食用に栽培されています。

平安時代中期の『和名抄《わみょうしょう》』には、ウドの漢名を独《どっ》活《かつ》とし、和名は豆知多良《つちたら》と書かれています。江戸時代、新井白石は古語のツチタラとはウドの葉がタラノキに似ているからと記しています。なるほど、同じウコギ科の植物で、共に山菜であり、薬用にもなりますね。

なお、中国ではセリ科の**シシウド**などの地下部を生薬の独活としますが、わが国では平安時代からの慣用でウドの漢名を独活として現在も使われています。

成分と薬効・利用法

根茎はジテルペノイドや精油のピネン、セリネンなどを含み、若芽にはミネラル、少量のタンニン、精油やビタミンB_2・Cなどが含まれます。

若い茎の味は淡泊ですが、五味の性質は辛苦です。民間療法では、乾燥した根茎５～10ｇを１日量として、５００㎖の水で約半量になるまで煎じて３回に分けて服用すると、風邪の解熱、頭痛、歯痛、神経痛などに効果があります。打ち身などには濃いめの煎じ液で温湿布するとよく、また、５㎝程度に刻んで乾燥した根茎や茎・葉を布袋に入れて浴湯料とすると体が温まり、冷え症や神経痛に効くとされます。若芽は食用とすると食欲増進になります。

食べ方・一口メモ

若芽や若葉、茎、蕾などが食用とされます。春先に土から顔を出している若芽を見つけたら周りを掘り、土の中の茎の根元からナイフなどで切り取ります。若い茎の部分は皮をむいてから水にさらしてアクを抜き、さっとゆがいて酢みそで食べたり、細切りにしてきんぴらにして食べるとおいしいです。また、葉は天ぷらにするとおいしいです。

若い茎葉を野菜ジュース（青汁）として用いると、特有の香りと苦味は食欲増進に役立ちます。軟白したものより野生品は香りと苦味が強いので、食欲増進の効果が大きいものです。

主な薬効

根茎…風邪の解熱、頭痛、歯痛、神経痛、リウマチ、関節痛

茎・葉…神経痛、冷え症

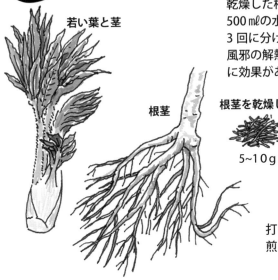

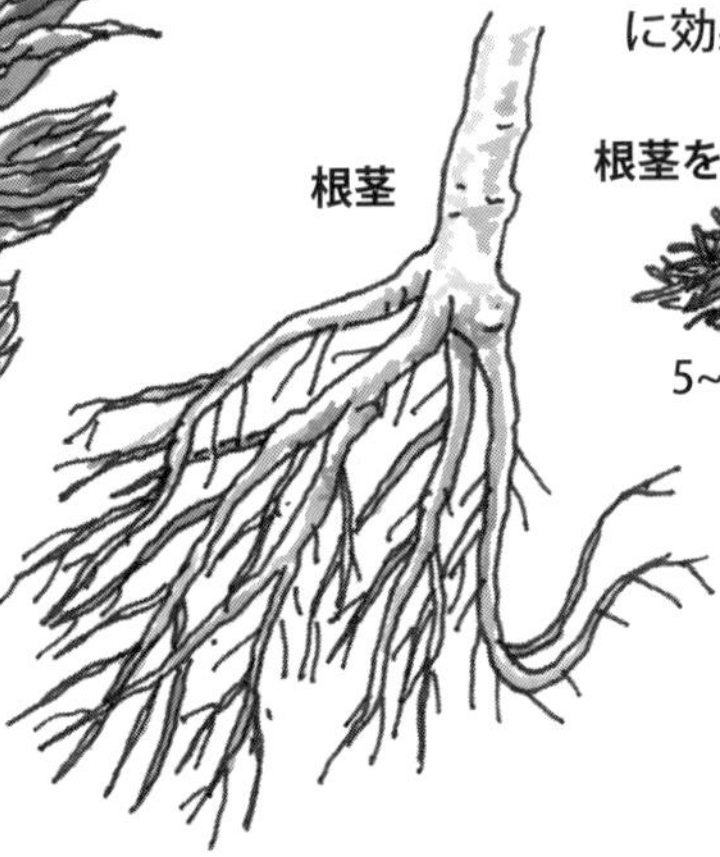

乾燥した根茎 5~10gを1日量とし、500㎖の水で約半量になるまで煎じて、3回に分けて服用する
風邪の解熱、頭痛、歯痛、神経痛などに効果がある

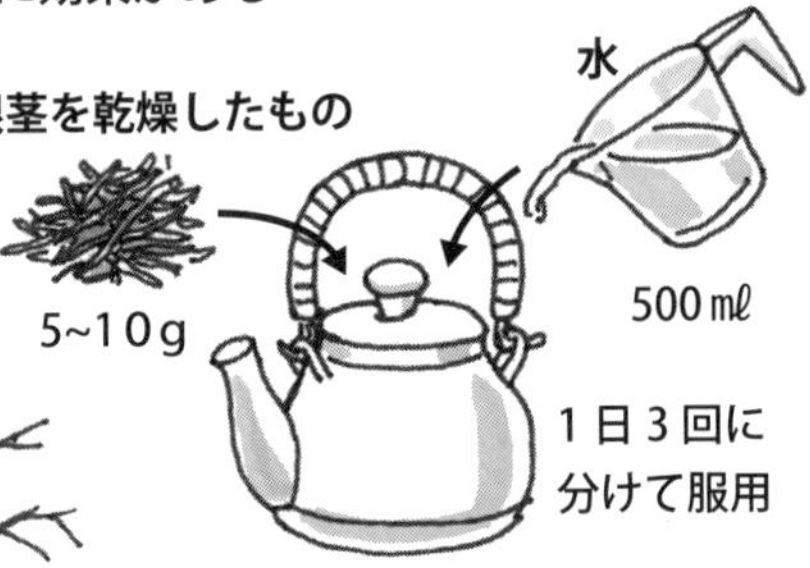

打ち身などには濃いめの煎じ液で温湿布するとよい

5㎝程度に刻んで乾燥した根茎や茎・葉を布袋に入れて浴湯料とすると体が温まり、冷え症や神経痛に効く

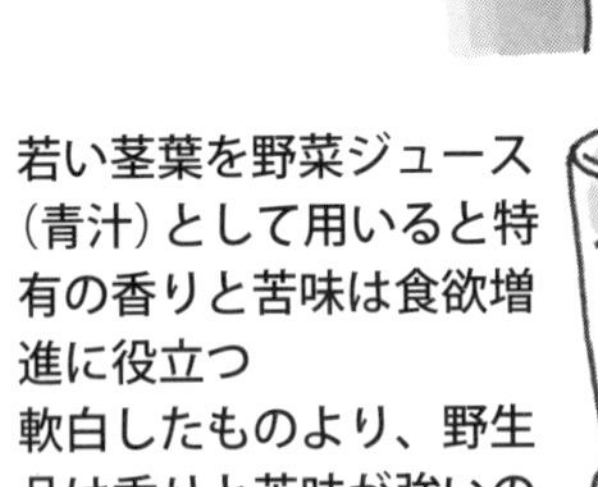

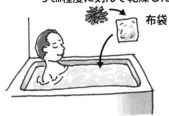

若芽は食用とすると食欲増進に

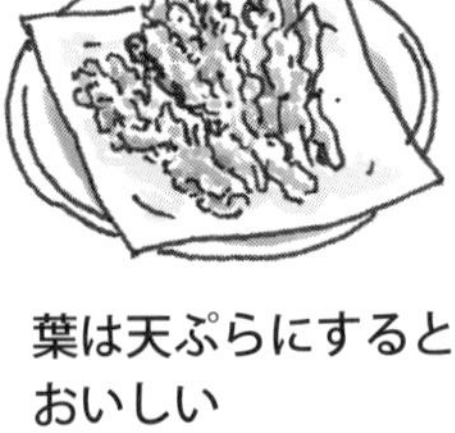

葉は天ぷらにするとおいしい

若い茎葉を野菜ジュース（青汁）として用いると特有の香りと苦味は食欲増進に役立つ
軟白したものより、野生品は香りと苦味が強いので、食欲増進の効果が大きい

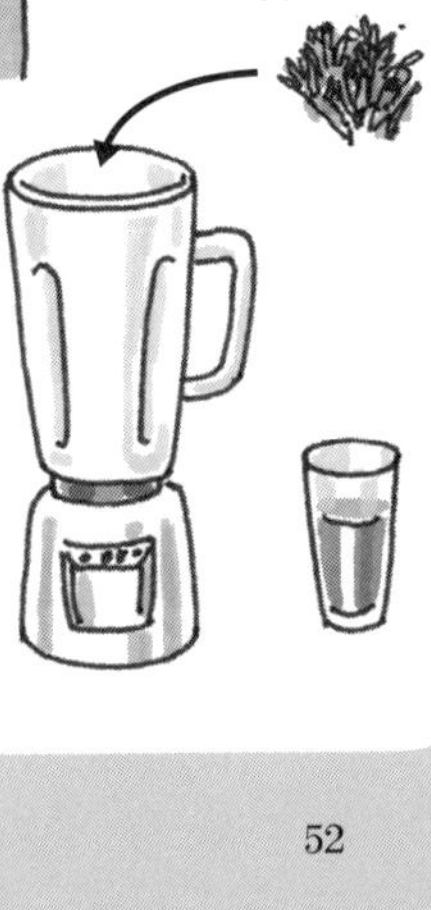

6 オクラ

夏場の貴重なビタミン源

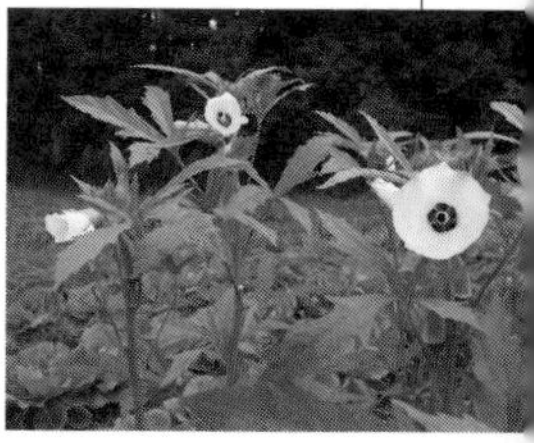

野菜に本来の季節感があまりなくなりましたが、半面、長い期間、その野菜の恩恵を受けることができるようになりました。オクラもそんな野菜のひとつで、年間を通して食べられます。

オクラの粘りから、果実は「青納豆」の別名があります。ヤマノイモやオクラ、納豆などのネバネバする食べ物は体によく、滋養強壮作用がありますので、昔から精力増強によいと伝えられています。

主な薬効

果実（莢《さや》）：強壮、整腸、便秘、下痢、高血圧の予防

旬・採取時期

旬は夏、畑や庭先などで収穫します。

特徴と来歴

アフリカ北東部原産のアオイ科の1年草で、紀元前２０００年頃にはすでにエジプトで栽培されていた野菜です。18世紀頃にスペインを経由してアメリカに渡り、わが国には明治初期に伝えられました。原産地や熱帯では多年草で、何年も繰り返し果実を着けますが、日本では冬越しができないため1年草です。オクラという名は、アフリカでの呼び名が元になったものです。

従来「ネリ」と呼んでいたトロロアオイの近縁種であるため、和名はアメリカネリといい、野菜として全国的に普及する以前から食べられていた沖縄県や鹿児島県などではネリと呼ばれています。現在、稜がはっきりしていて断面が丸みを帯びた星型になる品種が主流ですが、断面の丸い品種や莢が暗紅色になる品種（赤オクラ）など、多くの品種が栽培されています。

直立して１ｍほどになり、葉は深い切れ込みがあるため手のような形になり、互生で長い柄があります。6月頃に黄色い花が咲きますが、同じ科のトロロアオイやワタ、ハイビスカスなどに似て、黄色い花弁の真ん中に深紅の花芯を着けます。花は早朝に咲いて昼頃

には終わるので、花材としては利用できませんが、オクラの香りと粘りがあり、また甘さがあるので、クセのない食べやすい食材として利用されます。

一般的な食用には、開花後4～5日の長さ6～7㎝ほどの柔らかい莢を収穫します。若い莢は成長が早く、大きくなりすぎると繊維が発達して食感が悪くなり、食品価値を失います。食べるには小さいかなと思っていると、翌日には倍以上の大きさになっていて驚かされることもあります。

成分と薬効・利用法

果実を刻むとネバネバした粘り気が出ますが、これはペクチン（水溶性食物繊維）やガラクタン（糖質）にタンパク質が結合したムチンで、肝臓や腎臓の働きをよくし、血糖値やコレステロール値を抑制します。また、胃の粘膜を保護する整腸作用があり、便秘や下痢の改善に効果があります。

オクラは青菜の少ない夏場のビタミン源としても貴重です。カリウム、カルシウム、リン、鉄などのミネラルも多く含まれており、夏バテ防止のほか、高血圧や骨粗しょう症の予防にも効果がある野菜として知られています。さらに、β－カロテンやビタミンA・B群・C・Eなども含んでいて、生活習慣病の予防にもなり、また肌を美しくします。細かく刻んで納豆に混ぜると、納豆にはないビタミン類が供給できます。

食べ方・一口メモ

ムチンは水溶性食物繊維なので、生で食べるのが理想とされます。そこで、茹でるときは短時間にしましょう。生あるいはさっと茹でて小口切りにし、カツオ節としょう油をかけたり、マヨネーズで和えたりするとおいしくいただけます。小さく刻んでみそ汁の具にするのもよいでしょう。ぬめりが苦手な方はじっくり茹でるとなくなります。果実に塩をまぶして軽く揉んでから水洗いすると、表面のうぶ毛が取れますので、生のままで食べられます。

ほかにも、煮物、天ぷら、炒め物、酢の物やすりおろしてとろろの代用にするなどの利用法があります。オクラは夏バテ知らずの夏の野菜の代表です。

主な薬効　果実（莢）…強壮、整腸、便秘、下痢、高血圧の予防

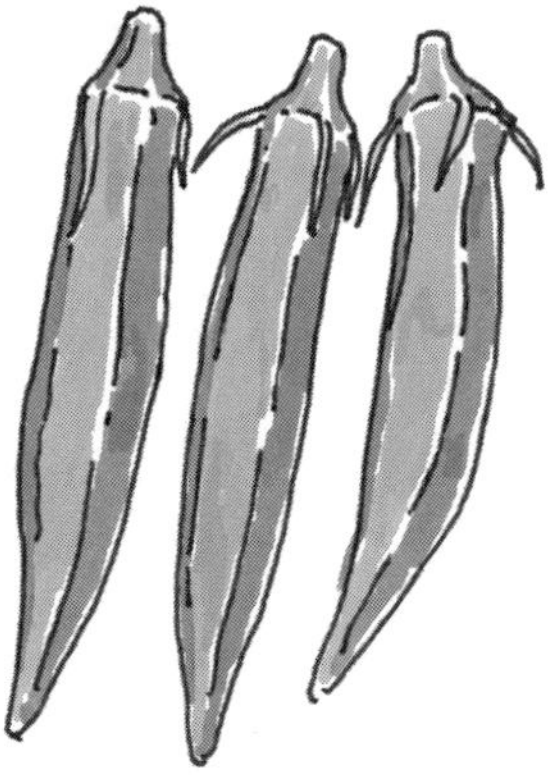

オクラは青菜の少ない夏場のビタミン源として貴重。カリウム、カルシウム、リン、鉄などのミネラルも多く含まれており、夏バテ防止のほか、高血圧や骨粗しょう症の予防にも効果がある

β-カロテンやビタミンA・B群・C・Eなども含んでいて、生活習慣病の予防になり、また肌を美しくする

細かく刻む

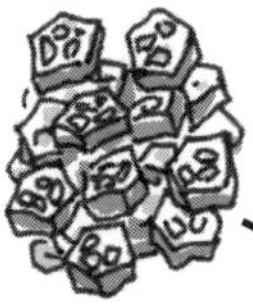

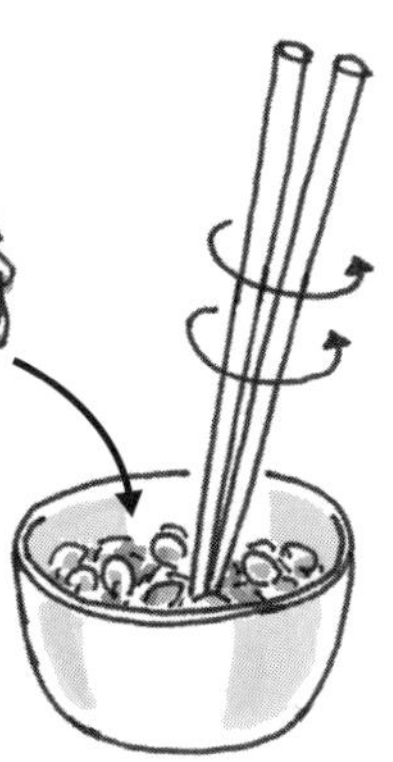

納豆に混ぜると、納豆にはないビタミン類が供給できる

ぬめりが苦手な方はじっくり茹でると、ぬめりがなくなる

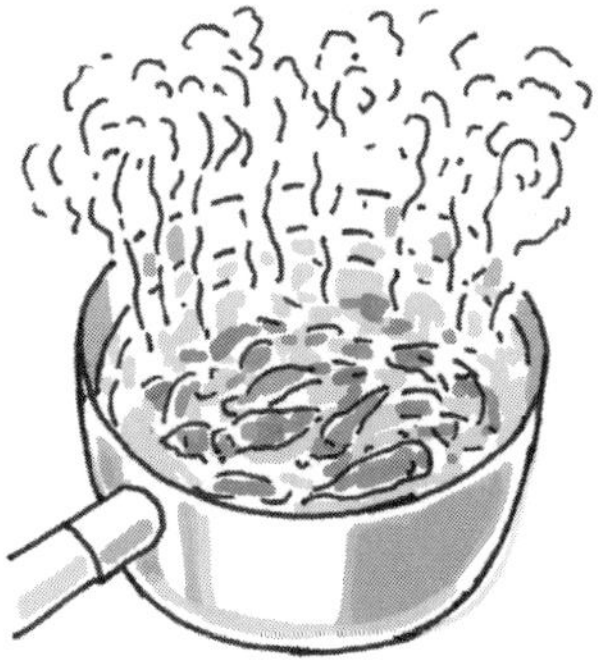

果実に塩をまぶして軽く揉んでから水洗いすると、表面のうぶ毛が取れて、生のままで食べられる

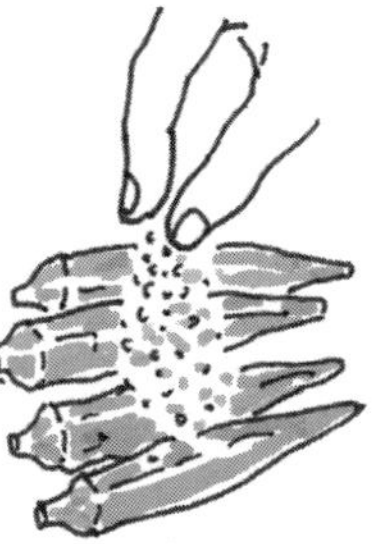

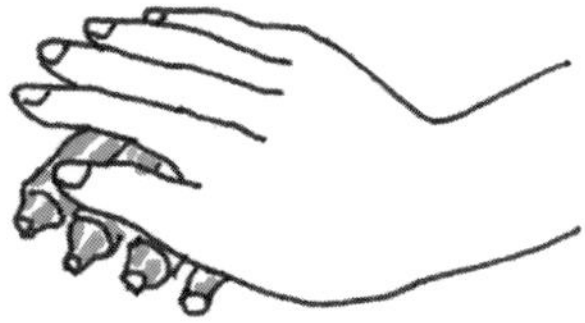

7 カボチャ

たくさん食べるとよく眠れる

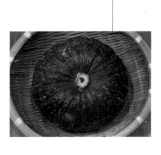

「冬至かぼちゃ」を食べたことがありますか。昔は冬至が来るとカボチャを煮て食べたものです。また、私が生まれた冬の長い東北地方などでは、アズキと一緒に煮て食べました。青物の少ない冬至に、β－カロテンを多く含む野菜や栄養価に富む豆類と一緒にカボチャを食べると、夜盲症などを防ぎ、風邪を予防するという生活の知恵から生まれた食生活のひとつです。さらに、カボチャをたくさん食べているとよく眠れるようになるといわれます。睡眠不足で体調を崩しがちな方は、ぜひ夜食に食べてもらいたいものです。

カボチャ（南瓜）を始め、果菜と呼ばれる**キュウリ**（胡瓜）、**スイカ**（西瓜）、**ニガウリ**（苦瓜：ツルレイシ、ゴーヤー）や**トウガン**（冬瓜）といったウリ科植物の果実類は、古くから健康食材の野菜として食べられてきました。また、それらの種子にも薬効があり、食にも薬にも用いられています。

それらの漢字表記をみると、原産地から旬の時季、味までを感じとることができます。

一方、ハロウィーンのシンボルでもあるオレンジ色のお化けカボチャと呼ばれるものは、大きいものでは１００kgを超えるものがあり、ちょっとした秋の芸術文化の立役者にもなっています。

主な薬効

果実：鎮痛、視力改善、風邪の予防、大腸がんの予防、便通の改善

種子：利尿、去痰、動脈硬化や高血圧の予防、条虫や回虫の駆除

旬・採取時期

旬は夏、秋の果実が熟したときです。最近では、栽培法や保存方法が改良されて、国内外産ともに年間を通して入手できます。

種子は、購入したカボチャから採るか、畑などで栽

培した成熟果実から採り、薄膜を取り除いて乾燥してから用います。お菓子に加工した種子を食べてもよいでしょう。

特徴と来歴

メキシコから南アメリカの高原地帯が原産のウリ科の1年草です。わが国では、1541年にポルトガル船が豊後（大分県）に漂着し、領主にカボチャの種子が贈られ、それを蒔いたのが栽培の始めだといわれています。その後、長崎から江戸へと広まり、国内で広く栽培されるようになりました。貝原益軒は『大和本草』で、西瓜より早くにわが国に渡来し、その食味がよいなどとも述べていて、カボチャは食材としてだけでなく、古くから知られた本草（薬草）です。

カボチャの語源は、カンボジアから入ってきたために、カンボジアが訛ったものといわれています。トウナス（唐茄子）、ナンキン（南京）と呼ばれているのも、その伝来が関係しています。

カボチャには、在来の日本カボチャとクリカボチャと呼ばれる西洋カボチャがあります。かつては日本カボチャが主でしたが、近年では品種改良や栽培法も進んで品質のよいものができることから、普通にカボチャといえば西洋カボチャを指すようになりました。

成分と薬効・利用法

果肉はシトルリン、アルギニン、アスパラギンなどのアミノ酸、アデニン、β-カロテン、ビタミンB群、ビタミンC・Eや糖類、カリウム・亜鉛などのミネラルを含むので、食べることで視力を改善し、冷え症や肩こりに効果があります。また粘膜や皮膚の抵抗力を強くするβ-カロテンを多く含むため、風邪の予防効果が期待されます。食物繊維も豊富に含まれており、コレステロール値を下げ、便通もよくなるので、大腸がんの予防にも最適な食材です。

漢方では、日本カボチャの果実は南瓜《なんか》と称し、性味は甘・温なので、寒い時期に甘味のある果実を食べると薬効があります。中国の古典には、「中を補い気を益す、消炎し止痛する、解毒し殺虫する」という記述があります。果実をよく煮て紙に塗布し、肋間神経痛の患部に貼ると消炎鎮痛作用があるといわれます。また、回虫の駆除には、果実を生のまま食べるとよいといわれます。

　種子はリノール酸やパルミチン酸などの脂肪酸やビタミンC・B_1・B_2、ククルビチンなどを含みます。漢方では南瓜子《なんかし》（南瓜仁《なんかにん》）と称し、性味は甘・平で、ククルビチンに条虫を麻痺させる作用があるため、条虫や回虫の駆除に優れた薬効があるとして古くから用いられています。そのほか産後のむくみや母乳の不足にも用いられます。

　民間療法では、種子を乾燥させて炒って食べるか、10〜20gを1日量として、400㎖の水で約半量まで煎じて3回に分けて服用すると利尿薬となり、また去痰薬として風邪やのどの痛みに効果があります。また、高血圧の人は血圧を下げ、低血圧の人は血圧を上げるなど体を健康にする効果があります。なお、種子を乾《から》煎《い》りして砕き、塩や胡椒を混ぜてふりかけにするとよいでしょう。リノール酸も摂れて、動脈硬化の予防にもつながります。

　近年、ハロウィーンのときに利用されているペポカボチャの種子（パンプキンシード）に排尿障害を改善する成分が含まれていることが明らかになりました。男性では前立腺肥大による頻尿、女性では過活動膀胱による尿失禁などに効果があると注目されています。

食べ方・一口メモ

　カボチャのビタミンCは、熱を加えても比較的安定していて、またビタミンB群も多く、保存性がよい果菜類です。煮る、焼く、天ぷら、サラダなどにして食べます。食べ過ぎると、カロテノイド色素（β−カロテン）の過剰な摂取で皮膚がミカンの皮のように黄色くなる柑皮症《かんぴしょう》になることがありますが、汗と一緒に流れ出てしまうので心配はありません。

　カボチャには雄花と下に球形の部分を付けた雌花がありますが、中国からインドにかけての東南アジア諸国では、雄花が普通の野菜として市場で売られています。そのままスープの具にしたり、天ぷらにしたりしてもおいしくいただけます。

主な薬効

果実…鎮痛、視力改善、風邪の予防、大腸がんの予防、便通の改善

種子…利尿、去痰、動脈硬化や高血圧の予防、条虫や回虫の駆除

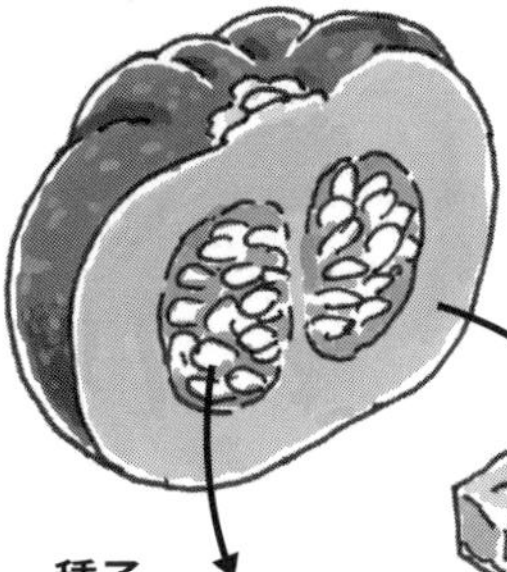

種子

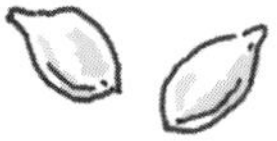

果実をよく煮て
紙に塗布し、

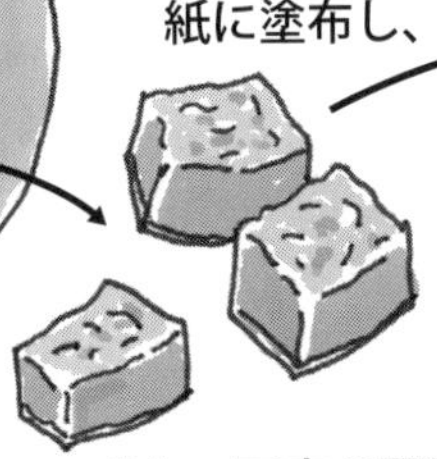

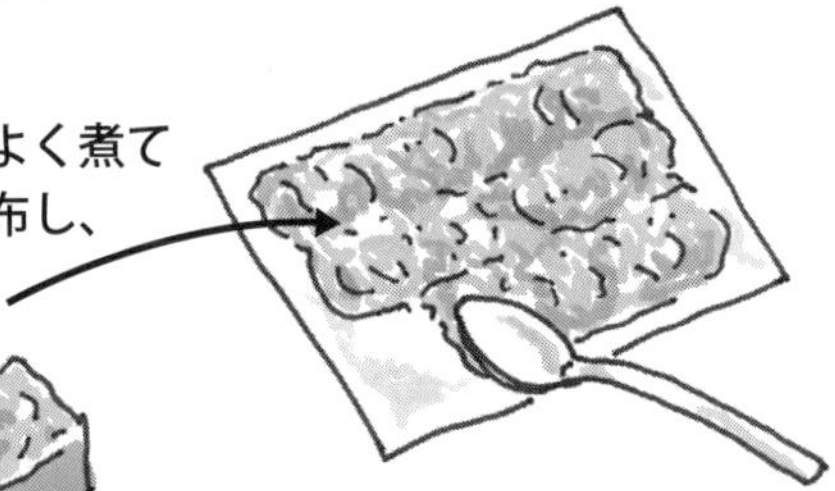

また、回虫の駆除
には、果実を生の
まま食べるとよい

肋間神経痛の患部に
貼ると消炎鎮痛作用
がある

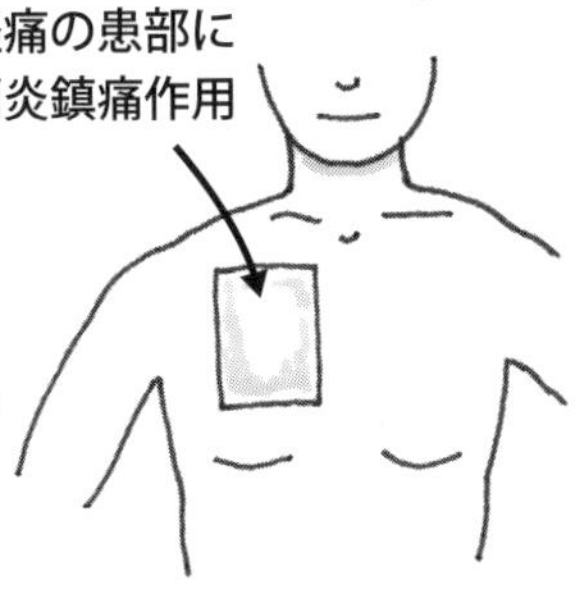

種子を乾燥させ、炒って食べるか、10~20ｇを400㎖の水で約半量まで煎じて１日３回に分けて服用すると、利尿薬となる
また、去痰薬として風邪やのどの痛みに効果がある
高血圧の人には血圧を下げ、低血圧の人には血圧を上げるなど、体を健康にする効果がある

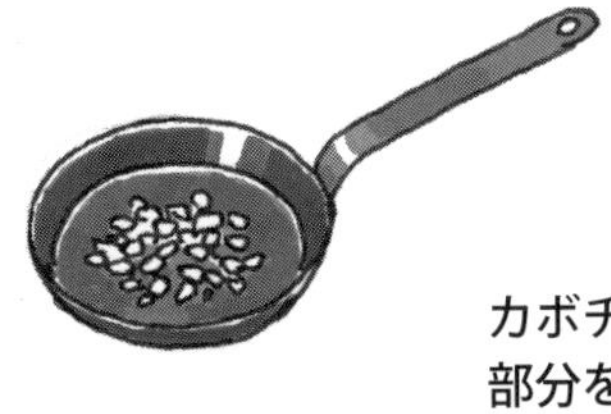

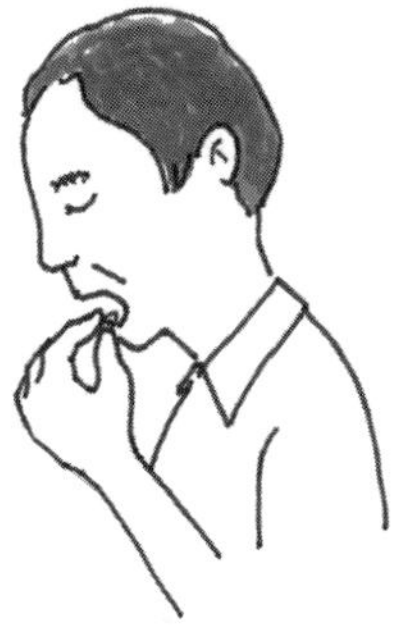

種子を乾煎りして砕き、塩や胡椒を混ぜてふりかけにするとよい
リノール酸も摂れて、動脈硬化の予防にもつながる

カボチャには雄花と下に球形の部分を着けた雌花がある
中国からインドにかけての東南アジア諸国では、雄花が普通の野菜として市場で売られている。スープの具にしたり、天ぷらにしたりしてもおいしい

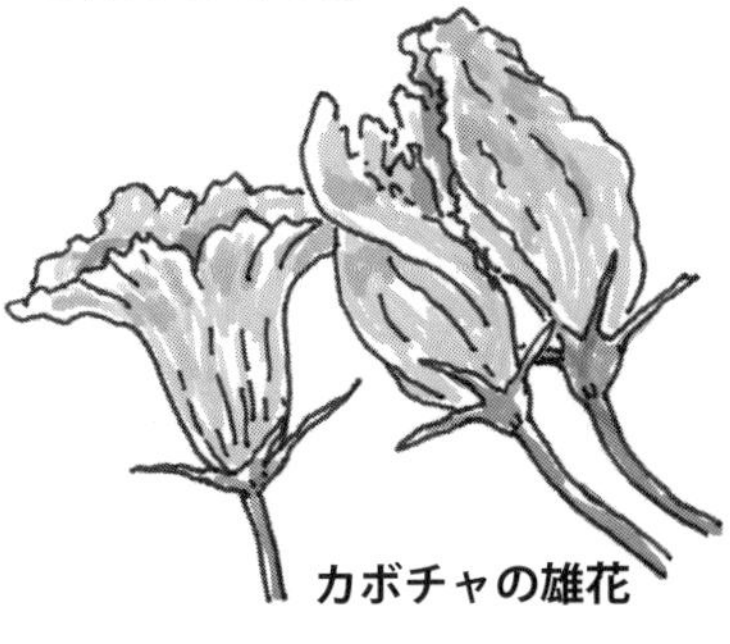

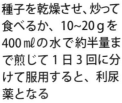

カボチャの雄花

8 キク

キク茶は不老長寿のお茶

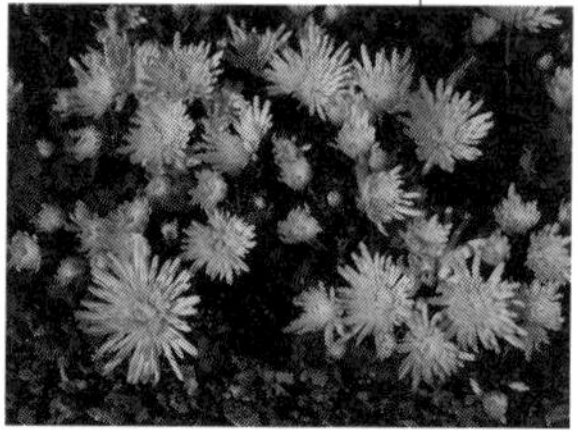

古代より中国では「延命長寿の花」とされて、不老長寿のお茶として愛飲されています。菊花に含まれるコリンという成分に、動脈硬化症や脂肪肝を起こすコレステロールの沈着を防ぐ作用があるためです。

わが国でも、菊はお茶や酢の物などの食品として、また菊のご紋を始めとして、菊祭り、菊人形などの各地の伝統文化に息づいて風物詩にもなっています。

キク科は世界に約2万種が分布する大きな科で、日本には約350種が自生、秋はキク科の植物が目立つ季節です。観賞用、食用などに多くの品種があります。

主な薬効

頭花・葉：解熱、鎮痛、鎮静、鎮咳、消炎

旬・採取時期

旬は秋、頭花や葉は栽培したキクから採取します。薬用には10～11月に、頭花を摘み取って陰干ししたものを用います。花弁を蒸して板のりのように薄く広げて乾かしたものはキクノリといって、菊花の代用あるいは食品として用いられます。乾燥した菊花は、漢方薬局などで購入できます。

特徴と来歴

中国原産で、奈良時代頃に渡来したキク科の多年草で、観賞用に栽培されて、非常に多くの園芸品種があります。草丈50～140cmで、茎は一部木質化し、秋、茎頂や葉腋にさまざまな色の頭花を着けます。

キク（菊）は、キク科の植物の総称ですが、薬用・食用のものは、江戸時代に味と香りに優れたものを選別し、食用ギクとして栽培するようになりました。食用には黄色花の阿房宮《あぼうきゅう》や淡紫色花の延命菊《えんめいぎく》（愛称：もってのほか）という品種に人気があります。薬用には中国から輸入される苦味の少ない黄甘菊《おうかんぎく》という品種が用いられます。

成分と薬効・利用法

花や葉にはボルネオール、クリサンテノンなどの精油、さらにコリンやアデニンが含まれます。花にはフラボノイドやビタミンB_1も含まれています。

漢方では、菊花《きっか》と称し、性味は甘苦・涼で、気・血剤として働き、血圧降下やめまい、耳鳴り、腫れ物の痛みなどに用いられ、また目の充血、視力の低下にも効果があります。菊花を茶の代わりに飲用すると解熱、鎮痛、消炎の効果があり、常用すれば血圧を下げるので、中国では日常的に愛飲されています。

民間療法では、乾燥した頭花10～20gを1日量とし、400mlの水で約半量になるまで煎じて3回に分けて服用すると、風邪の引き始めの発熱や頭痛、めまい、耳鳴りなどに効果があります。また、地上部を冷え症、神経痛、腰痛、リウマチに浴湯料とします。

菊花を乾燥して詰めた枕は、頭痛を治し、血圧を下げ、安眠を誘うとして愛用する人が多く、苦味の強いキクが使われる傾向にあります。菊花を油に漬けこんでおくと切り傷の特効薬にもなります。花を水蒸気蒸留して得た精油が、島津藩の秘薬「薩摩の菊油」で、殺菌、防腐作用が強く、腹痛にはこの精油を水に2、3滴落として飲んだといわれています。

白や黄色の苦味の少ないキクの頭花を乾燥させると、薬効のある茶として使用できます。

食べ方・一口メモ

生のキクの花の食べ方は、一般的にはキクの花弁を摘み取り、酢を落とした熱湯に入れて手早く箸などでかき混ぜ、さっと網ですくって水にさらし、水気をしぼって三杯酢で和えて食べます。菊花の放つ芳香、シャキッとした歯触り、ほのかな甘味、そして噛んだときのわずかなぬめりが食用菊の身上です。

みそ汁に入れたり、刺し身、焼き物、煮物などの料理に添えたり、からし和えなどの和え物や漬物に用いられます。花弁をそのままサラダやオードブルに散らすと、美しく食欲をそそります。薬膳料理の菊花粥や豚肉の菊花炒めには薬効があり、食べてもおいしいキクをもっと活用したいものです。なお、料理にキクの花や葉が添えられるのは、毒消しの意味もあります。

主な薬効

頭花・葉…解熱、鎮痛、鎮静、鎮咳、消炎

乾燥した頭花

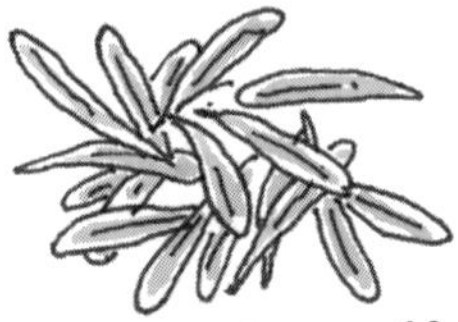

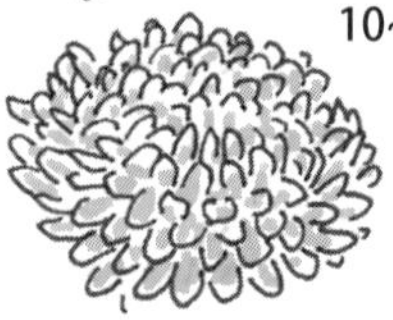

10~20ｇを1日量として400㎖の水で約半量になるまで煎じて、3回に分けて服用すると、風邪の引き始めの発熱や頭痛、めまい、耳鳴りなどに効果がある

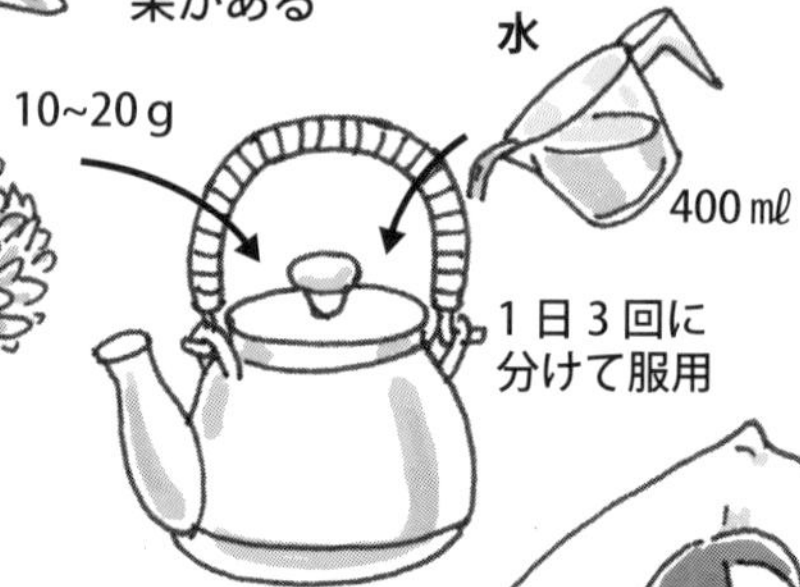
水
10~20ｇ
400㎖
1日3回に
分けて服用

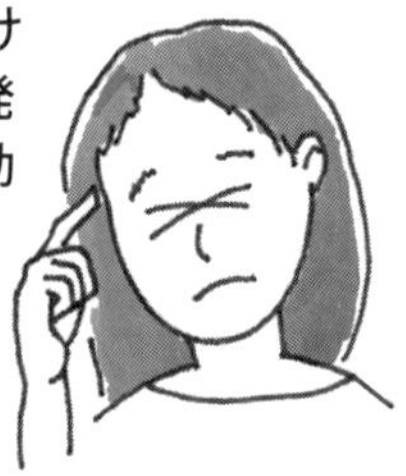

菊花を乾燥して詰めた枕は、頭痛を治し、血圧を下げ、安眠を誘うとして愛用する人が多く、苦味の強い菊が使われる傾向にある

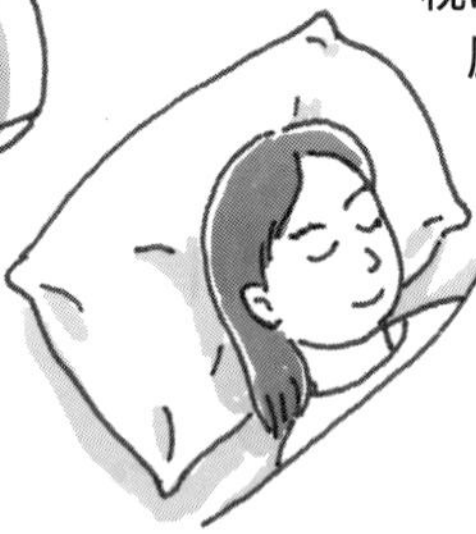

地上部は冷え症、神経痛、腰痛、リウマチに浴湯料とする

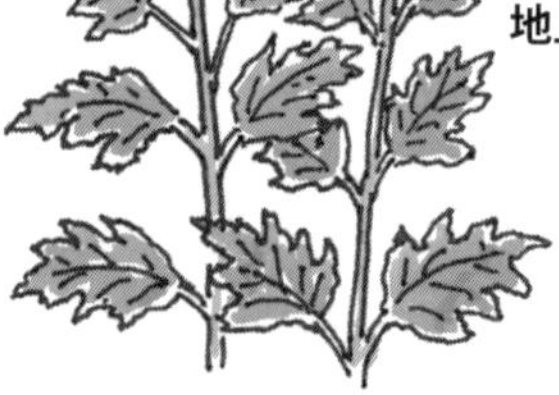
地上部

菊花は、みそ汁に入れたり、刺し身、焼き物などの料理に添えたり、からし和えなどの和え物や漬物に用いる
花弁をそのままサラダやオードブルに散らすと、美しく食欲をそそる
薬膳料理の菊花粥や豚肉の菊花炒めには薬効がある

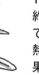

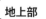

菊花を油に漬け込んでおくと切り傷の特効薬にもなる
白や黄色の苦味の少ないキクの頭花を乾燥させると薬効のある茶として使用できる

9 キャベツ

ピタゴラスがおすすめの健康野菜

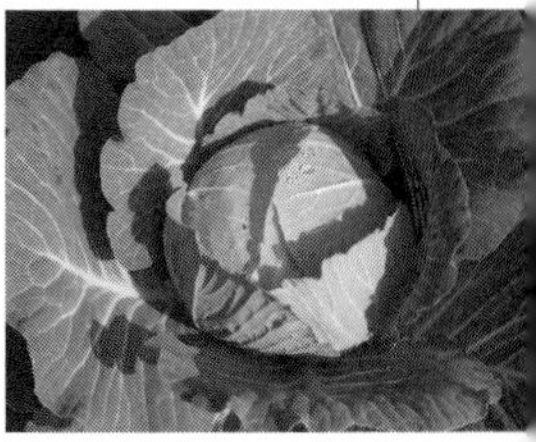

畑で、採れたてのキャベツをかじって食べたときの甘さとほのかな香りは忘れられません。大地の恵み、野菜の命をいただいて元気になった感がしました。

キャベツは古代エジプト人にも知られていて、食事の後に甘い料理としてキャベツの煮物を食べ、さまざまな病気の薬になると考えていました。古代ギリシャの数学者ピタゴラスは、「常に元気と明るい落ち着いた気分とを保つ野菜である」と書いています。また2000年前、ローマの政治家カトーは、「キャベツは素晴らしい野菜である。生で食べても煮てもよい。生で食べたいときは酢に浸すと消化がよくなり健康によい」と記しています。さらに古代の医者は、丈夫であらゆる病気に強く育つよう、子どもたちに食べさせることを特にすすめたといわれています。古代ロシアの医療書には、キャベツが黄疸や結石などに効くという薬効が書かれています。このように、キャベツは、大昔から薬と考えられてきました。

主な薬効

葉：胃潰瘍、十二指腸潰瘍

旬・採取時期

旬は春キャベツ、秋キャベツといわれますが、ほとんど一年中入手できます。

特徴と来歴

ヨーロッパの大西洋岸と地中海沿岸原産のアブラナ科の2年草で、わが国では明治初期に渡来して以降、食用野菜として広く栽培されています。外葉が大きく広がり、まるで花のように美しいので、最初の頃は観賞用として栽培していたといわれます。葉は互いに重なり合って結球します。花期は5～6月で、茎を直立し総状花序に淡黄色の十字状花を着けます。栽培適温の範囲が広いので、作りやすい野菜です。ただ、蝶類の幼虫が着きやすいので注意が必要です。

品種が多く、紫キャベツや縮《ちり》めんキャベツなどがあります。一方、花を食用とするキャベツの一種がイタリアで品種改良された**ブロッコリー**です。蕾《つぼみ》の状態の花序と茎を食用とし、収穫せずに栽培を続けると巨大になった花序に多数の黄色やクリーム色の花をつけます。和名はメハナヤサイなどといいます。**カリフラワー**はブロッコリーの変種で、ビタミンB・Cやβ−カロテン、ミネラルの鉄などを豊富に含みます。

キャベツとは違って結球しない**ケール**は、地中海沿岸が原産でキャベツの原種のヤセイカンランに近く、温暖な気候であれば一年中栽培可能で収穫量も多く、栄養に富み、ビタミン類の含有量は緑黄色野菜の中でも多く、青汁の材料として利用されています。和名はリョクヨウカンラン（緑葉甘藍）、ハゴロモカンラン（羽衣甘藍）ともいいます。

成分と薬効・利用法

時季や品種によって多少異なりますが、水分92％のほか、タンパク質、糖質、食物繊維やビタミンCなどのビタミン類が豊富に含まれ、「貧乏人の医者」と呼ばれるほどの健康野菜です。また、ビタミンU（キャベジン）、アミノ酸としてグルタミン、アスパラギン酸、スレオニンなどを含みます。アブラナ科の野菜に特徴の硫黄化合物のイソチオシアネートも含みます。

ヨーロッパから渡来した野菜なので、漢方の「性味」は述べられませんが、甘くておいしいキャベツは、ヨーロッパでは古くから薬草療法に用いられ、煮て食べると胃潰瘍や十二指腸潰瘍の予防になります。なお、抗潰瘍作用があり胃腸薬にもなっているキャベジン（ビタミンU）はキャベツから発見されました。

新鮮な葉を平らに伸ばして患部に数枚重ねて温湿布すると、痛風、坐骨神経痛、筋肉痛、やけどの痛みを和らげるといわれます。

食べ方・一口メモ

胃もたれを改善する効果があるので、揚げ物に千切りキャベツは好相性です。食物繊維が多いので、生食したり、青汁として飲用すれば便通を調えます。

主な薬効 葉…胃潰瘍、十二指腸潰瘍

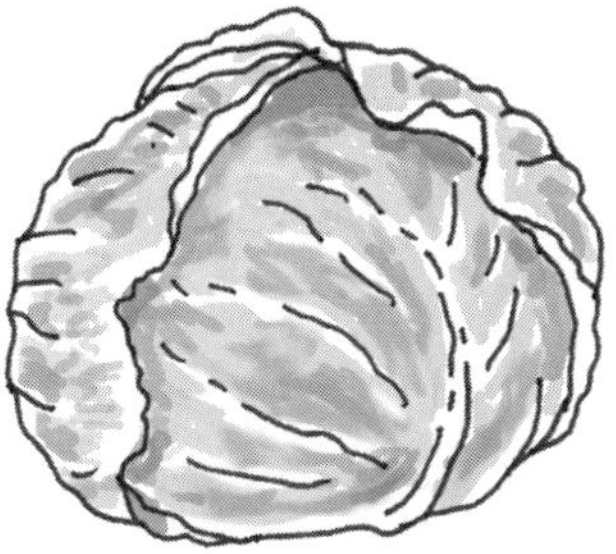

ヨーロッパでは古くから薬草療法に
用いられ、煮て食べると胃潰瘍や
十二指腸潰瘍の予防になる

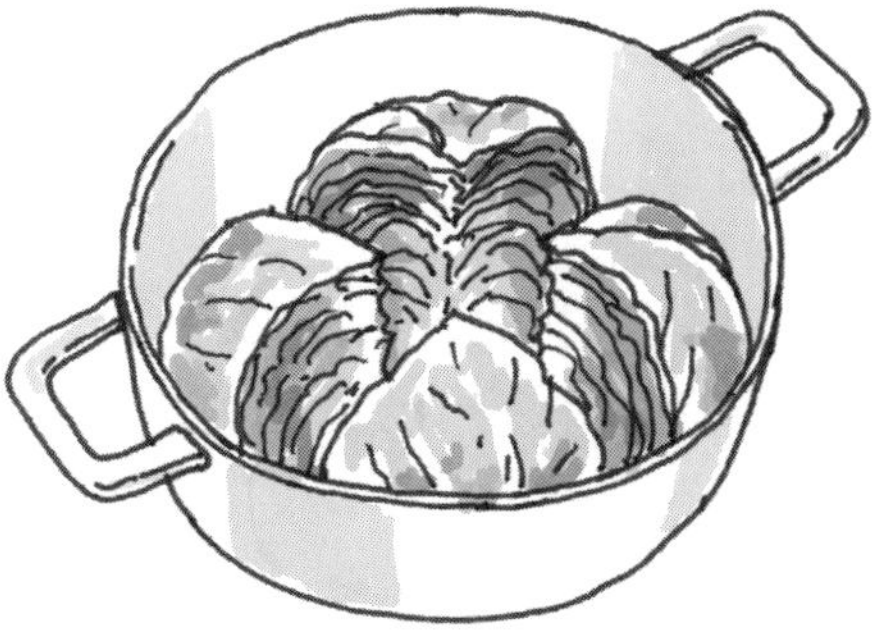

新鮮な葉を平らに伸ばして患部
に数枚重ねて温湯に浸した布で
覆うと、痛風、座骨神経痛、筋
肉痛、やけどの痛みを和らげる
といわれている

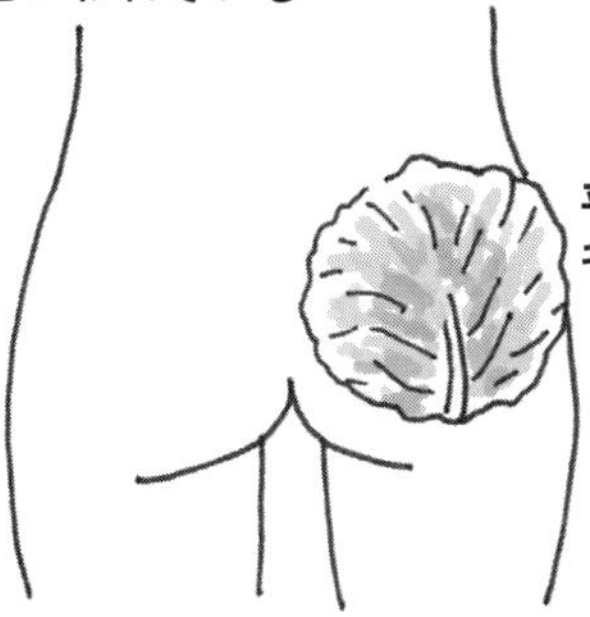

胃もたれを改善する効果があるので、
千切りキャベツは揚げ物に好相性

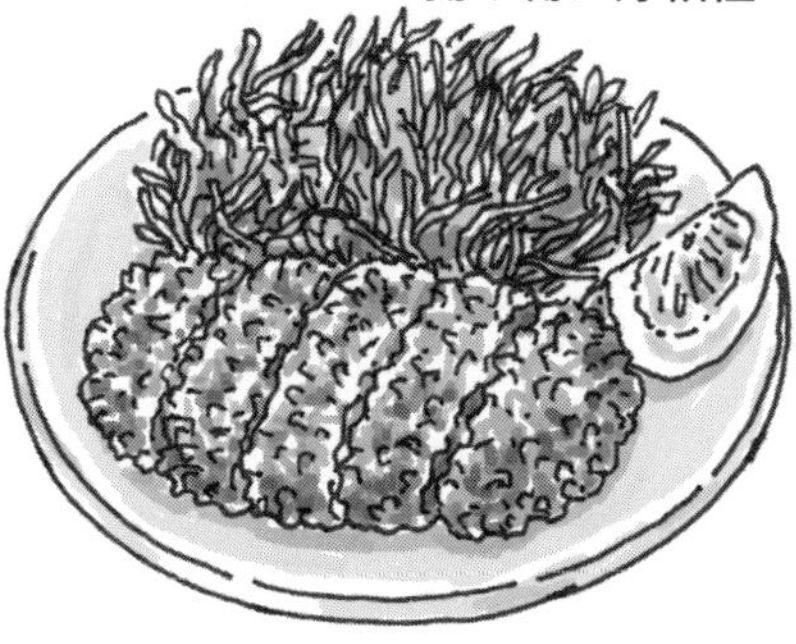

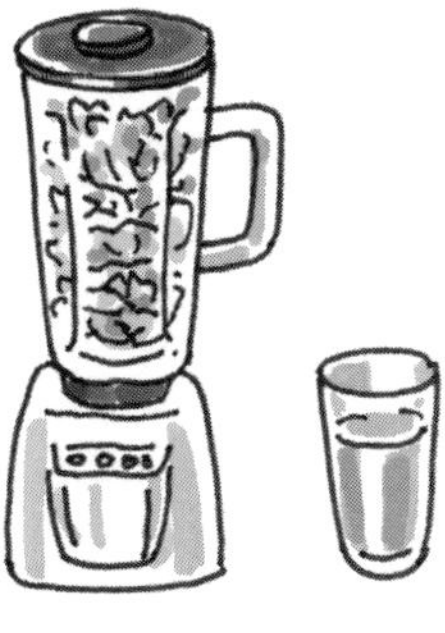

食物繊維が多いので、生食する
とよい
また、キャベツの葉をちぎって
ミキサーに入れ、適宜、水を加
えて撹拌し、青汁として飲用す
れば便通を調える

10 キュウリ

切り口が恐れ多いと武士は食べず

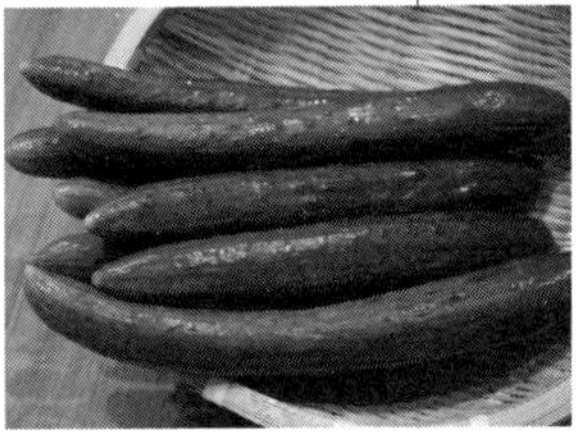

胡瓜の「胡」の文字は、古来、中国では西域地方・シルクロード自体を意味し、キュウリ（胡瓜）は西域の瓜《うり》という意味です。胡桃（クルミ）、胡麻（ゴマ）、胡豆（ソラマメ）、胡椒（コショウ）なども西域からシルクロードを渡ってきました。

そのキュウリは、90％以上が水分で「世界一栄養素がない野菜」とギネスブックに登録され、栄養の摂取というより、食感を楽しむ野菜といえます。

代表的な夏が旬の野菜で、江戸時代、お盆にキュウリの初物を川に流して河童に供える風習があったことから、キュウリの海苔《のり》巻きを河童巻きと呼んでいます。また、切り口が徳川家の三つ葉葵《あおい》の紋に似ているため、武士は恐れ多いと食べず、「下品の瓜」とされていた時代もありました。しかし今では、わが国は世界一の消費国となっています。

主な薬効

果実：利尿、消炎、解毒、止渇、高血圧予防

旬・採取時期

旬は夏、7～8月に新鮮な果実を採取して生食します。薬用には果実を薄く輪切りにして天日で乾燥したものを用います。また、根や葉は夏と秋に採取し、洗浄して、天日で乾燥するか新鮮なまま用います。茎は夏に採取し、陰干しするか新鮮なものを用います。

特徴と来歴

インド北部、ヒマラヤ山系地帯の原産で、温暖な気候を好むつる性の1年草で、世界中の温暖地で栽培されています。わが国には平安時代以前に渡来したとされ、現在は野菜として全国で栽培されています。非常に種類が多く、世界中で５００種以上の品種が栽培されていますが、分類上は、果実の性質により、一般に白イボ系と黒イボ系に大別されます。中国では「胡

瓜」または「黄瓜」と書くので、音読みしたのが「キュウリ」で、日本では一般に「キュウリ」と呼ばれています。薬用には、果実、種子、茎、葉、根をそれぞれに用います。

成分と薬効・利用法

苦味成分のククルビタシンA〜D、フラボノイド配糖体のルチン、イソクエルシトリン、糖類のラムノース、ガラクトース、マンノースなど、またカフェー酸、クロロゲン酸、ビタミンB_2・Cなどを含み、カリウムはナトリウムに比べて100倍多く含まれています。種子はオレイン酸を主とする脂肪油を含みます。

漢方では、成熟果実を胡瓜《こか》と称し、性味は甘・涼で、熱を除く、水を利す、解毒する効能があるため、煩渇《はんかつ》（甚だしい口渇）、咽喉腫痛、目の充血と痛み、やけど、小児の熱性下痢などに用いられます。一年中食べられますが、特に暑い季節や体がほてって熱いときに、高い効果が得られます。

民間療法では、利尿、消炎、催吐などに利用され、特に、水分とカリウムが多く含まれることから、利尿効果は大きく、高血圧の予防によいので、野菜としてそのまま生食します。または、薄く輪切りにして天日乾燥したものを、1日量10gとして200㎖の水で半量に煎じて滓《かす》を除き、食後3回に分けて服用すると、心臓病、腎臓病、胃腸病、急性の腎炎や膀胱炎、二日酔いに効果があります。また、脚気、胃腸病には茎を陰干しにして10〜15gを1日量として500㎖の水で約半量になるまで煎じて、3回に分けて服用するとよいでしょう。

よく熟した果実の果汁は、急性・慢性腎炎のむくみに利尿薬として用いられてきました。特に、ネフローゼ症には、キュウリ、ニワトコの葉、コマツナ、キャベツ、ユキノシタなどを合わせて青汁とし、盃1杯ずつを1日1〜2回飲用すると効果があります。打ち身にはキュウリをすりおろし、コムギ粉、コショウの粉を練り合わせて湿布します。キュウリをすりおろし、ハチミツと混ぜて傷口に塗れば、腫れを抑え、痛みを軽減します。風邪、咳止めにはキュウリの種子10gを煎じて飲むとよいでしょう。

軽いやけどには、患部を水で冷やした後、冷やした果実を輪切りにして患部に貼ります。また胸焼け、暑気あたりには冷やした果実の輪切りや葉を揉み潰して足の裏に貼るとよいし、キュウリのすりおろし汁を飲むのもよいです。

　日焼け予防にはキュウリの搾り汁を塗るとよく、また、日焼けによる皮膚炎にキュウリパックをすると治癒が早まるといわれます。独特の青臭さの成分（ピラジン）には血栓予防、脳梗塞、心筋梗塞などに効果が期待されています。

　茎を切って得られる浸出液はキュウリ水として用いられますが、むくみや口渇にキュウリ水を飲用します。また、ビンの中にキュウリをすりおろして置いて出てくる汁やキュウリ水は、湯によるやけど、あせも、霜焼けに塗布するとよく、また、キュウリ水はひびやあかぎれなどにも効果があります。

　キュウリ水の作り方は、ヘチマ水に準じますが、キュウリ水はヘチマ水よりも上等といわれています。

食べ方・一口メモ

　江戸時代以前には熟した果実を食用としましたが、苦味が強くてあまり好まれず、現在では未熟な果実を食用としています。今では品種改良により苦味も感じられなくなって、そのほとんどの品種は白イボ系といわれる皮が薄く歯切れのよいタイプのものです。

　最近では、果実の表面に出るブルーム（白い物質）が、農薬とまぎらわしいという理由で嫌がられ、ブルームレスキュウリが多く作られています。また、イボの部分に雑菌などが着く恐れがあるため、イボのない品種も開発されています。

　生のまま味噌をつけてかじったり、サラダ、酢の物、ぬか漬などの材料として使われたりします。日本の料理では加熱調理されることが少ないですが、中華料理では煮物や炒め物としても利用されます。

　寒涼の食品ですので、過食すれば脾胃を損ねることになります。冷え症の人や胃腸の弱い人は食べ過ぎてはいけません。また、ビタミンCを酸化する酵素のアスコルビナーゼが含まれているため、ビタミンCを含む食材との調理の際には、酢やレモン汁を加えたり、加熱したりするとよいでしょう。

主な薬効

果実…利尿、消炎、解毒、止渇、高血圧予防

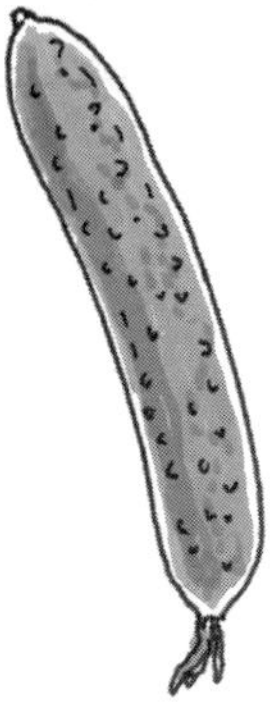

野菜としてそのまま生食する
また、果実を薄く輪切りにして天日乾燥したもの1日10ｇを 200 mℓの水で約半量になるまで煎じて滓を除き、食後3回に分けて服用すると、心臓病、腎臓病、胃腸病、急性の腎炎や膀胱炎、二日酔いに効果がある

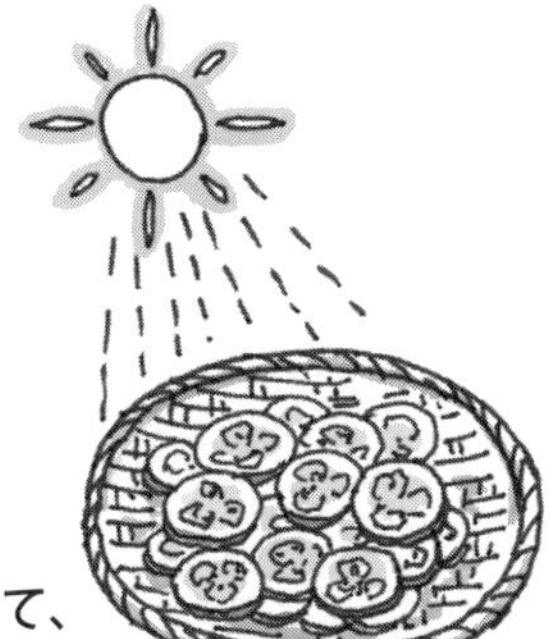

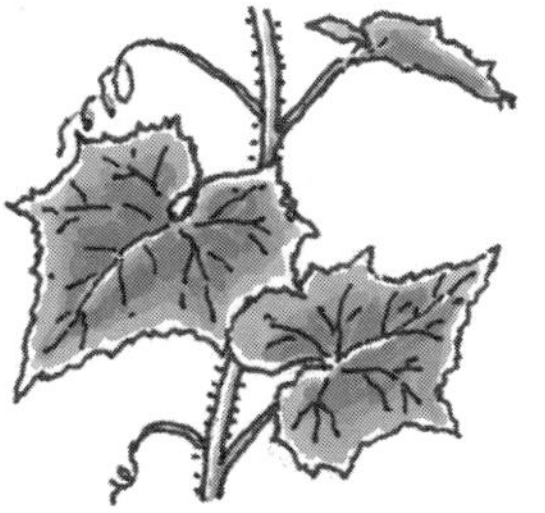

茎を陰干しにして、
1日量 10~15ｇを
500 mℓの水で約半量になるまで煎じて、1日2回に分けて服用すると、脚気、胃腸病によい(茶として飲んでもよい)
よく熟した果実の果汁は、盃1杯を1日1~2回飲用するとむくみに効果がある

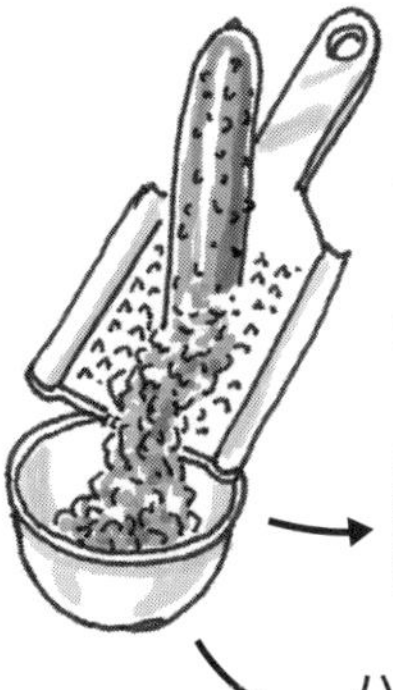

打ち身には、キュウリをすりおろし、コムギ粉とコショウの粉を練り合わせて湿布し、また、ハチミツと混ぜて傷口に塗布すれば、腫れを抑え、痛みを軽減する

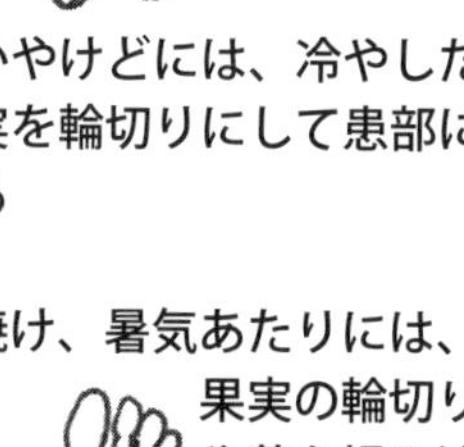

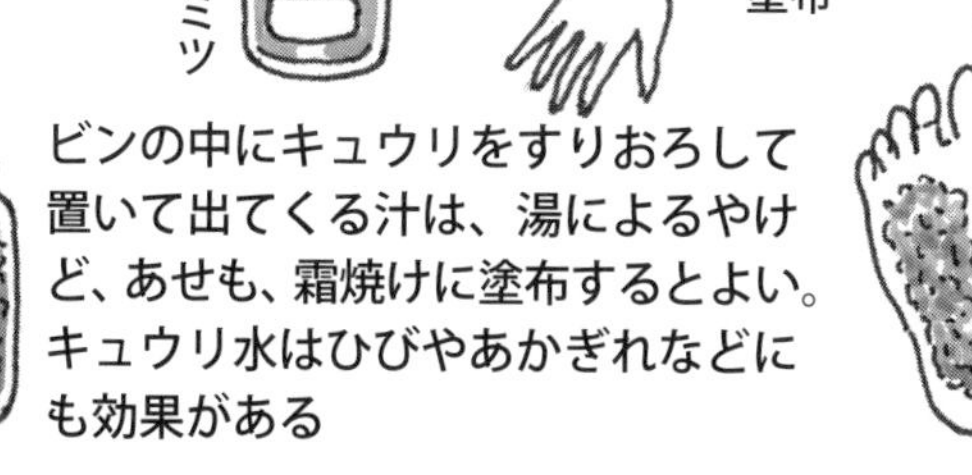

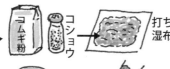

軽いやけどには、冷やした果実を輪切りにして患部に貼る

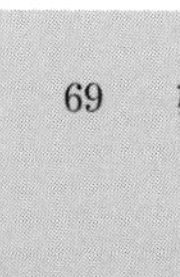

ビンの中にキュウリをすりおろして置いて出てくる汁は、湯によるやけど、あせも、霜焼けに塗布するとよい。キュウリ水はひびやあかぎれなどにも効果がある

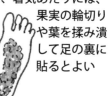

胸焼け、暑気あたりには、果実の輪切りや葉を揉み潰して足の裏に貼るとよい

11 クズ

生薬・飼料・工芸材料と重宝するのに雑草扱い

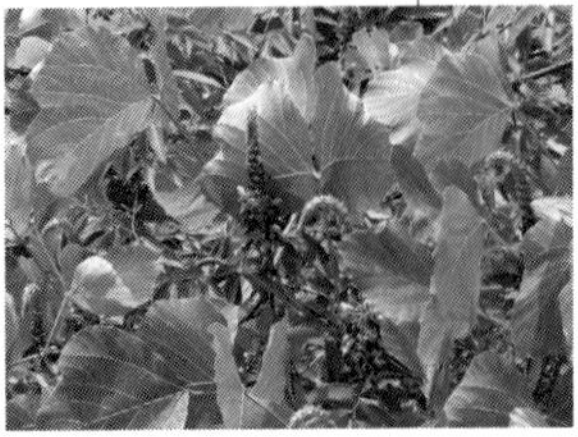

風邪を引いたとき、母が葛湯《くずゆ》を飲ませてくれました。嬉しかった思い出です。春、野原や河原での遊びの帰りに若芽を摘んで帰ると、母がほかの山菜と共に天ぷらにしてくれました。おいしかった思い出です。

子どもの頃、家でウサギを飼っていましたが、毎朝の日課は、河原の土手に生えているクズの葉を採ってきて与えることでした。おいしそうに食べて大きく育ったウサギは、お小遣いになりました。子ども心に寂しかった思い出です。

クズの和名は、かつて大和国（奈良県）の吉野川（紀の川）上流の国栖《くず》が葛粉《くずこ》の産地であったことに由来します。また「ウマノボタモチ」といった地方名があるように、かつては馬牛やヤギ、ウサギなど、多くの草食動物が喜んで食べる飼料としても重宝されました。

主な薬効

根：風邪、風邪による肩こり、下痢

花：二日酔い、肝機能障害

旬・採取時期

夏〜秋に掘り起こした根を適当な大きさに刻んで天日で乾燥したものが、生薬の葛根《かっこん》です。花は、咲き始めに摘んで風通しのよい場所で速やかに乾燥します。

特徴と来歴

北海道から九州までの日本各地のほか、アジアの暖温帯に分布し、日の当たる林縁や土手に大群生するマメ科のつる性の多年草です。根は太く、葉は大形の三出複葉で、お盆が近づけば赤紫色で密な蝶形花が咲き始めます。

古くから、肥大した塊根に含まれるデンプンを採り、食用や薬用としての葛粉を作り、またつるを農作業用の材料などに用いてきました。またクズの繊維で編んだ布は新石器時代の遺跡からも出土しています。

文化的題材としても扱われ、クズ固有の小さな葉を意匠的に図案化した家紋が数多く存在します。また、秋の七草のひとつに数えられ、秋の季語として多くの俳句に詠われています。

しかし、繁茂力の強さや拡散の速さから、雑草の如くに扱われ、近年では世界の侵略的外来種ワースト100選定種のひとつとなっています。

成分と薬効・利用法

根にはデンプンのほかにイソフラボン誘導体のダイゼイン、プエラリンなどが含まれます。

漢方では、性味は甘辛・平で、解熱・鎮痛・止渇・止瀉（下痢止め）の効能があり、頭痛や肩こりなどの風邪症状、筋肉の緊張、口渇、下痢などに用いられて、漢方薬の葛根湯などに配合されます。

民間療法では、乾燥した根5gを200㎖の水で約半量まで煎じ、1日3回温かいうちに飲むと、風邪や風邪による肩こり、下痢に効果があります。また葛粉に水と砂糖を加え、とろ火でかき混ぜながら煮た葛湯を飲むのもよいでしょう。

二日酔いには、乾燥した花（葛花《かっか》）3～5gを300㎖の水で煎じ、煮立ったら火を止め、冷めてから飲むとよいでしょう。ケンポナシの種子と一緒に煎じたり、乾燥したアズキの花と同じ量を粉末にしたりしたものは二日酔いの妙薬で、血便、下痢などにも効果があります。

最近の研究で、根や花にはアルコール摂取量を抑制する効果などが報告されています。

食べ方・一口メモ

葛花を塩漬けにするかよく茹でて水にさらして三杯酢にして食べると、肝機能を促す作用があります。また、若葉、若芽を油炒めや天ぷらに、茹でて和え物、酢の物などにして食べても同じ効果があります。

葉を絞った青汁を毎日盃1杯ずつ飲むと糖尿病に効果があり、血糖値を下げるといわれます。

葛粉は葛切りや葛餅、葛菓子などの和菓子材料や料理のとろみづけに古くから用いられています。なお、現在、葛粉として市販されているものは、サツマイモなどのデンプンを使用したものが多いようです。

主な薬効

根…風邪、風邪による肩こり、下痢

花…二日酔い、肝機能障害

根

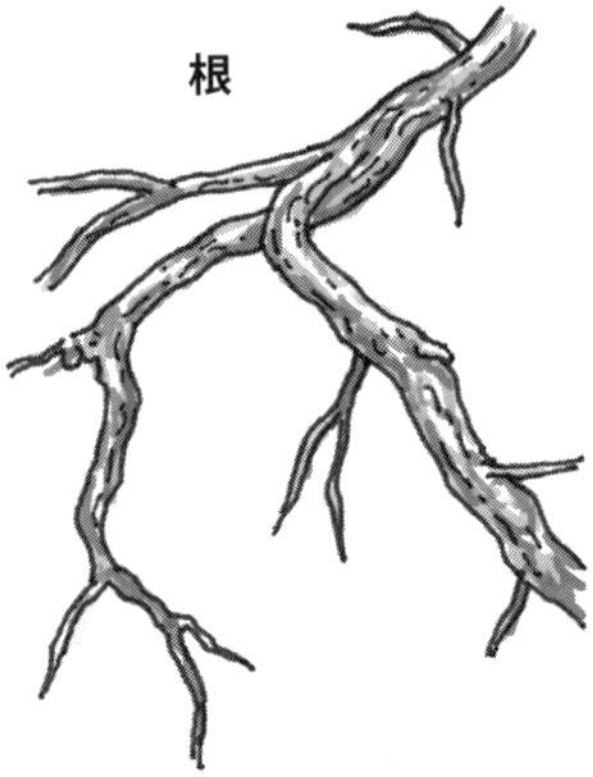

乾燥した根 5g を 200 ㎖の水で約半量になるまで煎じ、1日 3 回温かいうちに飲むと風邪や風邪による肩こり、下痢に効果がある
葛粉に水と砂糖を加え、とろ火でかき混ぜながら煮た葛湯を飲むのもよい

クズの花

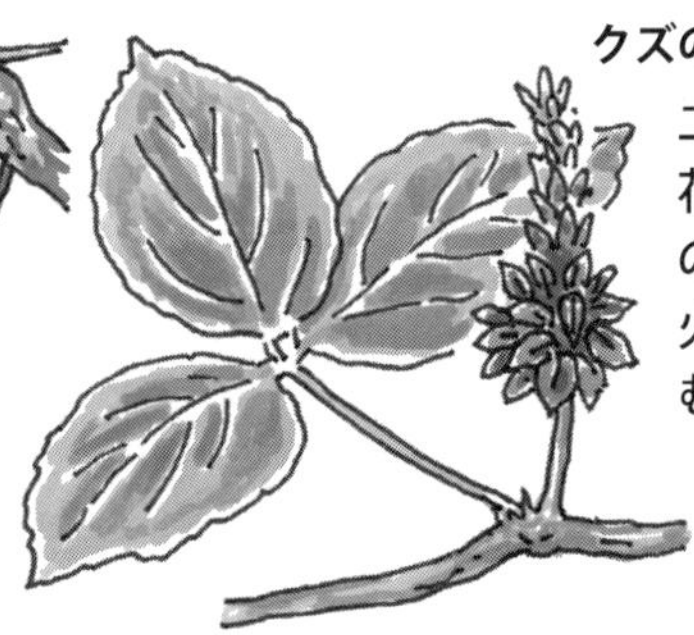

二日酔いには、乾燥した花（葛花）3~5g を 300 ㎖の水で煎じ、煮立ったら火を止め、冷めてから飲むとよい

アズキの花

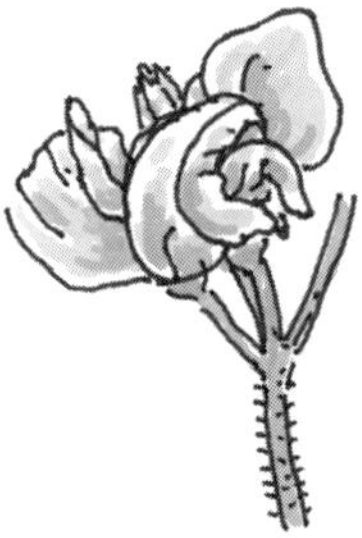

乾燥したクズの花と同量の乾燥したアズキの花とを合わせて粉末にしたものを茶さじ 1~2 杯飲むと、二日酔いの妙薬となり、血便、下痢などにも効果がある

葛花を塩漬けするか、よく茹でて水にさらし、三杯酢にして食べると、肝機能を促す作用がある

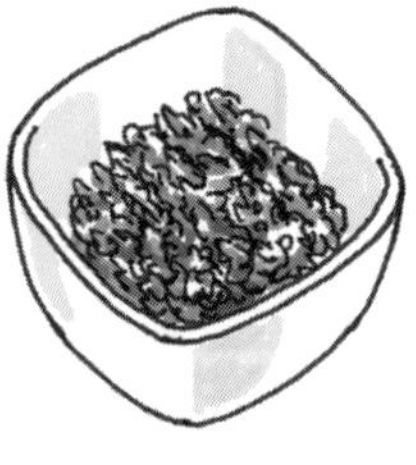

若葉、若芽を油炒めや天ぷらに、茹でて和え物、酢の物などにして食べても同じ効果がある
葉を絞った青汁を毎日盃 1 杯（15 ㎖ぐらい）ずつ飲むと糖尿病に効果がある

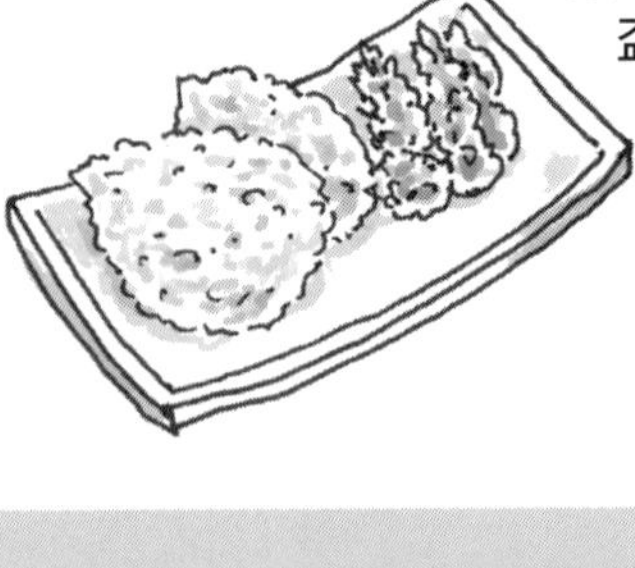

12 ゴボウ

全てが薬になる日本人好みの野菜

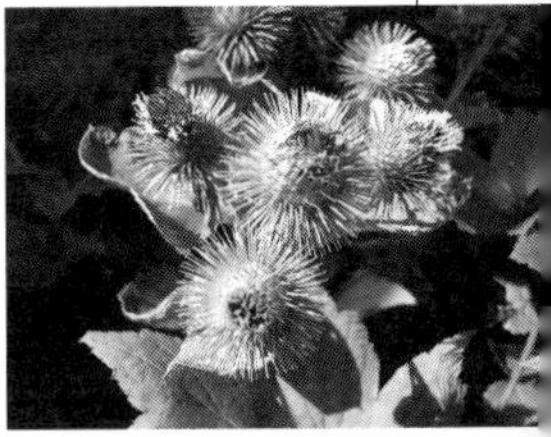

リレー走や駅伝競走などで後方からほかの選手を「ごぼう抜き」するのを見ると興奮しますね。ゴボウ（牛蒡）を土中から一気に引き抜く様子をいいますが、近年では機械掘りとなってきて、畑の風情も随分と様変わりしてきました。

ゴボウの思い出に、若かりし頃、畑から鍬でやっとの思いで掘ってきて、手を真っ黒にして洗い、きんぴらごぼうにしてもらってたくさん食べたことがあります。ヨーロッパ人は「日本人は木の根を食べる」といって不思議がるそうですが、日本人にとっては、お正月料理のきんぴらとお煮しめの中にゴボウが入っていないと、何か物足りないものです。

漢方生薬の『中薬大辞典』を紐解くと、ゴボウは根に限らず茎葉、種子と全てを薬用とします。中国から薬として伝わったことが納得できます。江戸時代の貝原益軒は『大和本草《やまとほんぞう》』に「本邦には菜中の上品とす。性味共に佳し」などと書いています。中国では今も昔もゴボウは薬で、食べることが少ないようですが、日本人にとっては好みの野菜だったことは間違いありません。そして、古くから日本人に親しまれてきたので、各地でゴンボーとかゴンボなどと呼ばれ、「えびす講」のお祭りには、ダイコンとニンジンの千切りと一緒にゴボウも床の間に飾られたものです。

主な薬効

種子：利尿、消炎、排膿、乳腺炎

根：消炎鎮痛、解毒、駆風（胃腸にたまったガスの排出）、便秘の改善、糖尿病予防、肥満防止

茎葉：切り傷、湿疹、かぶれ

旬・採取時期

初冬から春にかけてが旬で、2年以上の根を洗浄して用います。新ゴボウは初夏です。葉は8月頃に採取し、適当な大きさに刻んで天日で乾燥します。種子は

秋によく成熟したものを採取して天日で乾燥します。

特徴と来歴

ユーラシア大陸原産で、薬草として中国から伝来したキク科の2年草です。わが国には自生しませんが、縄文時代の遺跡に確認されており、縄文時代か遅くとも平安時代には伝わったといわれます。平安時代の『本草和名《ほんぞうわみょう》』や『和名抄《わみょうしょう》』には漢名を悪実とし、一名を牛蒡という と記されています。日本人がゴボウと呼んで食べるようになったのは、江戸時代から明治にかけてであり、多くは栽培品で、根や葉を食用としました。

草丈1・5ｍほどになり、根は紡錘形を呈し、多肉質で長さ50㎝～1ｍ、皮部は黒褐色でしわがあり、内部は黄白色です。花期は6～7月で、紫色のアザミに似た総苞《そうほう》にトゲのある花を咲かせます。

成分と薬効・利用法

根には香りのもとであるアルクチン酸などのほか、アミノ酸類、タンニン、アデニンを含み、また水溶性食物繊維のイヌリン、ポリフェノールであるクロロゲン酸やイソクロロゲン酸などが豊富に含まれています。クロロゲン酸は、ゴボウを水にさらしたときに出てくる茶褐色の成分であり、抗酸化作用があります。ゴボウを長く水にさらすとクロロゲン酸が失われてしまうので、「皮はむかない」「水にさらさず、すぐ調理する」「大きめにゴロンと切る」ことがゴボウ調理の三大新常識となっています。種子には脂肪油のほか、リグナンやステロールなどを含み、少し不快な味がします。葉にはタンニン、精油、粘液質を含みます。

漢方では、根を牛蒡根《ごぼうこん》あるいは悪実根《あくじつこん》と称し、性味は苦・寒で、風熱を去る、腫毒を消す効能があるので、顔面のむくみ、めまい、咽喉の熱腫、咳嗽《がいそう》（せき）、歯茎の腫痛、糖尿病などに煎用されます。葉は抗菌物質を最も多く含み、またタンニンには消炎、収れん作用などがあります。種子は牛蒡子《ごぼうし》と称し、扁桃炎や腫れ物、むくみ、湿疹などに用いられます。

民間療法では、乾燥した種子5～8ｇを1日量として200㎖の水で約半量になるまで煎じて3回に分けて食間に服用すると、腫れ物に効果があります。また、炒った種子を粉末とし、１日量８ｇとして３回に分けて食間に服用すると、乳腺炎に効果があります。

扁桃炎や口内炎、歯茎の腫れには、根または葉５〜10ｇを１日量として、２００㎖の水で約半量になるまで煎じてうがいします。この煎液はあせも、軽い切り傷、虫刺され、やけどやじんま疹などに塗布すると効果があります。少し薄めてひびやしもやけにつけてもよいです。また、湿疹、かぶれやただれなどには乾燥した葉や根を粗く刻み、２握りほどを布袋に入れて入浴剤として用います。生葉の汁は、虫刺されや軽い切り傷などにつけるとよいです。

なお、欧米では根をバードックと呼び、感冒、関節炎、リウマチ、むくみなどに利用しています。

食べ方・一口メモ

きんぴらや天ぷらのかき揚げなどに使われるほか煮物に用い、近年では細切りにした根を湯がいてサラダにもされます。柳川鍋には欠かせない食材です。

根を野菜として利用するのは、日本と朝鮮半島だけの特徴です。繊維質が多く、食用とすれば常習便秘症にもよく、塩分を摂りすぎる人にむくアルカリ性食品です。なお、近年では、健康ブームでヨーロッパでもゴボウが食用にされることが増えてきています。

ゴボウには、大別すると長根品種と短根品種があります。栽培の主流となっているのは長根種の「滝野川ごぼう」とその改良種で、収穫時には直径３㎝、長さは１ｍ前後となります。一般に関東は長根種が多く、関西では短根種が主です。

なお、観光地などで山ゴボウの味噌漬が売られていて、山で採れたゴボウと思う人は多いものですが、実は同じキク科の**モリアザミ**を栽培し、その根を山ゴボウという製品にしたものです。一方、同じヤマゴボウといっても、野原や空き地に生える**ヨウシュヤマゴボウ**や山地にみられる**ヤマゴボウ**は、ヤマゴボウ科の有毒植物で、誤って食べると中毒を起こします。小さな子どもが実を採って色水遊びに興じて、誤って口にして中毒を起こす事故が報告されていますので、名前だけで判断してはいけません。

主な薬効

種子…利尿、消炎、排膿、乳腺炎

根…消炎鎮痛、解毒、駆風、便秘の改善、糖尿病予防、肥満防止
茎葉…切り傷、湿疹、かぶれ

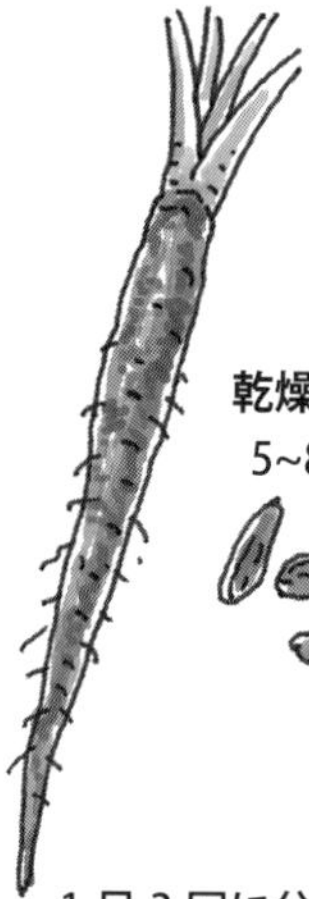

乾燥した種子 5~8ｇを 1日量として 200mlの水で約半量になるまで煎じて 3 回に分けて食間に服用すると、腫れ物に効果がある

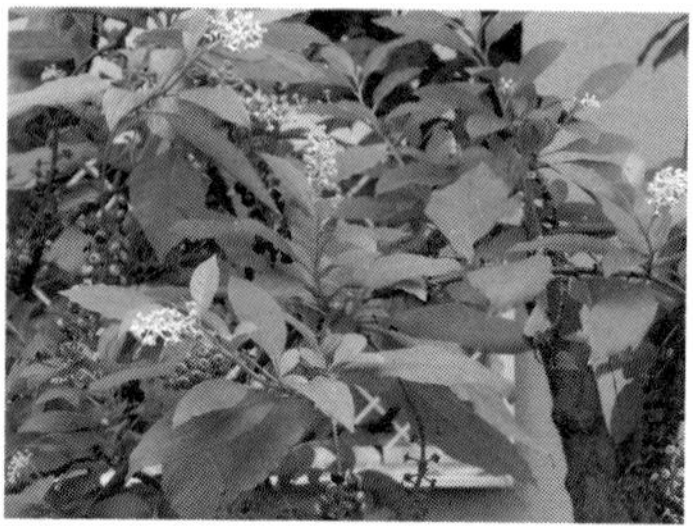

ヨウシュヤマゴボウ
誤って食べると中毒を起こすので注意する

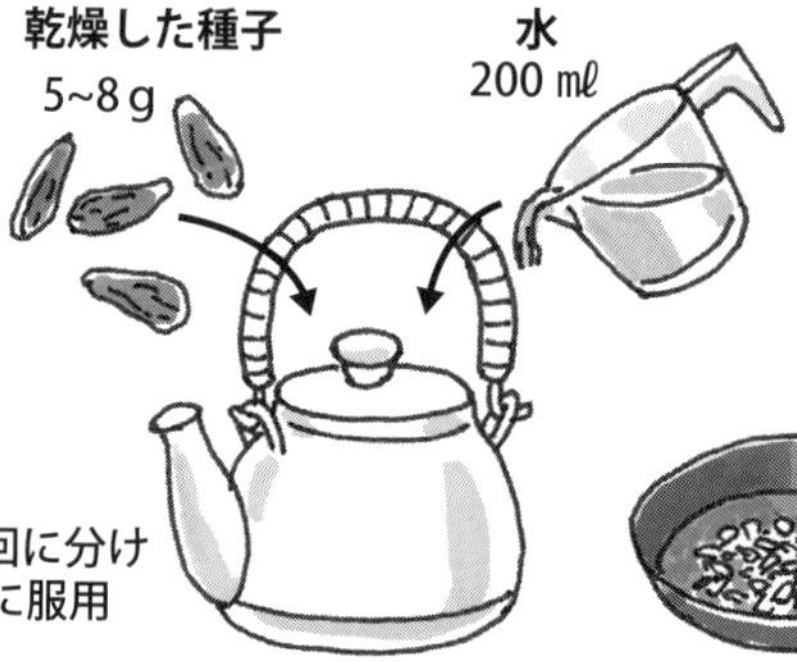

1 日 3 回に分けて食間に服用

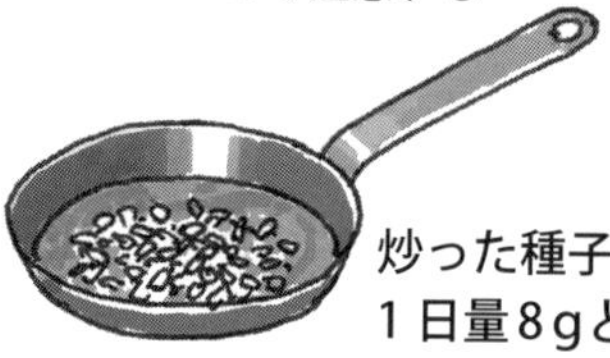

炒った種子を粉末とし、1 日量8ｇとして 3 回に分けて食間に服用すると乳腺炎に効果がある

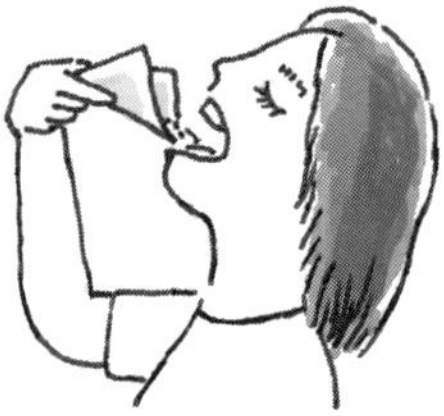

扁桃腺や口内炎、歯茎の腫れには、根または葉 5~10ｇを 1 日量として 200mlの水で約半量になるまで煎じて、うがいする
この煎液を、あせも、軽い切り傷、虫刺され、やけどやじんましんなどに塗布すると効果がある

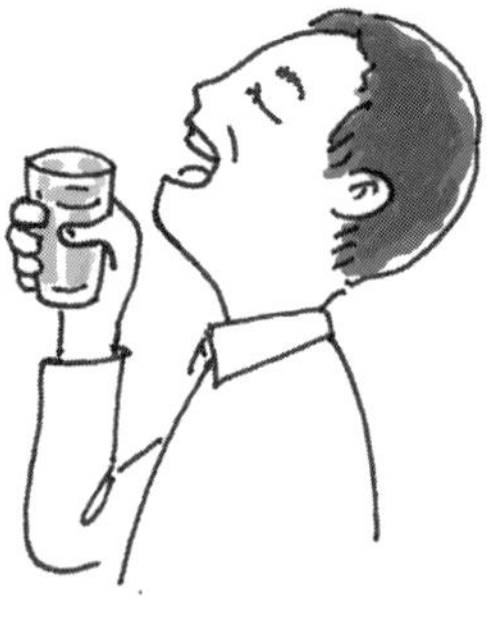

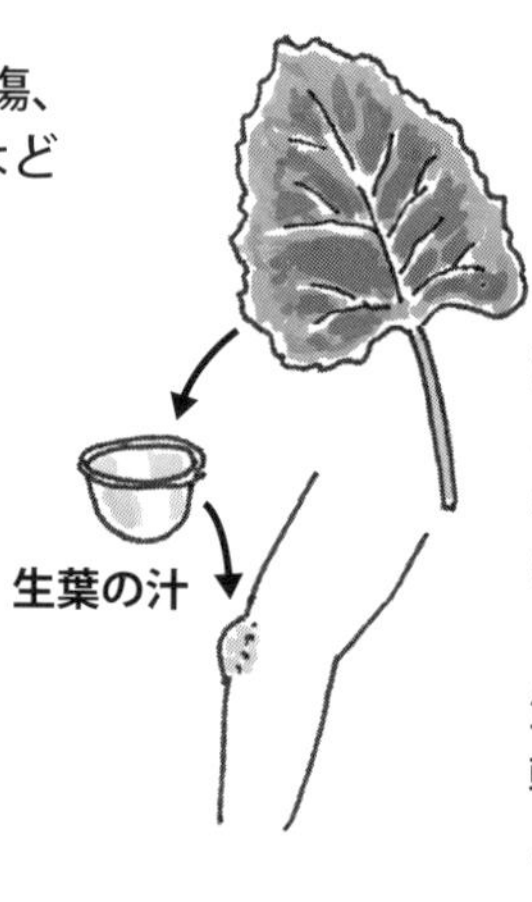

湿疹、かぶれ、ただれなどには、乾燥した葉や根を粗く刻み、2 握りほどを布袋に入れて入浴剤として用いる
生葉の汁は、虫刺されや軽い切り傷などにつけるとよい

13 ゴマ

貴重な宝物を連想させる「開けゴマ」

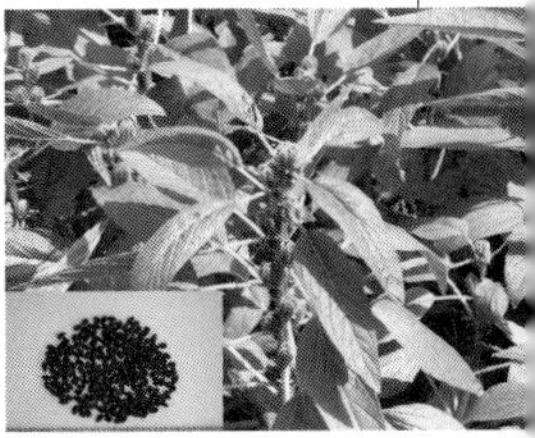

なぜ、開けゴマ！　なんだろうかな、と思って、「アリババと40人の盗賊」の話を読んでみました。話が作られた時代、中近東地域では、ゴマは油を搾るための重要な農作物として広く栽培されており、貴重な財源（宝物）として重用されていました。盗賊が宝物を連想させる「開けゴマ」と唱えると、盗んだ宝物が隠された洞窟の扉が開きました、という話でした。

ゴマは成熟後に乾燥させると、種子の詰まった莢《さや》（蒴果《さくか》）が割れ、中の種がはじけ出ます。このことから「開けゴマ！」とは、パッと勢いよく開く様子を指して使われる当時の慣用句だったともいわれています。このゴマ、種子の色は品種により黒色、白色、淡黄色などがあり、それぞれ黒ゴマ、白ゴマ、金ゴマといわれます。ただ、成分的には大きな違いは何らありません。

近年の健康ブームで「セサミン」が脚光を浴びています。元禄時代にもゴマは男女の精力を強める薬としてもてはやされたようです。貝原益軒は『大和本草《やまとほんぞう》』にゴマの効用について「身をうるほし虚を補ひ、気力を益し筋骨を堅くし云々」と、薬用効果の高いことを強調しています。

古今東西、とかくこの世は、自然界に強壮強精薬を求め続け、その結果として動植物から多くの食材が開発され、また医薬品が開発されてきました。

主な薬効

種子（ゴマ）：滋養強壮、解毒、便秘、精力減退、のどの腫れ、動脈硬化の予防

旬・採取時期

初秋、果実が割れる前に全草を抜き取って天日で乾燥し、割れて出た種子を集めてさらに天日乾燥します。薬は栽培したものから採取します。

特徴と来歴

アフリカ大陸が原産と推定され、世界各地で栽培されているゴマ科の1年草です。インドやエジプトでは紀元前千数百年から栽培され、わが国には奈良時代には渡来して栽培され、食用や薬用、灯火用に用いられていました。

シルクロードを通じて西域（胡）から中国へ伝わったことから、胡麻《ごま》という名がつきました。

草丈約1m、茎の断面は四角形で、下部は木質化します。葉は長楕円形または披針形《ひしんけい》で長さ約10㎝、下の方は対生、上の方はときに互生し、茎や葉には軟毛が密生します。7~8月、茎上部の葉腋《ようえき》に白色ないし淡紫色の唇形花《しんけいか》を1~3個ずつ着け、果実は通常4室に分かれた蒴果で、中に多数の種子が詰まっています。ゴマの種子は約半分が脂質で、種子から採るゴマ油は食用に広く用いられています。

成分と薬効・利用法

種子は脂肪油40~55％（リノール酸、オレイン酸、ステアリン酸などのグリセリド）、タンパク質約20％、炭水化物約14％、セサミン、セサミノールなどのリグナン化合物、カルシウム、鉄などのミネラルを含み、栄養価の高い食品です。高含量のリノール酸が含まれますので、ゴマそのものを常用すれば動脈硬化の予防になります。なお、精製されたリノール酸は空気中で酸化されやすいため、過剰摂取はよくありません。ゴマ油が他の植物油に比較して酸化変敗しにくいのは、強力な抗酸化作用があるセサミノール、セサモールなどによることが知られています。

ゴマリグナンの大半を占めるセサミンには抗酸化作用、アルコール分解促進作用、血中コレステロール低下作用などが認められ、またゴマペプチドには降圧作用があり、特定保健用食品として認められています。

漢方では、種子を芝麻《しま》、胡麻仁《ごまにん》などと称し、性味は甘・平で、滋養・強壮・潤腸などの効能があり、虚弱体質や高齢者、病後、腸燥便秘（主に脱水にともなう便秘）などに用いられます。またゴマ油は紫雲膏や神仙《しんせん》太乙膏《たいつこう》などの軟膏基材として用いられます。紫雲膏は華岡青洲が考案した暗紫色の軟膏で、やけど、ひび、あかぎれ、あせも、しもやけ、痔疾などによく効き、

されています。

最近では褥瘡《じょくそう》（床ずれ）にも有用性があるとして注目

江戸時代に書かれた『本朝食鑑《ほんちょうしょっかん》』の胡麻の項には、五行説に基づき「黒胡麻は腎に作用し、白胡麻は肺に作用する。ともに五臓を潤し、血脈をよくし、大腸・小腸を調える」と記されています。また、胡麻油は「熱毒を下し、大腸・小腸の調子をよくし、虫毒を解する。塗れば、肌つやをよくし、痛みを止め、腫れを消す」と記されています。

民間療法では、疲れからくる足腰の痛みには、ゴマを炒ってすり潰したもの盃1杯とショウガのすりおろしたもの盃半分を湯呑に入れ、湯を注いで飲むとよいといわれ、すり傷や切り傷、肌荒れにはゴマ油を患部に塗り、抜け毛や白髪予防にはゴマ油に少量の塩を混ぜて頭皮にすり込むとよいといわれます。いぼ痔や痔からの出血に黒ゴマと茯苓《ぶくりょう》（マツホドの菌核）をハチミツで練って食べるという方法があります。

ゴマを毎日の食事に取り入れると滋養強壮によく、生活習慣病の予防や老化防止の効果も期待できます。

食べ方・一口メモ

ゴマ和えやゴマよごし、ゴマ味噌などとして食品に加えたり、ゴマ油の炒め物など、日ごろから料理に利用したりすると動脈硬化の予防につながります。

黒ゴマ、白ゴマ、金ゴマは、成分にはほとんど差がありませんが、脂質の割合が最も高いのが白ゴマで、ゴマ油は一般に白ゴマから作られます。小さなやけどには、応急処置としてゴマ油を塗布するとよいです。

生薬として用いられてきたのは主に黒ゴマで、外皮にポリフェノールを多く含み、抗酸化作用が優れています。また、香りが強いので料理にも多く使われます。金ゴマは最も強い芳香があり、少量しか出回らないので珍重されます。いずれも種子の外皮は硬く消化しにくいので、すり潰して用いるほうが栄養分の吸収はよいです。

主な薬効

**種子（ゴマ）…滋養強壮、解毒、便秘、精力減退、
のどの腫れ、動脈硬化の予防**

疲れからくる足腰の痛みには、ゴマを炒ってすり潰したもの盃１杯とショウガのすりおろしたもの盃半分を湯呑に入れ、湯を注いで飲むとよい

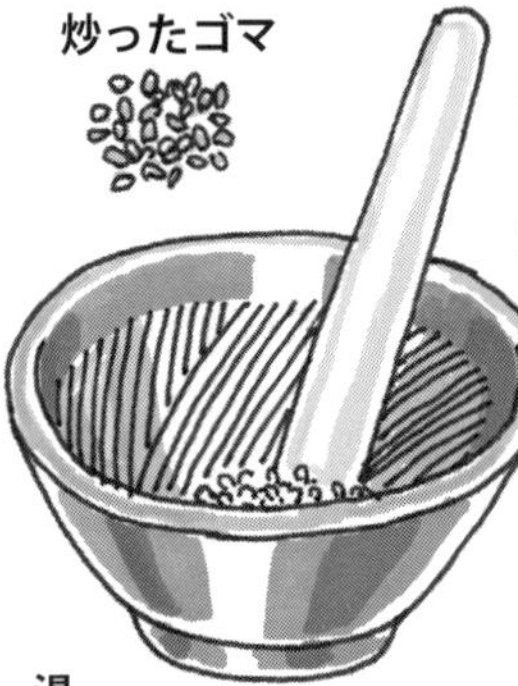

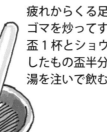

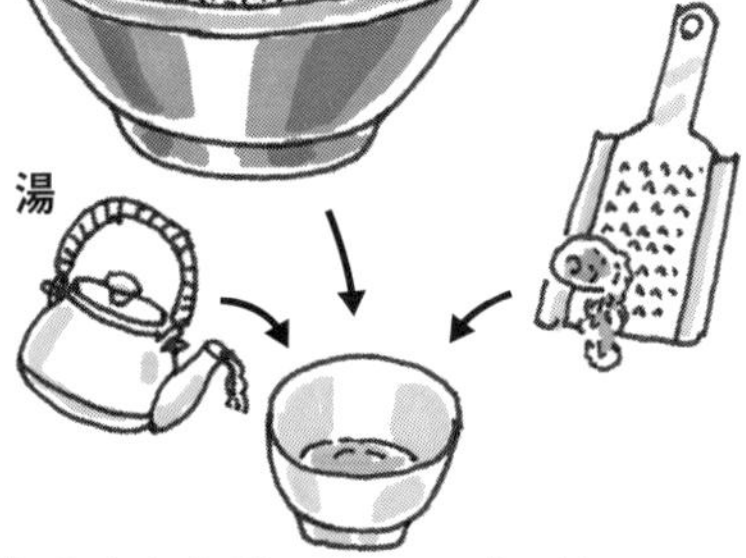

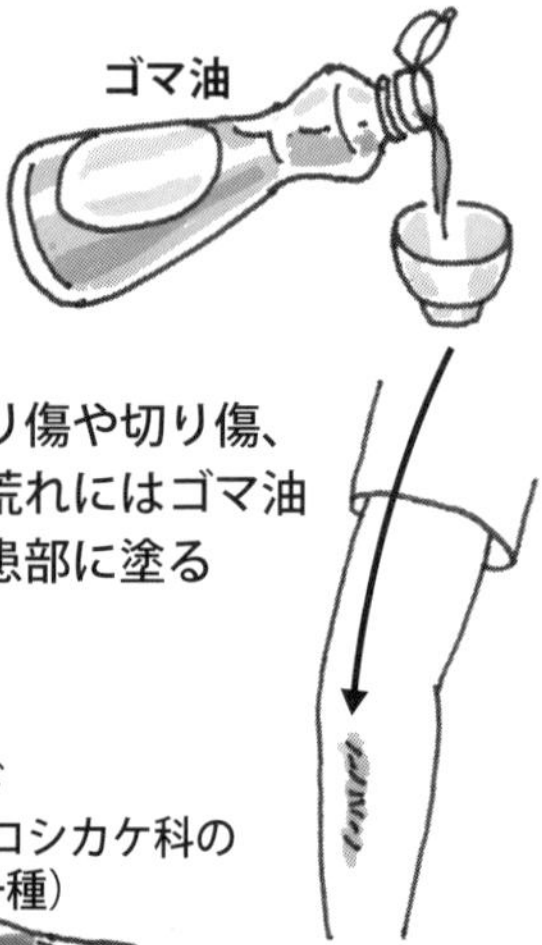

すり傷や切り傷、肌荒れにはゴマ油を患部に塗る

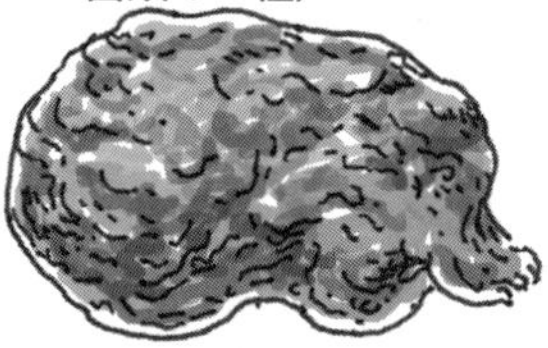

抜け毛や白髪予防にはゴマ油に少量の塩を混ぜて頭皮にすり込むとよい

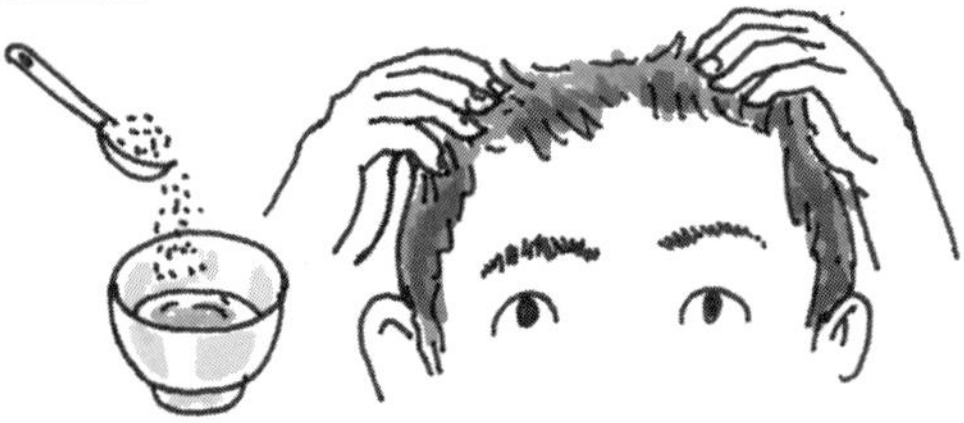

いぼ痔や痔からの出血には、黒ゴマと茯苓（マツホドの菌核）をハチミツで練って食べるという方法がある

小さなやけどには、応急処置としてゴマ油を塗布するとよい

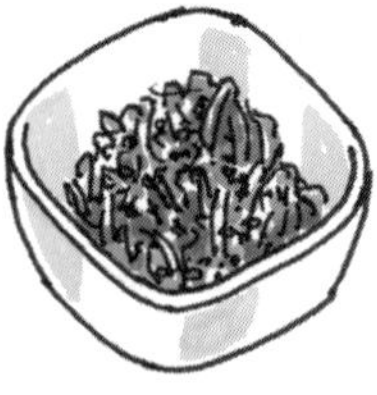

ゴマ和えやゴマよごし、ゴマ味噌などとして食品に加えたり、ゴマ油の炒め物など、日ごろから料理に利用したりすると動脈硬化の予防につながる

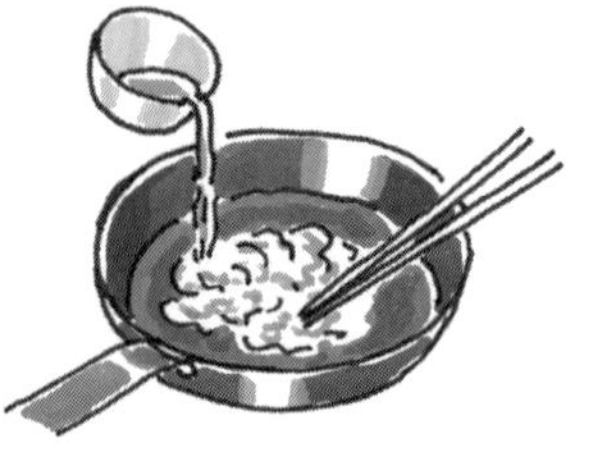

14 コメ

世界的大発見「糠からビタミン」

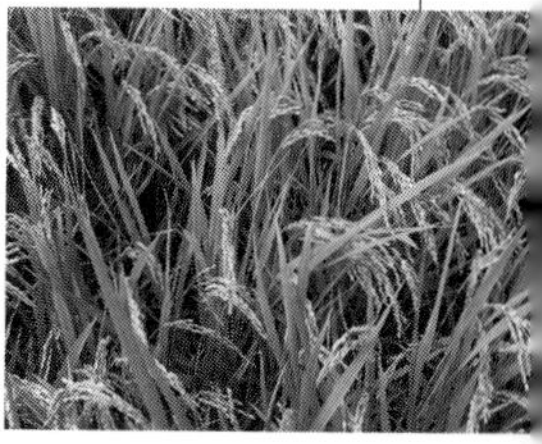

小さい頃から、「一粒無駄にすると目が一つ潰れる」と親によく言われました。漢字の「米」を「八十八」と読ませ、それだけ手間暇かけて食卓に上がる、私たち日本人の主食なのです。

その主食のコメの研究において、わが国の農芸化学の第一人者である鈴木梅太郎博士が、糠《ぬか》と玄米には脚気を予防して快復させる成分があること、白米はいろいろな成分が欠乏していることを認め、ついに脚気の予防に有効な糠の成分であるオリザニンと命名したチアミン（ビタミンB_1）を発見した話は有名です。イネの学名の「*Oryza*」に因んだ命名ですが、研究者が発見した物質には、その植物に由来する名が多いのです。

日本文化においては、コメは単なる食糧品に止まらず、古神道や神道における稲作信仰に起因する霊的価値を有する穀物です。地鎮祭や上棟式、農林水産の職業的神事、また日本各地の祭りで、御神酒《おみき》や塩などとならび供物として奉納されます。

主な薬効

穀粒：補気、健脾、止渇

旬・採取時期

新米の季節はありますが、特段の旬はありません。イネの生命力を丸ごといただきますので、主食として食べることは健康に生きることです。

特徴と来歴

イネは、インド北部から中国中南部を原産地とし、アジアおよび世界各地で食用に広く栽培されているイネ科の1年草です。わが国へは、縄文時代中期頃に伝わったことが、遺跡の出土品などから知られています。大々的に水稲栽培が行なわれ始めたのは、縄文時代晩期から弥生時代早期にかけてで、各地に水田の遺構が存在します。

コメは、イネ（稲）の果実である籾《もみ》から外皮を取り去った粒状の穀物で、トウモロコシ、コムギとともに世界三大穀物です。米穀《べいこく》とも呼ばれて、東アジア・東南アジア・南アジアでは一般的に主食として扱われています。ムギなどのほかの穀物に比べて栄養価が高く、ほぼ完全食であり、大量に収穫できることから、アジアの人口増大を支える原動力となったといわれます。

日本の農業において、コメは最重要の農産物であり、農産物全体に占める生産額の割合は、単一の作物としては最大です。しかしながら、近年では一貫してその比率を落とし、1960年代は50％前後だったものが、2005年前後には野菜に抜かれ、現在では日本の産業としての農業における地位は低下しています。

成分と薬効・利用法

穀粒の75％以上はデンプンで、ほかにオリゼニン、ジアスターゼなどのタンパク質、ビタミンB_1などを含みます。

わが国では玄米および精米品質表示基準で、デンプンの性質（糯粳性《もちうるちせい》）により、粳性《うるちせい》のものをうるち米、あるいは単に粳《うるち》、糯性《もちせい》のものをもち米と分けています。うるち米は、デンプン分子が直鎖のアミロース約20％と分枝鎖のアミロペクチン約80％からなるコメで、通常の米飯に用いられます。団子などの材料とする上新粉は、うるち米を粉末に加工したものです。一方、もち米は、デンプンにアミロースを含まず、アミロペクチンだけが含まれるコメです。餅や強飯《こわめし》に用いられます。白玉の材料とする白玉粉や和菓子の材料とする寒梅粉は、もち米を粉末に加工したものです。

漢方では、うるち米を玄米にした状態の粳米《こうべい》を用います。性味は甘・平で、補気・健脾・止渇の効能があるので、胃腸を調え、元気をつけ、口渇や下痢に用いられます。

食べ方・一口メモ

コメの胚芽部分には脚気を予防するビタミンB_1が豊富に含まれていますので、栄養分をそぎ落とさないように胚芽部分を残した胚芽米や分搗《ぶづ》き米、玄米をそのまま炊いて食べる場合もあります。健康志向から、最近では発芽玄米も食べられています。

主な薬効

穀粒…補気、健脾、止渇

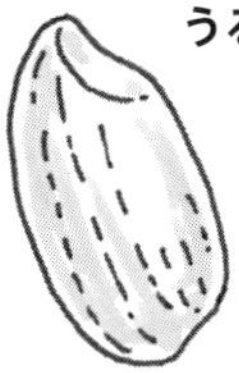

うるち米

デンプン分子直鎖のアミロース約20%と分枝鎖のアミロペクチン約80%からなるコメで、通常の米飯に用いる
団子などの材料とする上新粉は、うるち米を粉末に加工したもの

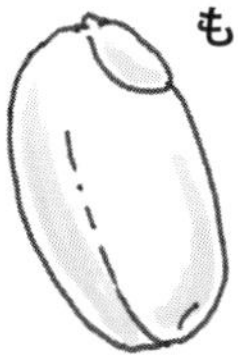

もち米

もち米は、デンプンにアミロースを含まず、アミロペクチンだけが含まれるコメ。餅や強飯に用いられ、白玉の材料とする白玉粉や和菓子の材料とする寒梅粉は、もち米を粉末に加工したもの

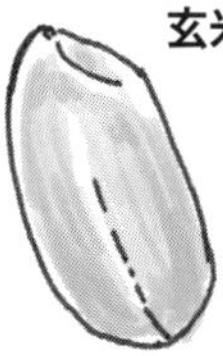

玄米

漢方では、うるち米を玄米（精米していないコメ）にした状態の糠米を用いる
性味は甘・平で、補気・健脾・止渇の効能があるので、胃腸を調え、元気をつけ、口渇や下痢に用いる

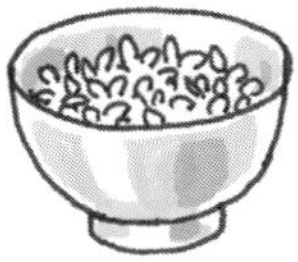

ご飯
（うるち米）

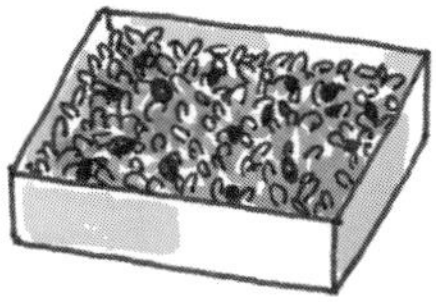

強飯
（もち米）

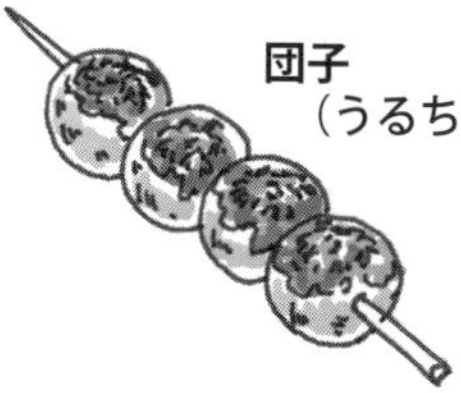

団子
（うるち米粉末）

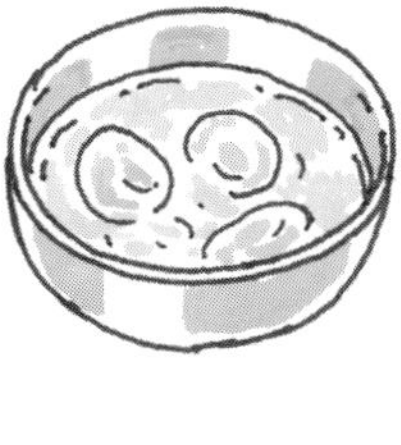

白玉
（もち米粉末）

胚芽米

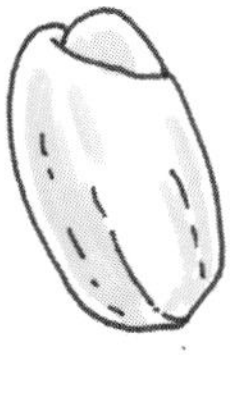

コメの胚芽部分には脚気を予防するビタミンB_1が豊富に含まれているので、栄養分をそぎ落とさないように胚芽部分を残した胚芽米や分搗き米、玄米をそのまま炊いて食べる場合もある

発芽玄米

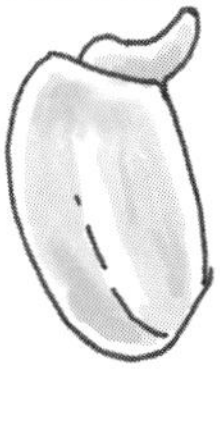

健康志向から、最近では発芽玄米も食べられている

15 コンニャク

低カロリーの健康食として
欧米でブーム

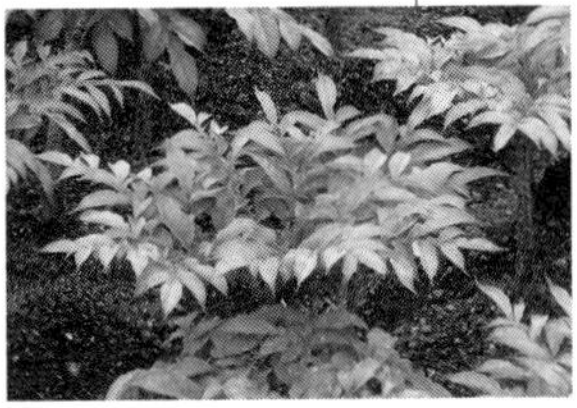

和食の煮物やおでん種になくてはならないコンニャク（蒟蒻）、そして、大鍋の中でイカとしょう油ベースの汁で煮込んだ玉コンニャクは山形の郷土料理です。庶民の味のコンニャクは、そのプリプリした歯ごたえが何ともいえません。

このコンニャクですが、平安時代の『和名抄』には、「その根太っていて白く、灰汁を以て煮れば凝固するので、苦酒で粥食する蜀人は珍重する」とあり、同時代の『医心方《いしんほう》』食養篇には「……性は冷で、消渇（膀胱炎）に有効である」と述べられ、作り方や食べ方が紹介されていますが、当時は毒があるとして実際は食用としなかったようです。室町時代になってから群馬県で栽培が始まり、さらに江戸時代に入って加工法が考案されてから、広く庶民に食べられるようになったようです。

コンニャクは不思議な花を着けますが、ミズバショウやマムシグサ、サトイモなどと同じく、サトイモ科に特徴的なラッパ状の仏炎苞《ぶつえんほう》に取り巻かれています。

主な薬効

球茎：利尿、消炎、止渇、便通、高脂血症の改善

旬・採取時期

旬は冬から春で、晩秋に球茎を掘りあげ、薄切りにして乾燥したものを粉末などにして用います。

特徴と来歴

東南アジア、インドシナ半島原産のサトイモ科の多年草で、現在、食用に群馬、茨城、福島などで栽培されています。わが国には、仏教と共に6世紀中頃に薬用として中国を経由して伝来しました。扁平な円形の地下茎があり、コンニャクイモ（蒟蒻芋）と呼ばれます。

成分と薬効・利用法

球茎に多糖類のグルコマンナン（コンニャクマンナン）、アデニン、トリゴネリン、ブドウ糖などを含み、葉にコニイン様アルカロイドを含みます。グルコマンナンは食物繊維のひとつであって、利尿作用が認められるなど、コンニャクは、利尿、消炎、止渇薬として小便不利（尿の量が少なく、出にくい状態）、閉経などに用いられます。水溶性のグルコマンナンには高脂血症の改善、血糖上昇の抑制、便通改善、免疫増強活性などが認められており、またコンニャクには高血圧を防ぐ成分が含まれていることも報告されています。ただし、ゲル化したコンニャクのグルコマンナンは不溶性食物繊維であるため、便通改善以外の薬効は期待できないとの報告もあります。一方、生のコンニャクイモにはセラミドが含まれており、皮膚の保湿・美肌効果が期待されています。近年、抽出されたセラミドがサプリメントとして商品化されています。

民間療法では、粉末10～15gを1日量として500～600㎖の水で約半量まで煎じて、3回に分けて服用するか、または市販のコンニャクを生食すると、利尿、消炎、止渇に効果があります。

食用コンニャクは100g当たり5～7キロカロリーと極めて低カロリーのため、摂取カロリーを制限する必要のある場合の食品素材としてよく利用されます。また、食物繊維が豊富なこともあり、ダイエット食品としても人気があります。コンニャクを食用とするのは日本、中国、韓国、ミャンマーのみといわれていますが、和食ブームの広がりとともに低カロリーの健康食品として欧米にも広がりつつあります。

食べ方・一口メモ

生ではシュウ酸カルシウムのえぐ味が強く、食用とするためにはアルカリ性の石灰乳（水酸化カルシウム水溶液）を加えて凝固させ、茹でるなどの下処理を行ないます。ゲル化したコンニャクの成分は約97％が水分、残りの主成分はグルコマンナンで、ぷにぷにとした独特の食感があります。また独特の臭みがあり、調理に際しては一度煮込んでアク抜きをしますが、今日ではアク抜きが不要な製品も多くみられます。

主な薬効

球茎…利尿、消炎、止渇、便通、高脂血症の改善

コンニャク芋

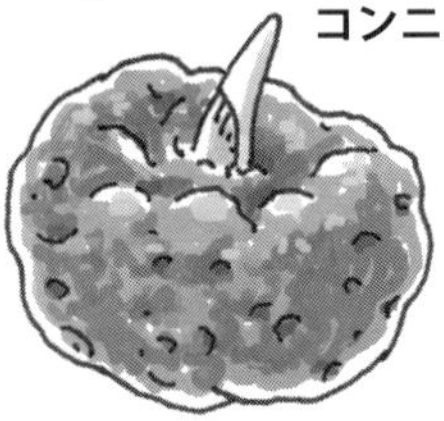

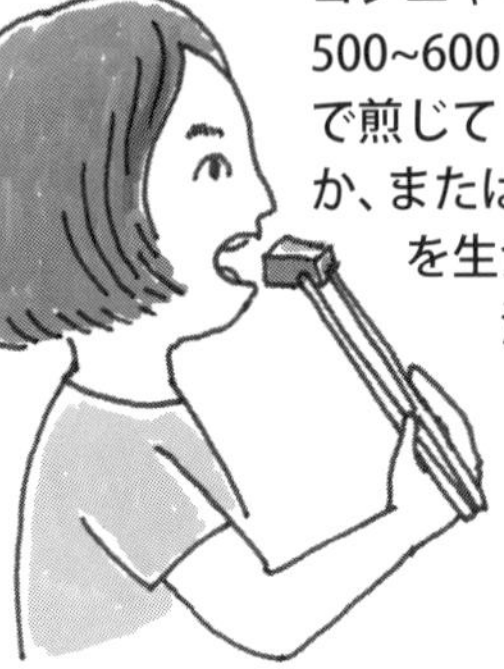

コンニャク粉末 10~15 g を 500~600 mℓの水で約半量まで煎じて 1 日 3 回服用するか、または市販のコンニャクを生食すると、利尿、消炎、止渇に効果がある

食用コンニャクは100g当たり 5~7kcal と極めて低カロリーのため、摂取カロリーを制限する必要のある場合の素材としてよく利用する
また、食物繊維が豊富で、ダイエット食品としても人気がある

＜コンニャクの作り方＞

生コンニャク芋（皮をむいて）…1kg
重曹（炭酸ソーダ）…50 g
水…4 ℓ

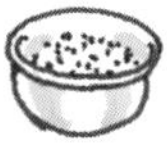

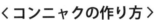

重曹

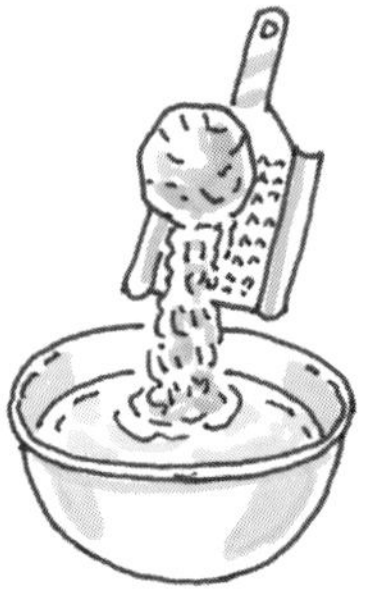

①生芋をおろし金でおろし、水によく混ぜ合わせる

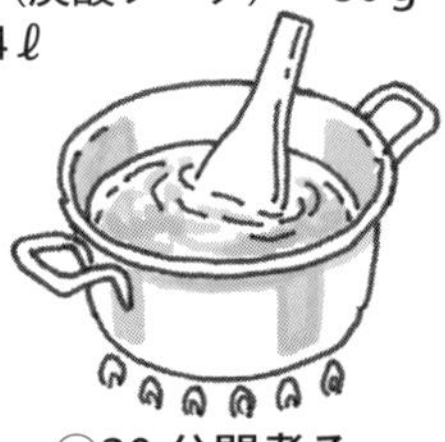

②20 分間煮る
半透明になったら火を止める

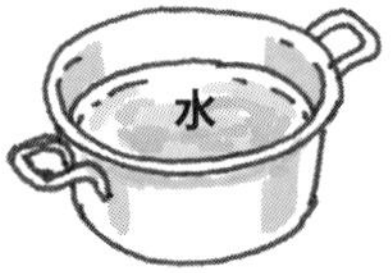

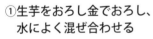

③芋が 60℃まで冷めたら、水で溶いた重曹を少しずつ加えながら、手でよく混ぜ合わせる

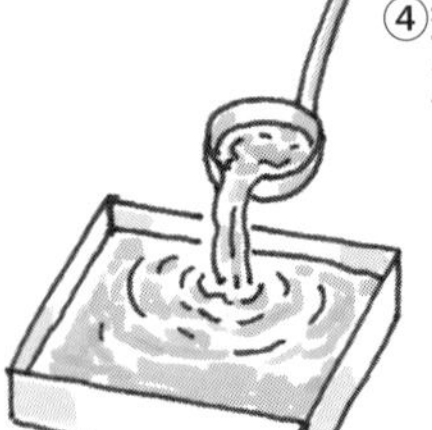

④型に流し入れ、冷えるまで置く

⑤包丁で切る

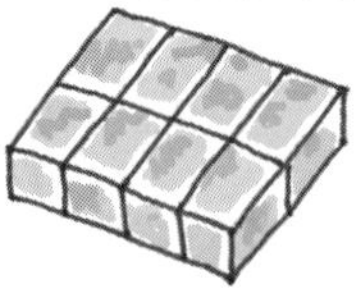

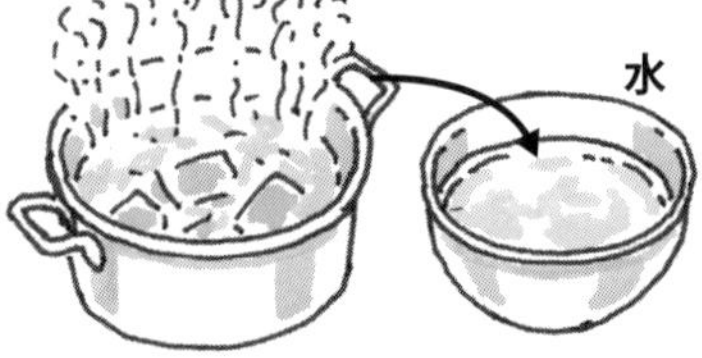

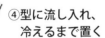

⑥熱湯で 20~30 分茹で、水にとってアク抜きする

16 サトイモ

子孫繁栄の象徴として行事食に活用

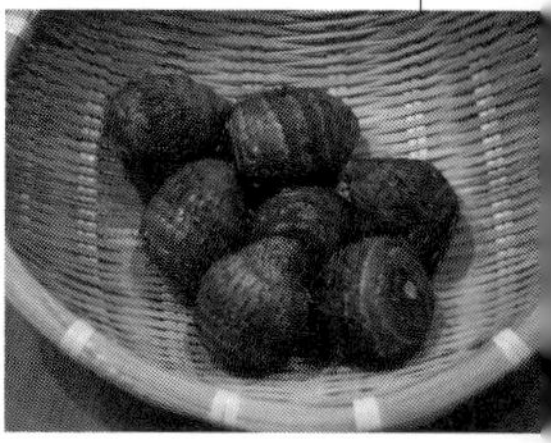

かつて学生時代に奥多摩の清流の河原で芋煮会を行なったとき、地元の八百屋さんを探してサトイモを買い求めたことが、今でも思い出されます。芋煮会にはどうしても欠かせない芋です。

大昔は芋といえばサトイモを指し、『和《わ》名《みょう》抄《しょう》』には漢名を芋、などと記され、現在と同様に食用としていました。親芋に子芋、孫芋とたくさんの芋がつくことから子孫繁栄の象徴として、お正月や行事などの料理によく使われています。一方、江戸時代の『大和《やまと》本《ほん》草《ぞう》』には「山中の農多くうえて糧となし飢を助けて甚民用に利あり」と記され、サツマイモやジャガイモの渡来以前は重要な飢饉食であったことが分かります。

主な薬効

球茎：やけど、指関節の腫れ、耳下腺炎、乳腺炎、歯痛、打ち身

葉茎：蛇傷、虫刺され

旬・採取時期

早生、晩生などの品種があるので、適時に採取あるいは購入して用います。

特徴と来歴

熱帯アジア原産で、温帯地方各地で栽培されるサトイモ科のタロイモ類の仲間の多年草です。多様なタロイモ類のうち、最も北方で栽培されています。地下の球茎は楕円形で褐色の繊維に包まれています。花期は夏〜秋です。

わが国への伝播はイネよりも早く、縄文後期と考えられています。山地に自生していたヤマイモ（山芋）に対し、里で栽培されることからサトイモ（里芋）という名がつき、地方によってはハイモとも呼びます。

球茎、葉柄を食用とし、葉柄は芋茎（ズイキ）と呼

ばれます。栽培の歴史が長いことから、栽培品種も多く、「同音異種」「異名同種」が多くあります。日本で栽培される品種は、子イモでの休眠が必要な温帯適応した品種が多く、子イモが多数できる系統の「石川《いしかわ》早生《わせ》」品種群で、石川早生、土垂《どだれ》が生産の8割以上を占めるとされています。ほかには、葉柄を利用するズイキ用の「八頭《やつがしら》」群や京料理に使う唐芋などの「海老《えび》芋《いも》」群、子イモ系統で比較的耐寒性がある「えぐいも」群、親イモが太っても子イモがほとんどできない系統である「筍芋《たけのこいも》」などがあります。

成分と薬効・利用法

球茎はデンプンとタンパク質を主成分とし、ビタミンB_1・B_2、カリウムなどを含み、食物繊維も豊富です。独特のぬめりはマンナン、ムチン、ガラクタンなどの粘液質によるもので、マンナンは水溶性食物繊維による便秘予防、糖タンパク質のムチンには消化促進や胃潰瘍の予防、食物繊維の一種であるガラクタンには免疫力向上作用があるといわれます。

民間療法では、球茎を採取後、よく水洗いして皮をむきすりおろし、コムギ粉とショウガを混ぜてよく練り合わせたものを湿布薬とすると、お灸や湯によるやけど、指関節の腫れ、耳下腺炎、乳腺炎、歯痛、打ち身などに効果があります。足の土踏まずの部分にあてると解熱効果があります。葉柄は蛇にかまれた傷や虫刺されなどに用いられます。どちらを用いる場合も、かぶれやすい体質の人は要注意です。粘液質や食物繊維を多く含むサトイモは、腸を調え便秘改善に効果があります。また、カリウムは芋類の中でも比較的多く含まれ、むくみや高血圧の改善に効果があります。

食べ方・一口メモ

生では、サトイモ科植物に特異なえぐ味ないし渋みがあり、また痒くなることがありますが、これはシュウ酸塩が含まれるためです。加熱などでタンパク質を変性すれば渋味は消えます。

調理に際しては、皮に近い部分に痒みを起こす成分が含まれていますので、洗って乾かしてから皮をむくか、塩をつけてから皮をむくとよいでしょう。

主な薬効

球茎…やけど、指関節の腫れ、耳下腺炎、乳腺炎、歯痛、打ち身

葉茎…蛇傷、虫刺され

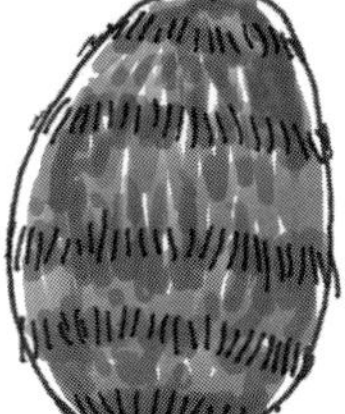

よく水洗いして皮をむきすりおろし、コムギ粉とショウガを混ぜてよく練り合わせたものを湿布薬とすると、お灸や湯によるやけど、指関節の腫れ、耳下腺炎、乳腺炎、歯痛、打ち身などに効果がある

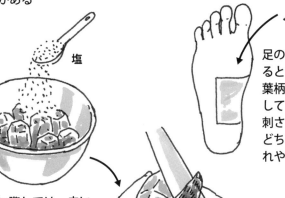

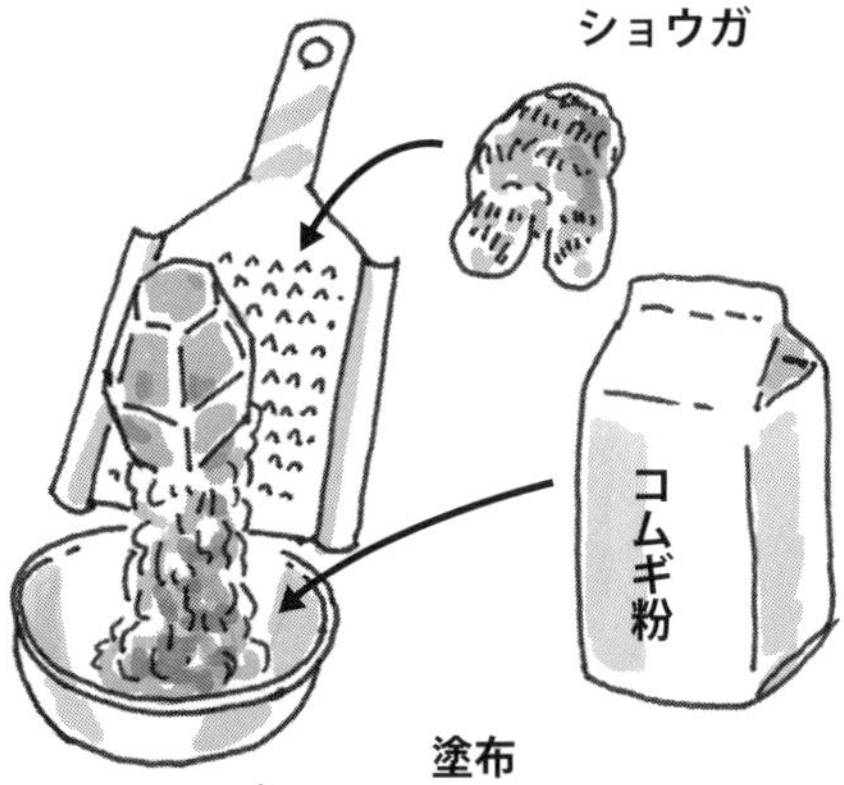

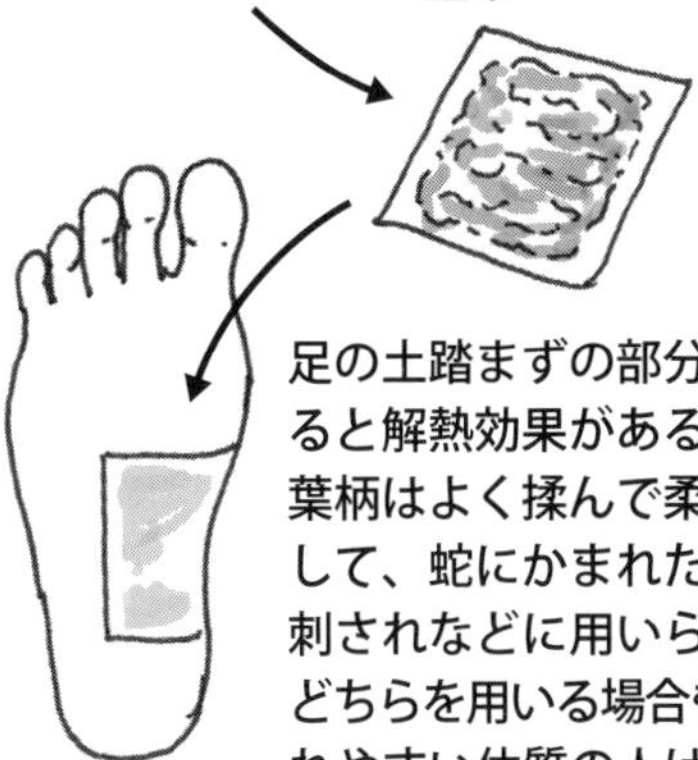

足の土踏まずの部分にあてると解熱効果がある
葉柄はよく揉んで柔らかくして、蛇にかまれた傷や虫刺されなどに用いられる
どちらを用いる場合も、かぶれやすい体質の人は要注意

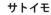

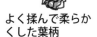

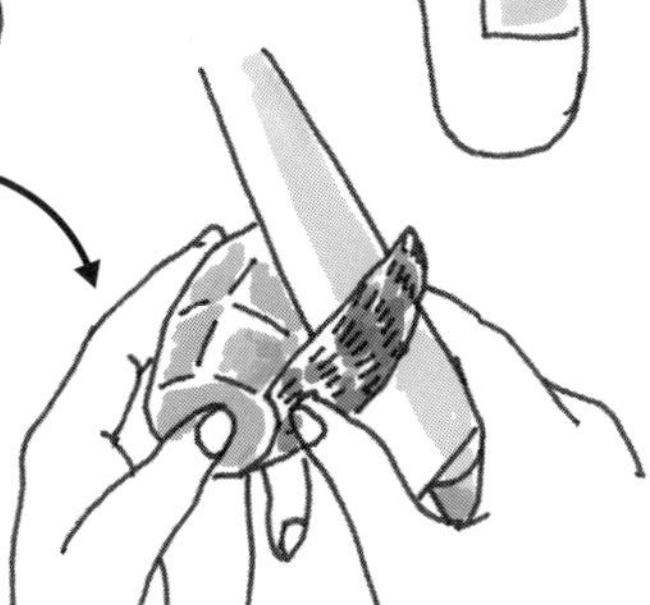

調理に際しては、皮に近い部分に痒みを起こす成分が含まれているので、洗って乾かしてから皮をむくか、塩をつけてから皮をむくとよい

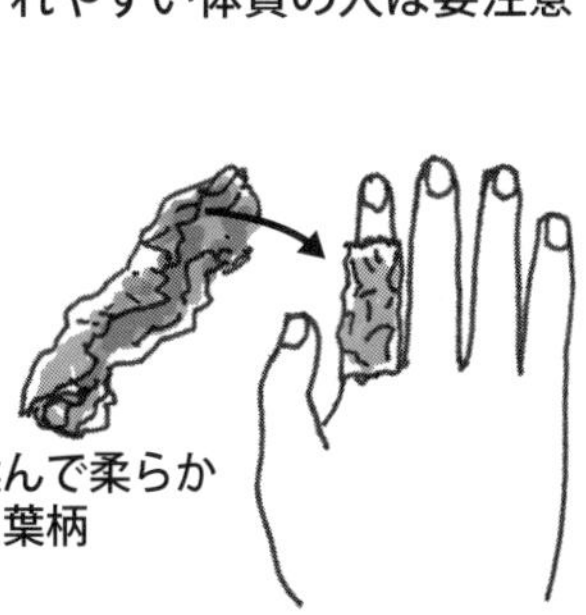

17

サンショウ

日本原産の
代表的和風ハーブ

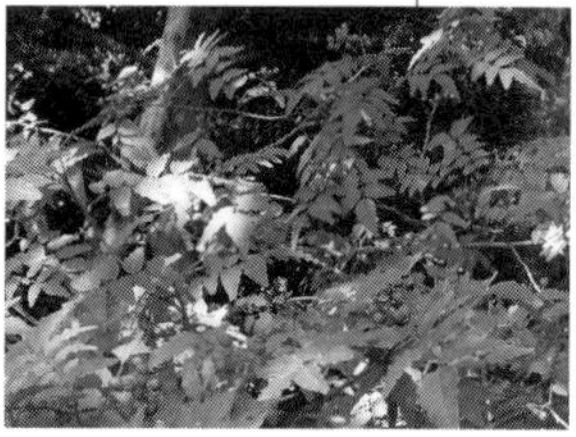

和名の「椒」は、ハジカミとも読み、古名のハジカミのハジは果実がはぜることから、カミはニラの古名カミラの略で、ニラの辛い味に似ていることに由来するとされ、山椒とは山の辛い果実の意味であることが『本草和名』などに記載されています。

江戸時代には、中国の蜀椒《しょくしょう》を山椒にあてていますが、中国には日本の山椒と同じものが見られないことから植物学的には違ったものでした。山椒は日本原産の植物です。わが国に中国の伝統医学が導入され、それに用いる生薬の基原植物を漢名を基に日本原産の植物の中に当てはめることが行なわれましたが、間違いも多々ありました。同属植物でも種が異なると、薬効となる成分が異なることが多いのです。

主な薬効

成熟果皮：健胃、消化不良、止痛、駆虫
種子：利尿

旬・採取時期

食としての旬は周年ですが、薬用には8月下旬頃、果皮がやや黄色く色づき始めたら採取し、天日で乾燥して果皮と種子に分けます。この果皮を生薬の山椒として用いますが、種子（椒目）の混入のないものが良質です。

特徴と来歴

北海道から九州、朝鮮半島の南部に分布し、低地から山地に自生するミカン科の雌雄異株の落葉低木で、中国では同属植物の花椒が自生し、それぞれに古くから栽培されてきました。

新芽や果実が古くから食用や香辛料として親しまれ、寺島良安の『和漢三才図会《わかんさんさいずえ》』に「朝倉山椒は始め但馬の朝倉谷より出ず。丹波、丹後に多く其の枝を接ぎ……」とあることから、江戸時代にはすでに接ぎ木によって栽培されていたことがうかがえます。

サンショウは、樹皮は灰褐色で、イボ状の突起で覆われ、よく分枝し、葉は小葉が集まった奇数羽状複葉で芳香があり、茎に互生します。４月頃に葉の付け根に多数の黄緑色の小花が咲き、秋に果実は赤熟し、果皮が裂けるとつやのある黒い種子が飛び出します。

山野に生えるよく似た**イヌザンショウ**は、花期や花序、また葉の形も少し異なり、サンショウの刺《とげ》が葉の基部近くの枝に対生するのに対して、刺が枝に互生することで明確に判別でき、また香りも異なります。

成分と薬効・利用法

果皮、種子、葉には、シトロネラール、リモネンやゲラニオールなどの精油、辛味成分としてα－サンショオールやサンショウアミド、痙攣毒のキサントキシンなどを含みます。キサントキシンは魚類に強い痙攣を起こしますが、他の動物に対する毒性はさほどありません。辛味成分には殺虫作用や局所刺激作用のほか、健胃、整腸、利尿作用が認められています。

漢方では、温裏（胃腸を温める）、止痛、駆虫の効能があるので、冷えによる腹痛や下痢、回虫症などに用いられます。術後の腹痛などに処方される大建中湯という漢方薬は、山椒に人参、乾姜、膠飴《こうい》（米飴）が配合されたものです。

一般薬にも芳香辛味性健胃薬として利用されます。民間療法では、粉に挽いた乾燥果皮２gほど（小さじ約半量）を頓服《とんぷく》するか、あるいは乾燥果皮１日３～５gを２００～３００㎖の水で約半量になるまで煎じて、３回に分けて服用すると、健胃、消化不良に効果があります。湿疹やひび、あかぎれには煎じ液を患部に塗布してマッサージします。また、乾燥種子15gを１日量として６００㎖の水で約半量に煎じて、３回に分けて服用すると利尿効果があります。

食べ方・一口メモ

サンショウは日本固有の香辛料です。香り成分のシトロネラールは、脳を刺激して内臓の働きを活発にするとされ、料理を食べることでも期待できます。木の芽和えは、春の代表的な味覚であり、食欲を増し、食中毒の予防にもなります。

主な薬効

成熟果皮…健胃、消化不良、止痛、駆虫

種子…利尿

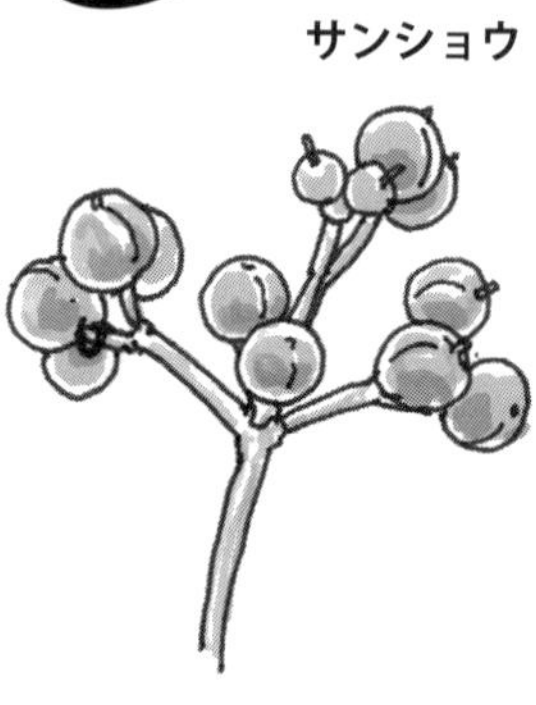

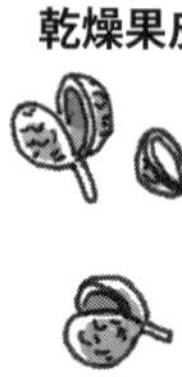

粉に挽いた乾燥果皮 2gほど(小さじ約半量)を頓服するか、あるいは乾燥果皮3~5gを200~300 mℓの水で約半量になるまで煎じ、1日3回に分けて服用すると、健胃、消化不良に効果がある

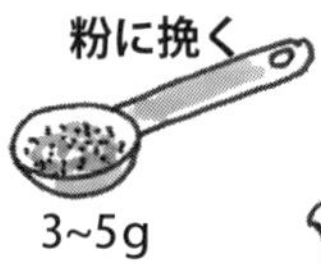

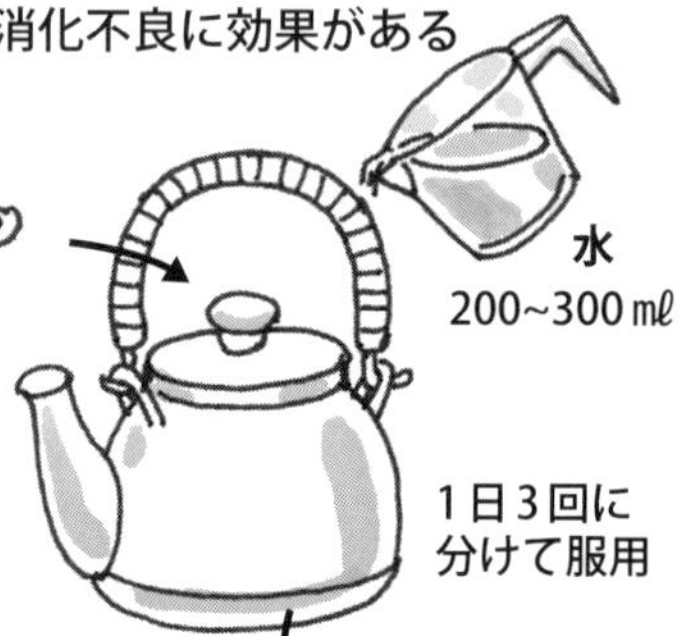

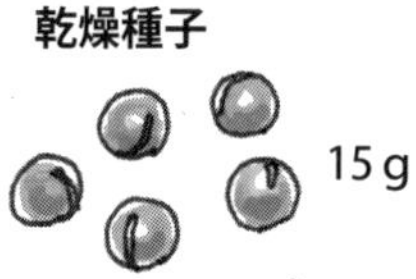

乾燥種子15gを1日量として600 mℓの水で約半量に煎じて3回に分けて服用すると利尿効果がある

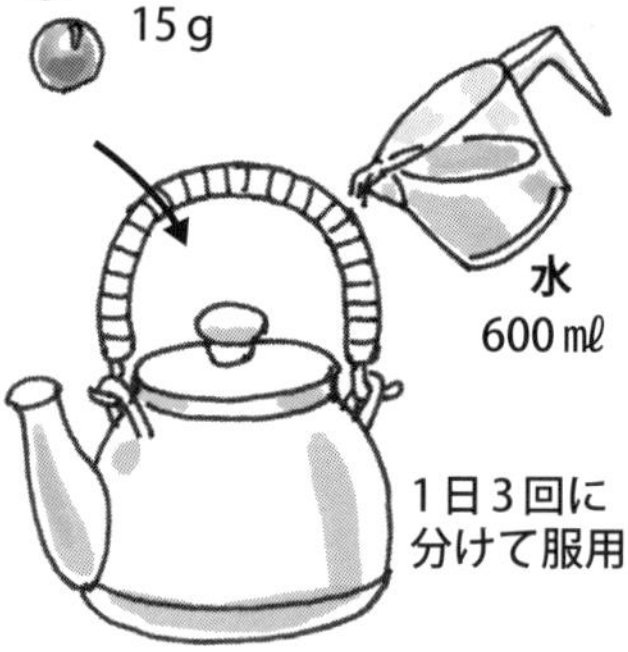

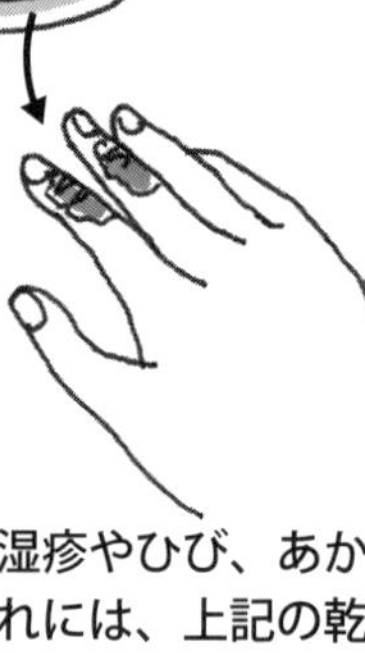

湿疹やひび、あかぎれには、上記の乾燥果皮の煎じ液を患部に塗ってマッサージする

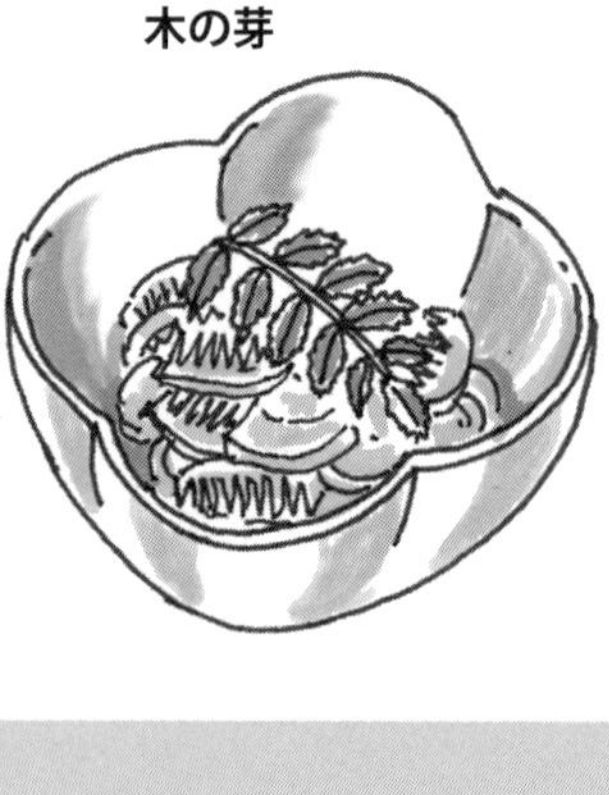

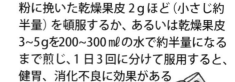

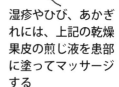

サンショウは日本固有の香辛料。香り成分のシトロネラールは、脳を刺激して内臓の働きを活発にする

木の芽和えは、春の代表的な味覚であり、食欲を増し、食中毒の予防にもなる

18 シソ

「紫」の死者が「蘇る」薬

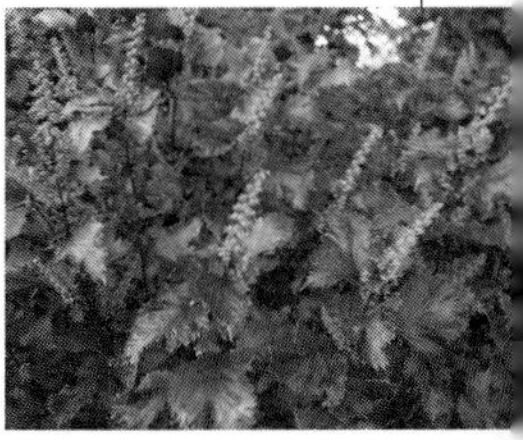

赤い梅干は日本人の食の故郷、日本独特の保存食です。その赤い色は、シソのシソニンと梅のクエン酸の放つ日本人の英知が作出した健康シンボルカラーです。

シソは古代から薬用や食用とされ、香りが大変よいので、食欲を蘇らせたとのことです。後漢の末期、蟹の食べすぎで食中毒を起こして死にかけた若者に、名医・華佗《かだ》が薬草を煎じ、紫の薬を作って飲ませたところ、若者はたちまち回復したという逸話から、「紫」の「蘇る」薬だというので、この薬草をシソ（紫蘇）と呼ぶようになったといわれています。

李時珍《りじちん》の『本草綱目《ほんぞうこうもく》』にはもとは単に蘇《そ》といったが、白蘇（エゴマ）と区別するために紫蘇となったと記されています。

シソとエゴマはその姿形が似通っていて、薬草園などで栽培していると、シソでもなくエゴマでもない植物に出会うことがあります。また、赤ジソと青ジソや縮《ちり》めんジソが混じったものも見られます。たぶん交配したのではないかと思いますが、同じシソ科植物には多くの薬草があるので、狭い範囲での栽培にはとんでもない雑種が生まれる可能性がありそうです。

薬用には成分も多く品質が優れているものが求められますので、栽培法も考えて、良質のシソ品種をできるだけ長く保存していきたいものです。

主な薬効

葉：食欲増進、食中毒予防、下痢、扁桃炎

種子：鎮咳、便秘改善、魚による中毒

旬・採取時期

春から夏が旬です。プランターでも栽培できます。

特徴と来歴

ヒマラヤから中国中南部が原産とされるシソ科の1年草で、日本には古くに中国から伝わり、野生化もしています。中国の江蘇省という省名は、古くからシソの産地であったことを示しています。

わが国では奈良時代から栽培が行なわれ、現在ではアカジソ（赤紫蘇）、アオジソ（青紫蘇）、チリメンジソ（縮緬紫蘇）などの多数の品種や栽培品種があります。葉は対生、広卵形で先端は尖り、品種によって赤色または緑色、縮れる場合もあります。花序は総状花序で、6～8月、白から紫色の花を多数つけます。

平安時代の『本草和名《ほんぞうわみょう》』には、和名をイヌエというが、エゴマに似ているが油を含んでいないので似奴《いぬ》（似て非なるもの）荏《え》と呼んだものと記されています。また『延喜式《えんぎしき》』には、蘇子《そし》とか蘇葉子《そようし》として薬用にしたり、漬物に用いたことが書かれています。江戸時代の『農業全書』には、栽培について詳しく述べ、シソには2種類があり、今でいうチリメンジソを作ることをすすめています。

シソは、春になって種子を蒔いて育てようとするとなかなかうまくいきません。しかし、低温処理やジベレリン処理を施すと発芽が促進されます。また、光発芽のため、覆土に注意して、明るい所で1日水に浸けてから蒔くと、発芽率がよくなることも知られています。こぼれ種子のほうがよく発芽するという現象は、シソの種子の発芽条件を満たしていることによるのではないかと思います。

成分と薬効・利用法

葉にはカロテン、ビタミンB、カルシウム、カリウム、食物繊維などの栄養素を非常に多く含み、特にβ-カロテンの含有量は野菜の中でトップクラスです。また、特有の香りと辛味があるペリルアルデヒド、ポリフェノールのロスマリン酸、フラボノイドのルテオリン、アントシアニン色素のシソニンなどを含みます。

漢方では、主にアカジソの葉を蘇葉《そよう》または紫蘇葉《しそよう》といい、特に葉の縁がギザギザでしわの多いチリメンジソが用いられます。性味は辛・温で、抗菌・解熱作用や鎮静作用があるので、発汗や気を巡らす目的で香蘇散などに配合されて胃腸型の感冒に用いられます。戦国時代、加藤清正は兵士たちの落ち込みや士気の低下に香蘇散を用いたといわれています。

また、嗅覚神経を刺激して胃液の分泌を促し、食欲を増進させる作用があるので、食欲不振や妊娠悪阻《おそ》にも効果があります。また魚介類による食中毒やじんま疹にも用いられます。

民間療法では、葉の煎じ液を抗精神不安や、風邪による発汗・咳、扁桃炎、口内炎、健胃整腸、下痢などに用います。入浴剤としたり、紫蘇酒をつくって飲むと冷え症や疲労回復などに効果があります。

種子から採ったシソ油には抗酸化作用のあるα－リノレン酸を多く含むので、蘇子《そし》といい、咳、喘息、便秘などの治療に用いるほか、最近ではアレルギー疾患に有用な健康食品としても注目されています。

近年、アカジソの葉エキスにはロスマリン酸などが含まれ、免疫を活性化させるＴＮＦ（腫瘍壊死因子）を抑制し、ヒスタミンの遊離を抑制する作用があるので、花粉症などのアレルギー症状を改善する効果が認められ、シソジュースが脚光を浴びています。

食べ方・一口メモ

通常、食用にするのはアカジソとアオジソです。アカジソは紅色色素のシソニンを含むので、日本では梅干しなどの色づけに使います。葉を乾燥させたものは、ハーブや香辛料として七味唐辛子やふりかけなどにも用いられます。

未熟な実を着けた「穂ジソ」、花が開きかけの「花穂ジソ」は刺身の薬味に用います。刺身の薬味にするのは、単なる飾りではなく魚の生臭さを取り抗菌性を利用して食中毒を防ぐという先人の生活の知恵です。湯で煮て砂糖を加えてシソジュースにして飲むと、花粉症や夏バテなどに効果があります。

青ジソは普段は大葉《おおば》と呼ばれ、葉や花穂を香味野菜として刺身の薬味や天ぷらなどにして食べます。未熟な実は、茎からこそげ落として食用とし、乾燥させて茶漬けなどの風味付けに用いたり、塩や醤油で漬物にしたり、穂ごと天ぷらにしたりして食べます。プチプチした食感と独特の風味があります。

主な薬効

葉…食欲増進、食中毒予防、下痢、扁桃炎

種子…鎮咳、便秘改善、魚による中毒

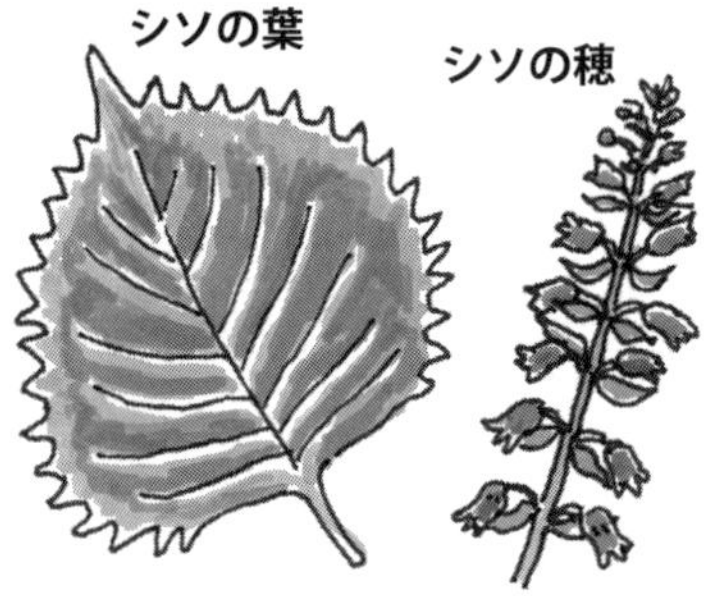

アカジソの葉エキスにはロスマリン酸などが含まれ、免疫を活性化させるTNF（腫瘍壊死因子）を抑制し、ヒスタミンの遊離を抑制する作用があるので、花粉症などのアレルギー症状を改善する効果がある

〈シソジュースの作り方〉

材料（500mℓのビン約2本分）

アカジソの葉　200g
砂糖　200g
クエン酸　小さじ1
水　1ℓ

①
アカジソの葉200gを洗いザルに上げたら、手でギュッと揉み、もう一度洗いザルに取る

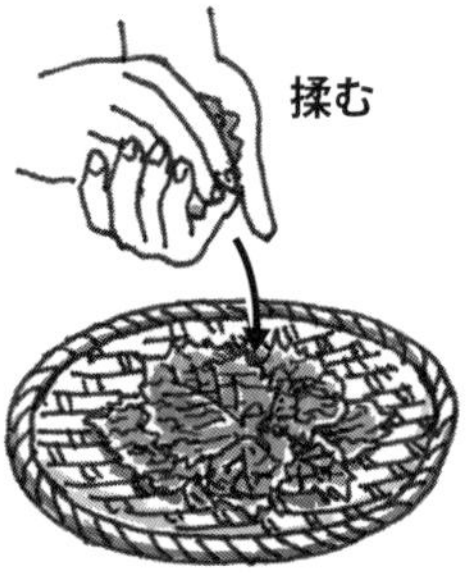

②
鍋に1ℓの水を入れ、洗ったアカジソも入れ火にかけ、赤色が抜けて緑色になったら火を止める

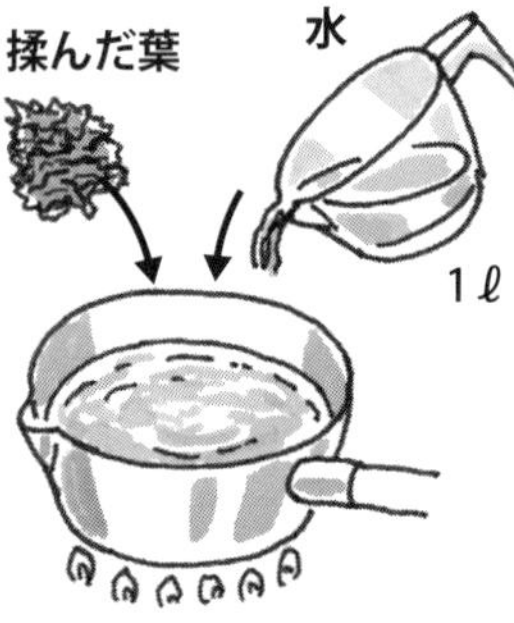

③
ボールに200gの砂糖を入れ、先程の煮立てたシソ水を漉しながら加え、クエン酸小さじ1を入れてよく混ぜたらでき上がり

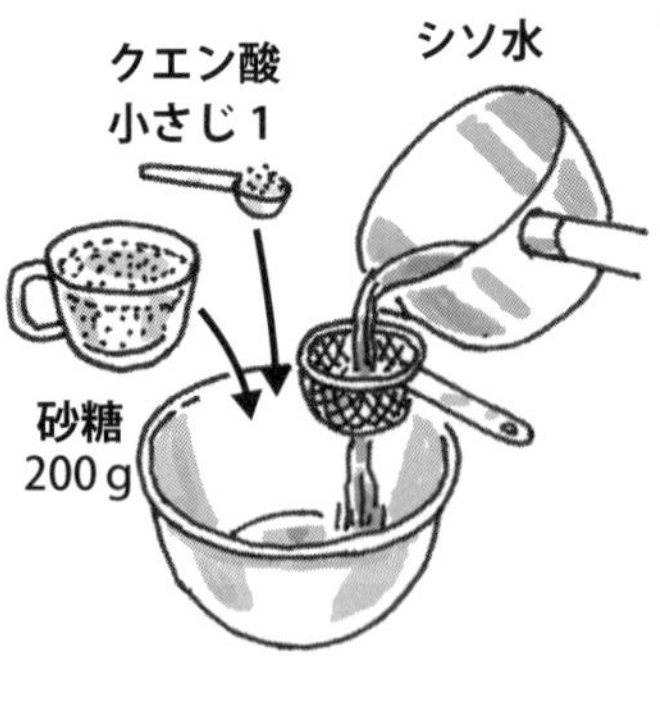

④
③が冷えたら、熱湯消毒したビンに詰め、冷蔵庫で冷やし、飲むときは、2~3倍に薄める
花粉症や夏バテなどに効果がある

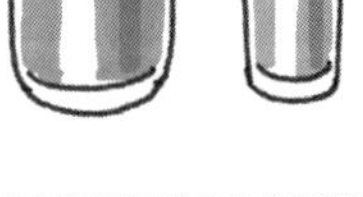

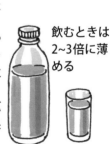

19 ジャガイモ

「悪魔の植物」から
「飢餓の救済者」に変身

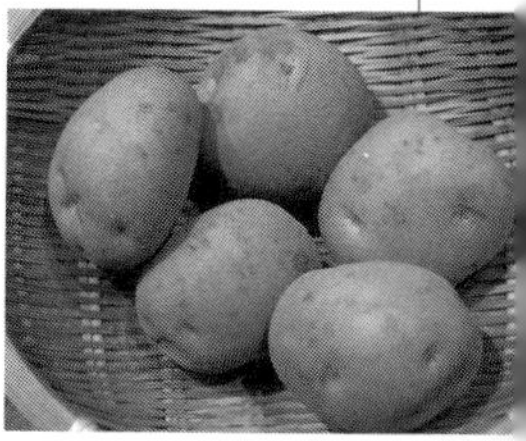

ジャガイモは、ムギ、コメ、トウモロコシに並ぶ世界4大作物としてその地位を確立し、文明を生み世界を変えた植物です。今や世界中でおやつのフライドポテトなどに加熱調理して食べられています。

日本には1598年にオランダ船によりジャカルタを経由して伝来し、それ故に「ジャガタライモ」と呼ばれ、またオランダ語からきた「カンプラ」という呼称もあります。昔、親父がカンプラのみそ汁といっていたことを思い出します。近年は、スペイン語に由来する英語の「ポテト」と呼ばれます。

主な薬効

塊茎：やけど、打ち身、のどの痛み、胃・十二指腸潰瘍

旬・採取時期

夏が旬です。薬用には生の塊茎を用います。

特徴と来歴

原産は南米アンデス山脈の高地といわれるナス科の多年草で、15～16世紀にスペイン人によってヨーロッパにもたらされました。運搬中の船内で芽が出たものを食べて、毒にあたったため、「悪魔の植物」と呼ばれました。しかし、ヨーロッパで従来栽培されていた主要な作物よりも寒冷な気候に耐えること、痩せている土地でも育つこと、作付面積当たりの収量も大きいことから、急速に普及しました。そして、ヨーロッパのみならず、アメリカ合衆国など北米地域や、日本などアジア地域にも普及し、ジャガイモが飢餓から救った人口は計り知れないといわれています。

「馬鈴薯《ばれいしょ》」という呼び名は、イモの形が馬につける鈴に似ていることに由来するともいわれて、日本の行政では馬鈴薯と呼んでいます。地方名では「三度芋」と呼ばれることもあります。また、飢饉の際にジャガイモの活用を勧めた代官の名を取って呼ぶ地方もありま

したが、ジャガイモがサツマイモと同じく主食であるコメなどの穀物の代用品として食べられたからです。

わが国で本格的に導入されたのは明治維新後で、北海道の開拓に利用されました。現在では男爵イモ、キタアカリやメークインなど約１００種が品種登録されていて、北海道は最大の生産地です。

成分と薬効・利用法

地下茎（塊茎）はデンプンやビタミンCを豊富に含み、胃腸の炎症を抑える食品として利用します。打ち身、のどの痛みなどにはおろし汁を漉して服用し、またコムギ粉と酢を混ぜてよく練り、布をあて患部に貼ります。各種の炎症を抑え、痛みを除き、アレルギー体質の改善に有効です。

ジャガイモは、加熱してもデンプンに保護されてビタミンCが壊れにくいうえに、寒冷地や痩せた土壌でも栽培しやすく、茹でるなどの簡単な調理で食べることができ、さらに形状・加熱の具合や水分量によって多種多様な食感になり、さまざまな調味料や油脂・乳製品などとの相性がよいので、各地域で料理に用いられています。

食べ方・一口メモ

ジャガイモは地下茎を加熱調理して食べられるほかに、デンプン原料としても利用されます。

わが国では、一般家庭料理の範疇に属するものとして、肉ジャガや粉吹きイモ、ポテトサラダなど、ジャガイモを主な食材とする料理があるほか、カレー、シチュー、グラタン、おでんやみそ汁などの具にも広く用いられています。単に茹でたジャガイモに、バターや塩をかけて食べるのもポピュラーな食べ方です。欧米ではジャガイモを主体とした料理が多くあり、主食としての食べ方をする場合もあります。

比較的保存がきく食材ですが、暗くても温度の高いところに保存すると発芽しやすいため、涼しい場所での保管が望まれます。なお、芽や緑化した塊茎には毒性成分のソラニンが多く含まれて有害です。ただし、普通に取り除いて食べれば問題ありません。

主な薬効　塊茎…火傷、打ち身、のどの痛み、胃・十二指腸潰瘍

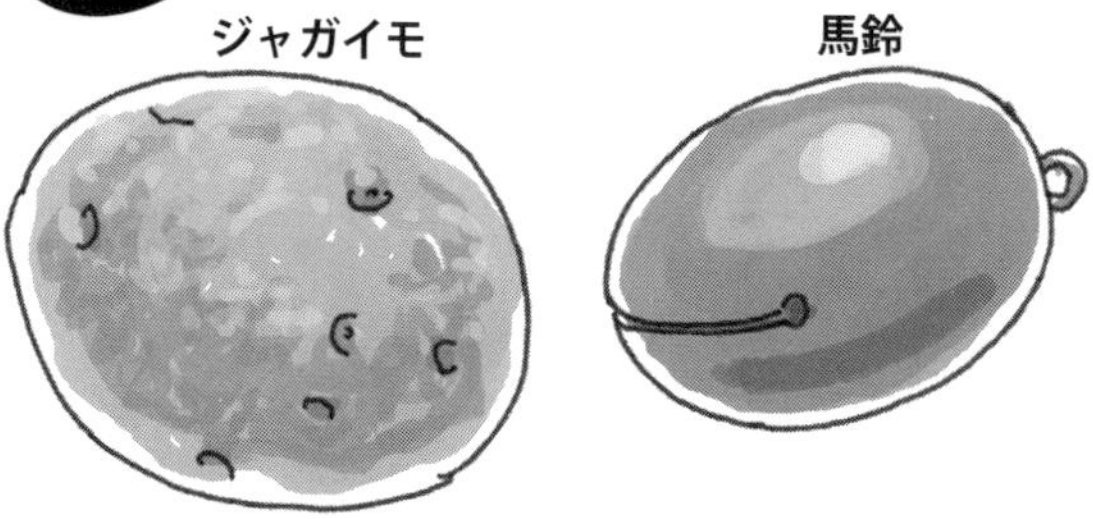

「馬鈴薯」という呼び名は、イモの形が馬につける鈴に似ていることに由来するといわれている

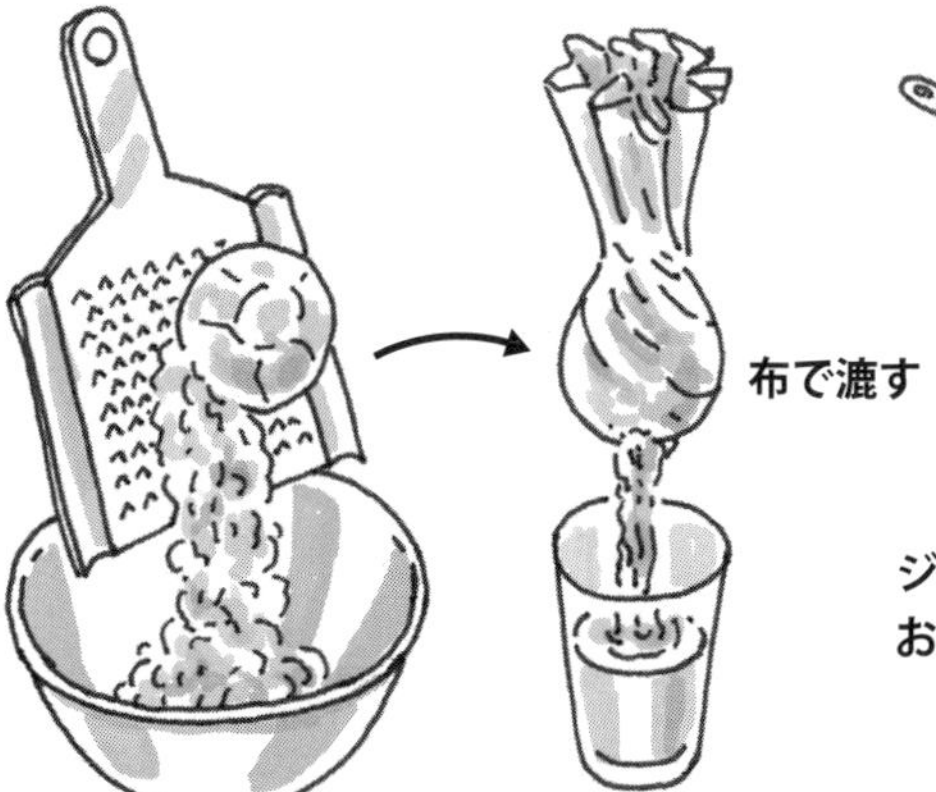

のどの痛みには、おろし汁を漉して服用する

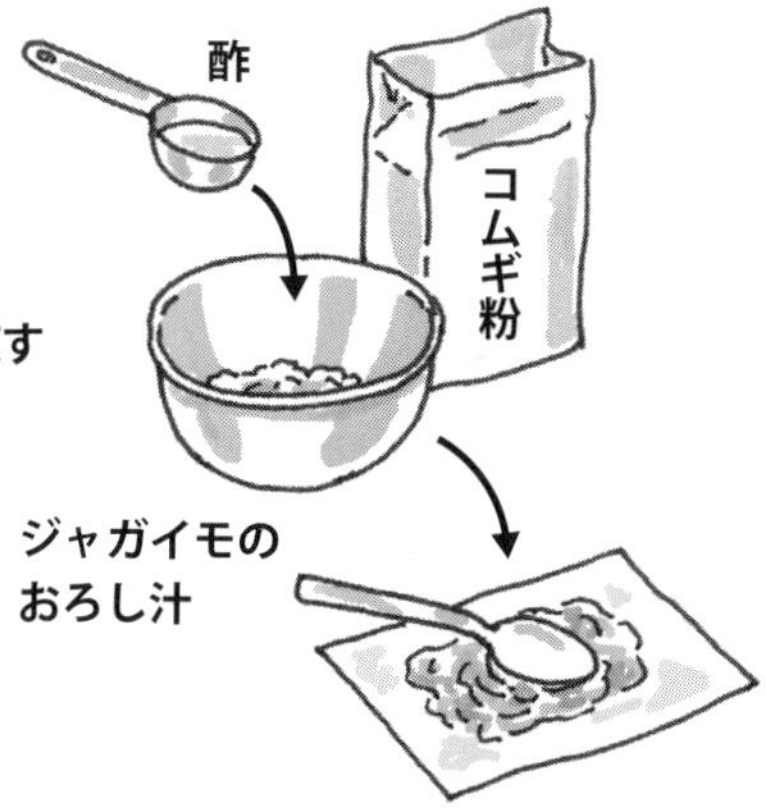

ジャガイモのおろし汁にコムギ粉と酢を混ぜてよく練り、塗布して、やけどや打ち身の患部に貼る

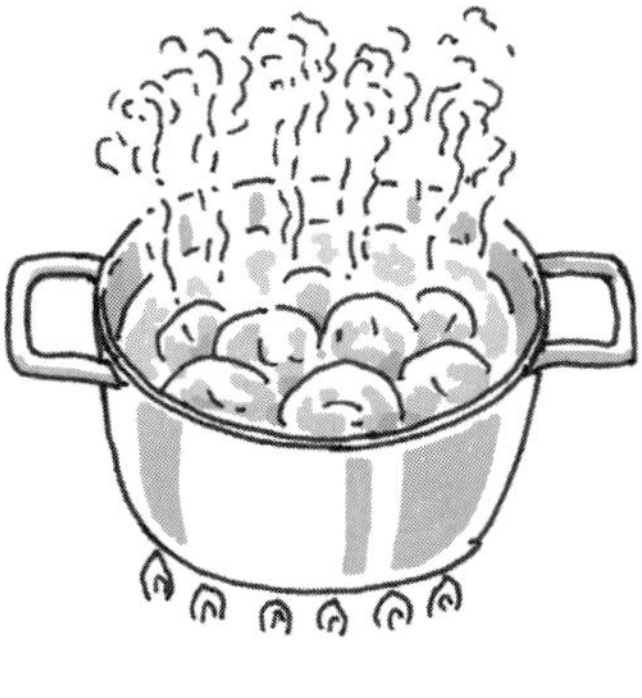

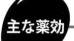

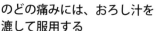

加熱してもデンプンに保護されてビタミンCが壊れにくい
茹でるなどの簡単な調理で食べることができ、さらに形状・加熱の具合や、水分量によって多種多様な食感になり、さまざまな調味料や油脂・乳製品などと相性がよい

20 ショウガ

体を芯から温める
「嘔吐の聖薬」

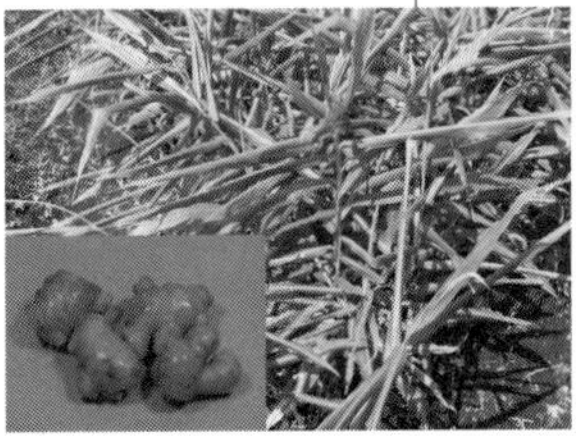

ショウガ（生姜）は「嘔吐の聖薬」といわれます。体を芯から温める食品や薬草はいろいろありますが、一番手っ取り早く、多く使っても害を生じないものがショウガで、体が温まり健胃作用があるからです。『魏志倭人伝《ぎしわじんでん》』や『古事記』に記述があるなど、わが国では古くから風邪の引き始めや吐き気に効果があるとして用いられてきましたが、中国の古医書『神農本草経《しんのうほんぞうきょう》』に収載されていますから、中国薬物としての歴史も古いといえます。漢方でも重要な薬物です。

日本料理には赤い新ショウガが付き、寿司などの折詰にも必ず入っていますが、ショウガを食べると毒消しになるということから添えられたものです。当初は薬として日本に入ってきましたが、効果の範囲が広いうえに効き目も強く毒性がないため、薬味として使われるようになりました。ショウガには体を温めて冷え症を改善するほかに、胃液の分泌を促進し、胃壁の血流を増加させることにより殺菌作用を発揮して食中毒を防ぎ、胃を丈夫にしてくれる効能があるからです。

主な薬効

根茎（ショウガ）：発汗、鎮咳、去痰、解毒、健胃、神経痛、冷え症

旬・採取時期

晩秋が旬ですが、乾燥したショウガや加工した乾《かん》姜《きょう》は漢方薬店で購入できます。

特徴と来歴

熱帯アジア原産のショウガ科の多年草で、元はアーユルヴェーダ薬物であったものと考えられます。世界各地で栽培されて、食品や香辛料のジンジャーとしてなじみが深く、また風邪を引いたときに生姜湯を飲む民間療法などでもたいへん身近な生薬です。

地中に多肉質の根茎があり、根茎から葉が筒状に

なった偽茎が直立し、上部に披針形で先の尖った葉を互生します。花期は夏から秋ですが、わが国の気候では温室栽培以外では花はほとんど見られません。

一般にショウガの栽培は、前年に収穫した根茎を種ショウガとして植え、新しい芽が出て新ショウガが増えていきます。種ショウガ（母姜）は「ひねショウガ」を指し、新ショウガ（葉ショウガ）は子姜といわれます。食用には辛味が軽く水分が多い新ショウガ、薬用には辛味が強いひねショウガと使い分けされることで、ショウガの栽培にはムダがありません。

成分と薬効・利用法

根茎には消化酵素の働きをよくし発汗を促すジンゲロールやショウガオールなどの辛味成分、ジンギベレンやリナロールなどの精油成分を含みます。

漢方では、性味は辛・温で、解熱・鎮痛・鎮咳・鎮吐作用や健胃・解毒作用があり、血行の促進や炎症の抑制などたくさんの効能があるので、乾燥したショウガや加工した乾姜が風邪の初期や予防に、また神経痛、冷え症、嘔吐や食欲不振に用いられます。

民間療法では、食欲不振や吐き気に生のショウガ小指先（1節）ほどをすりおろし、湯を注いで3回に分けて飲みます。紅茶の葉を少し加えると、味に深みを感じることができます。体力が弱った人、風邪を引いて食欲のない人は、親指大のショウガをおろし、ネギの白い部分10gを刻んだものとみそを加え、熱湯を注いで寝る前に飲むか、みそ粥とすると効果があります。また、ハチミツと合わせて咳やのどの痛みにも用いられます。肩こりや腰痛、霜焼け、扁桃炎などには、ショウガをすりおろし、コムギ粉と酢を混ぜて練ったものを布などに伸ばして患部に貼ります。ショウガ酒を作って飲めば、血行がよくなり、体が温まるので、冷え症や貧血症、低血圧症などに効果があります。

食べ方・一口メモ

初夏に柔らかい若い根を掘り取って食用とする葉ショウガは、甘酢に漬けるかみそをつけて生食しますが、関東では谷中ショウガが有名です。なお、生葉にも精油が含まれますので、粗く刻んで布袋に入れ入浴剤とすれば効果があります。

主な薬効 根茎（ショウガ）…発汗、鎮咳、去痰、解毒、健胃、神経痛、冷え症

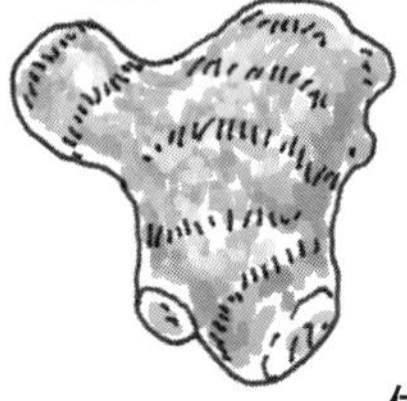

食欲不振や吐き気には、生のショウガ小指先（1節）ほどをすりおろし、湯を注いで3回に分けて飲む

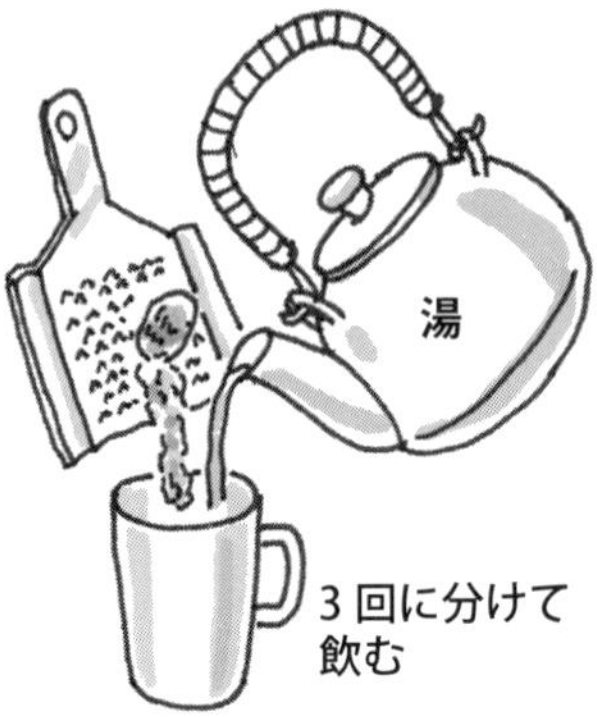

体力が弱った人、風邪を引いて食欲のない人は、親指大のショウガをすりおろし、ネギの白い部分10gを刻んだものとみそを加え、熱湯を注いで寝る前に飲むか、みそ粥とすると効果がある

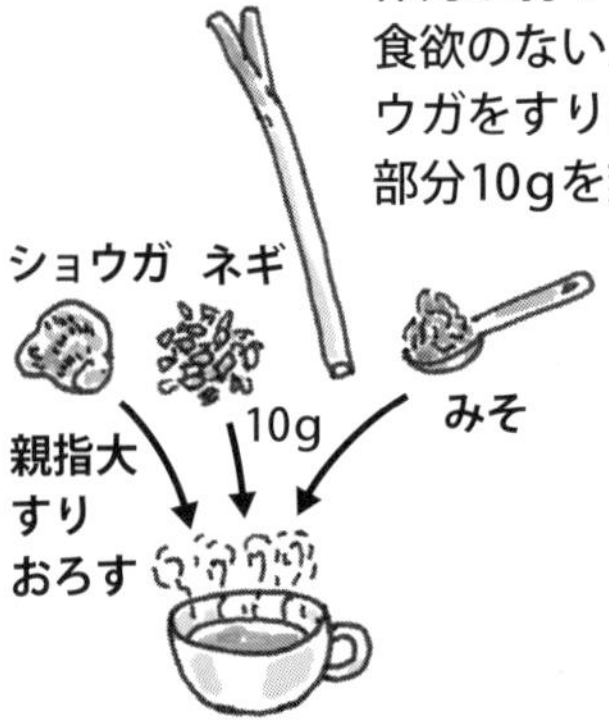

ショウガをすりおろしハチミツと合わせて、咳やのどの痛みにも用いる

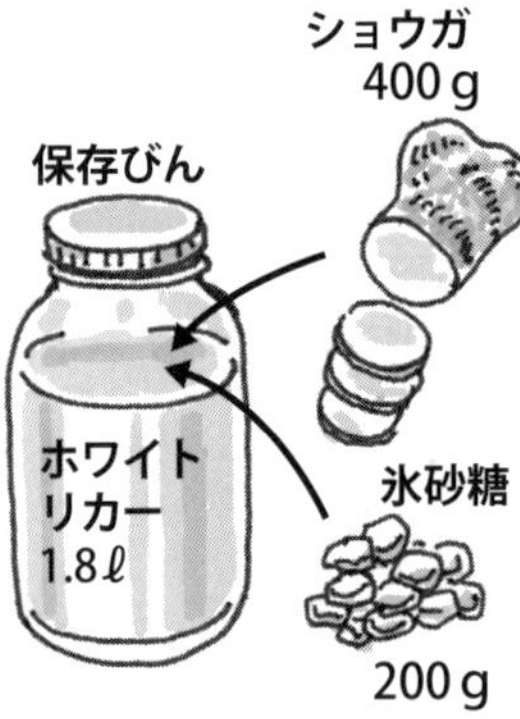

ショウガ400gを水洗いして皮をむかずに薄く輪切りにし、氷砂糖200gとともにアルコール分35%のホワイトリカー1.8ℓに漬け込み、1年ほど経てから飲む

ショウガ酒だけでは飲みにくい場合は、お湯割りにすると飲みやすくなる（ショウガ：お湯＝1:2~3）

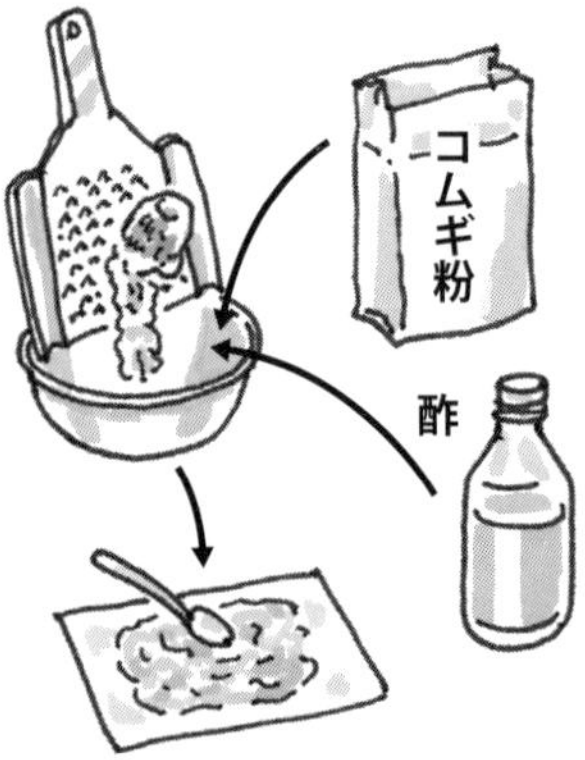

肩こりや腰痛、しもやけ、扁桃炎などには、ショウガをすりおりし、コムギ粉と酢を混ぜて練ったものを布などに伸ばして患部に貼る

生葉にも精油が含まれるので、粗く刻んで布袋に入れ、入浴剤とすれば効果がある

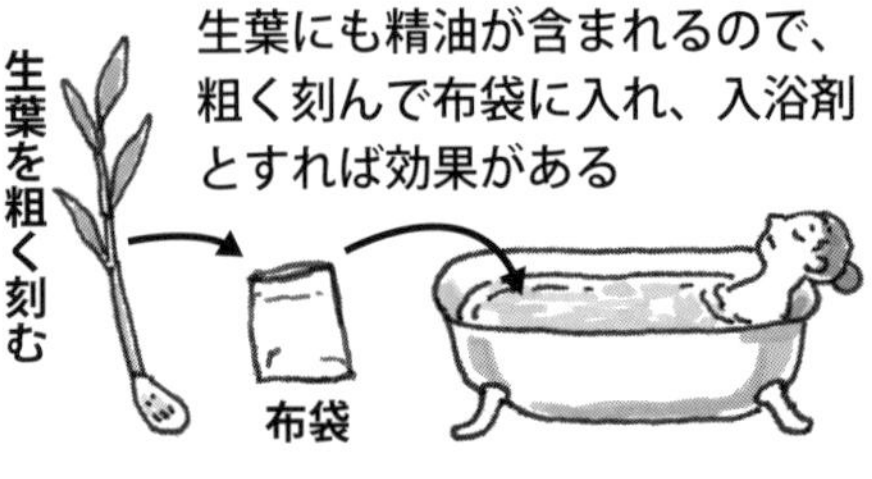

21 セリ

独特の香りを楽しむ
田ゼリ・水ゼリ

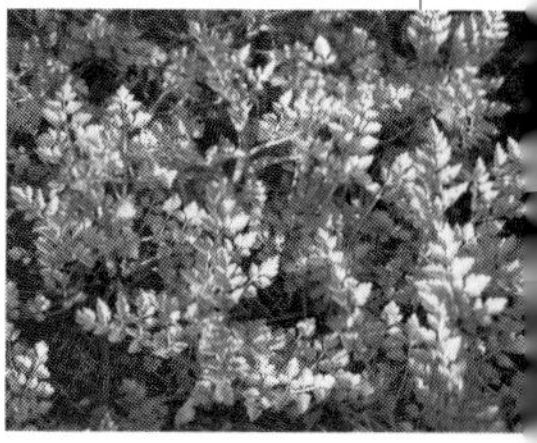

「鍋焼きの鴨と芹《せり》とは二世の縁」という江戸川柳があります。生前水辺で共に暮らした仲だったが、今は一つの鍋という意味です。鴨の味とセリがよく調和するので、鴨芹鍋焼きがおいしいと謳ったものです。

子どもの頃、田んぼのあぜ道でセリ摘みをしましたが、日本原産の野菜だとは知りませんでした。丈が低く、茎は紫褐色で、手で摘むととても香りが良かった気がします。春の七草の代表的な水菜のセリが、日本的な風土から生まれ、親しまれている日本古来の野菜のひとつであることを後になって知りました。しかし最近では、店先でみるセリは栽培物ばかりで、茎は長くて青緑色で、田ゼリのような香りがありません。

果たして現代の私たちは、八百屋さんの店先に並ぶたくさんの野菜のうち、日本原産の野菜といえるものは何種類あるか知っているでしょうか。フキ、セリ、ミツバなどを入れて15種程度だろうといわれてもピンときません。今、私たちが食べている野菜の多くはそれほどに外来種が多いということですが、逆に菜食民族の日本人は、気候風土に合わせて巧みにそれらを改良し作りこなすことが上手だったのです。近年では、海外からの輸入野菜が多くなってきました。漢方でいう身土不二の考えや地産地消の意味でも残念です。

主な薬効

地上部：便秘、食欲増進、利尿、風邪、補温、リウマチ、神経痛

旬・採取時期

冬が旬ですが、1年中収穫できるので食用には必要時に適宜採取します。薬用とする全草は春から夏にかけて採取し、風通しの良い日陰で乾燥します。

特徴と来歴

東アジアから日本全土の水田の周りの水路などの湿

地に生育し、各地で食用に栽培される日本原産のセリ科の多年草です。生育地によって水田に生えるものを田ゼリ、川辺の湿地に生えるものを水ゼリと呼ぶことがあります。

古くから薬用や食用とされ、『古事記』や『万葉集』にも詠われてきました。江戸時代の『本朝食鑑《ほんちょうしょっかん》』には、水芹や陸芹のほか赤茎、白茎の品種があり「七種の菜の一として正月七日に粥にしてあじわい一年の邪気を払う」「大腸、小腸を利し、酒後の熱を去る」などと記されています。

成分と薬効・利用法

全草に独特の香りのテルピノレン、ピネンやミルセンなどの精油、フラボノイドのクエルセチン、ビタミンB_1・C、食物繊維などを含み、またカリウムやカルシウムなどのミネラルに富みます。

古く『神農本草経《しんのうほんぞうきょう》』には水芹《すいきん》として収載され、漢方では、性味は甘辛・涼で、清熱（熱さまし）する、水を利する効能があるので、開花期の葉茎を去痰、利尿、食欲増進、補温、解熱などに用います。

民間療法では、新鮮な生のセリを食べるか青汁にして飲むと、便秘や食欲不振、利尿、風邪、小児の解熱に効果があります。発熱の初期なら青汁を飲んだだけで解消することもあります。乾燥した全草を煎じて服用すると、高血圧、便秘、神経痛やリウマチに効果があります。リウマチ、肩こり、神経痛には乾燥した全草を一握り布袋に入れて入浴すると痛みが和らぎます。

食べ方・一口メモ

冬から春は根を含む全体を採取して使用し、7〜8月の開花期は茎の上のほうを、8月を過ぎたら刈り取った後に出る新たな葉茎を利用します。軽く下茹でして水にさらし、お浸しや白和え、ゴマ和えにします。また、肉の臭みを消すことから、すき焼きなどの鍋料理にはもってこいです。花はかき揚げにしてもおいしいです。なお、春先の若芽は関東から東北地方に多く生えている毒草の**ドクゼリ**に似ているので、採取に当たっては注意が必要です。ドクゼリの地下茎は緑色で太く、タケノコのような節があるので区別できます。

主な薬効

地上部…便秘、食欲増進、利尿、風邪、補温、リウマチ、神経痛

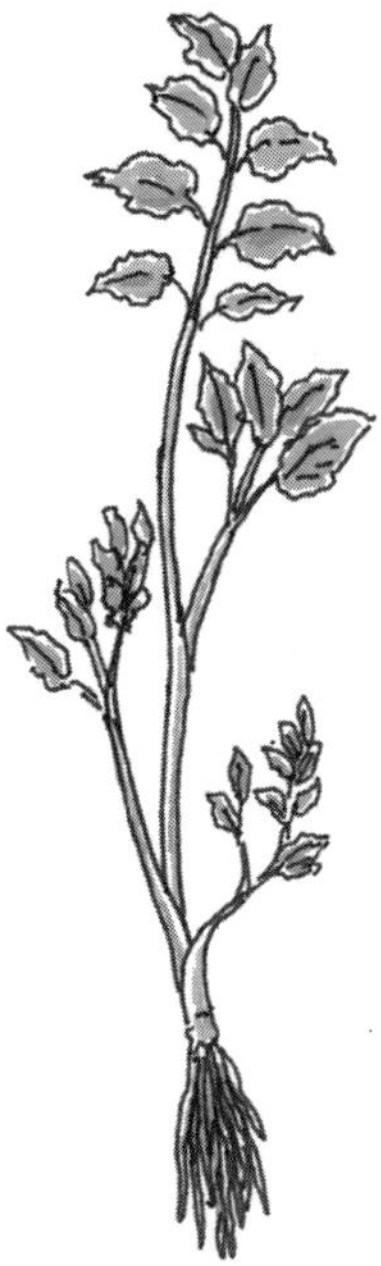

新鮮な生のセリを食べるか、青汁にして飲むと、便秘や食欲不振、利尿、風邪、小児の解熱に効果がある

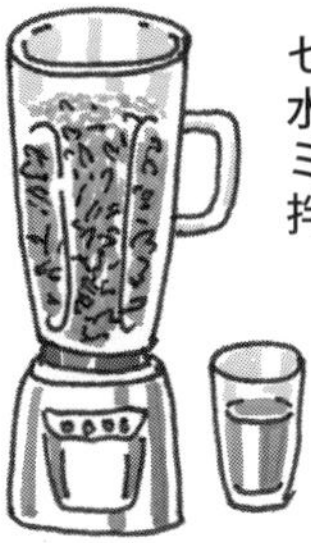

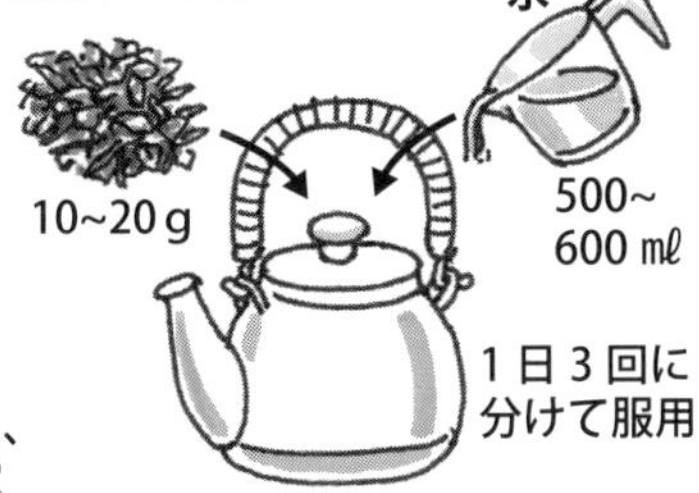

乾燥した全草 10~20ｇを 500~600 mℓの水で約半量になるまで煎じて1日3回に分けて服用すると、高血圧、便秘、神経痛やリウマチに効果がある

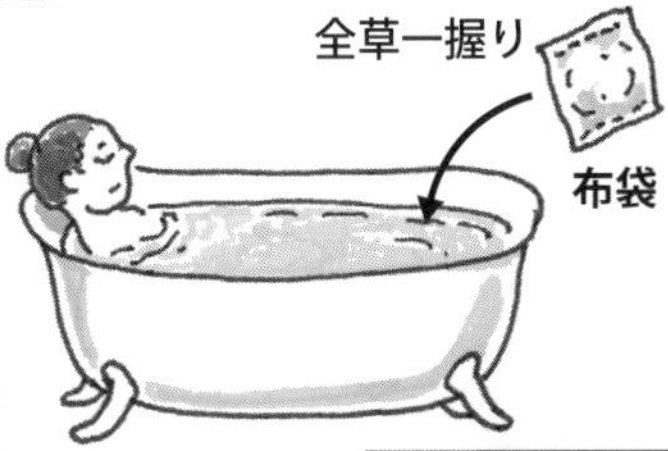

リウマチ、肩こり、神経痛には乾燥した全草を一握り布袋に入れて入浴すると痛みが和らぐ

冬から春は根を含む全体を採取して使用し、7~8月の開花期は茎の上のほうを、8月を過ぎたら刈り取った後に出る新たな葉茎を利用する

軽く下茹でして水にさらし、お浸しや白和え、ゴマ和えにする

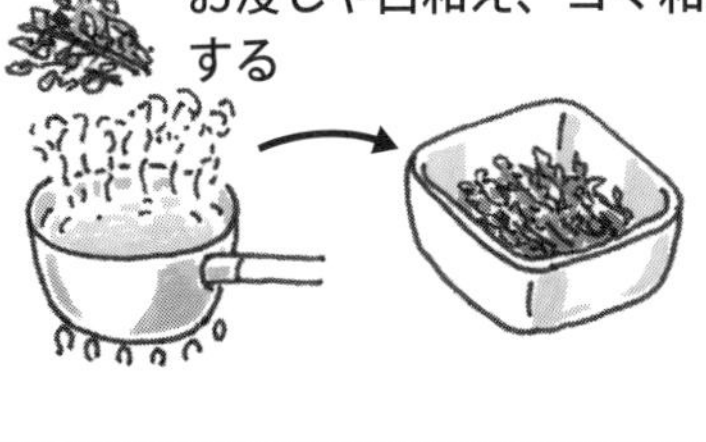

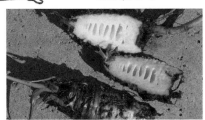

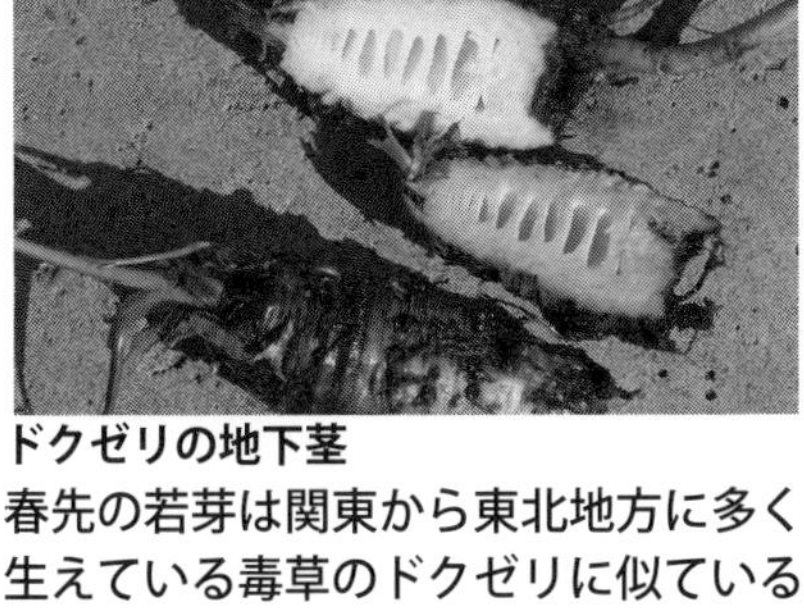

ドクゼリの地下茎

春先の若芽は関東から東北地方に多く生えている毒草のドクゼリに似ているので、採取には注意が必要

ドクゼリの地下茎は緑色で太く、タケノコのような節があるので区別できる

22 セルリー

古代ギリシャの貨幣の絵柄になった

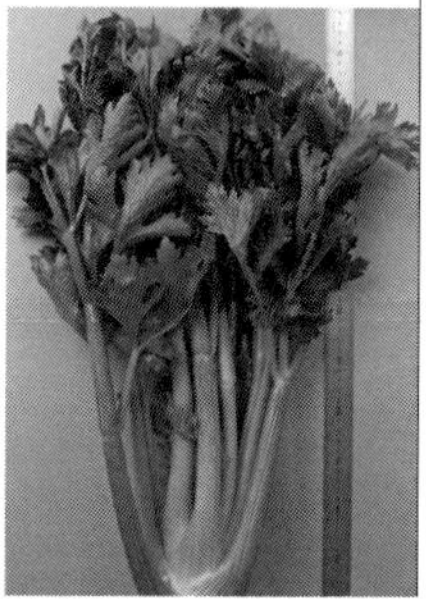

旬・採取時期

新鮮な茎葉はいつでも店に並んでいますが、旬は初夏です。

特徴と来歴

南ヨーロッパ原産で、古代エジプトの昔から、また古代ギリシャやローマの時代にも、薬味や香料に用いられてきたセリ科の1年草または2年草です。野菜として栽培されるようになったのは17世紀に入ってからでフランスが最初とされています。現在ではヨーロッパ、インドやアメリカなどで広く栽培され、多くの品種があります。

小野蘭山の『本草綱目啓蒙《ほんぞうこうもくけいもう》』には、中国には10世紀にインドから胡芹《こきん》として伝来し、わが国には16世紀後半に加藤清正が朝鮮から伝えたので「清正ニンジン」の名があります。当初は独特の香りが敬遠されて普及せず、栽培されたのは明治以降です。今日では、茎葉は西洋野菜として流通し、種子は香辛料などとして販売されています。オランダミツバともいいます。

日本で主に栽培・流通しているセルリーは中間種と

『植物とわたしたち』（岩波少年文庫）には、古代ギリシャではお祭りの日になるとセルリー（セロリ）で部屋を飾ったり、競技に優勝した人たちにセルリーを編んで作った花環を被せて讃えたりしたと記されています。また、庭に栽培し、根を煮たものをしもやけにつけ、種子から採れる油を消化剤にも使ったということです。古代には、その強い香りが魔除けとして使われたものでしょう。当時の貨幣にもセルリーの葉の絵柄があります。

主な薬効

茎葉：食欲増進、精神安定、疲労回復、補温、便秘

種子：鎮静

呼ばれる苦味を抑えたコーネル系の品種が多く、葉柄は淡い緑色で柔らかく、長さ40㎝前後と大きくなります。さわやかな歯ごたえと独特の香りが特徴で、野菜ジュース（青汁）の原料にも使われています。

一方、スープセルリーともいう芹菜《きんさい》は、香りの強い中国野菜で、ヨーロッパからアジア西部、インドなど広い範囲に分布し野生種に近いといわれます。内臓料理の臭み消しによく使われます。また、世界有数の生産国であるアメリカでは緑色種が中心で、わが国ではミニセルリーとして出回っています。スパイスに用いる種子は野生種から採ります。涼しい気候を好みます。

成分と薬効・利用法

茎葉には特有の香味があるセダノライドやα－セリネン、アピインのほか、ビタミンCなどのビタミン、カルシウム、鉄、リンなどのミネラル、糖類などが含まれます。カロテンや食物繊維も豊富で、緑の葉（成葉）にはカロテンがより多く含まれています。

古代ローマ、ギリシャ時代から全草には整腸や強壮作用があると知られ、その香気は二日酔いに効くといわれていました。セルリーの抽出物には降圧作用、種子には鎮静作用があることが報告されています。

種子油は、アロマセラピーの芳香剤やマッサージなどに利用されています。ただし、子宮収縮作用があるといわれ、妊婦には注意が必要です。

漢方では全草を旱芹《かんきん》といい、性味は甘苦・涼で、清熱（熱さまし）する、風を去り湿を利す効能があるので、高血圧症、めまい、寒熱による頭痛などに効きます。

民間では、食欲を増進し、ビタミン類の補給や便通の改善に茎葉を生食します。食物繊維の多いセルリーなどの野菜を生で食べることは、運動不足などで便秘がちの人の体のためにはよいことです。

高血圧の治療や血清中コレステロール値を低下させるには、新鮮な茎葉を青汁として服用します。ハチミツかシロップを加えるとよく、ニンジンやリンゴ、レモンなどを一緒に入れるとなお効果があります。成葉は粗く刻んで布袋に詰めて、温補《おんぽ》性の入浴剤とします。

食べ方・一口メモ

特有の香りは肉の臭みを消すのに役立ちます。

主な薬効

茎葉…食欲増進、精神安定、疲労回復、補温、便秘

種子…鎮静

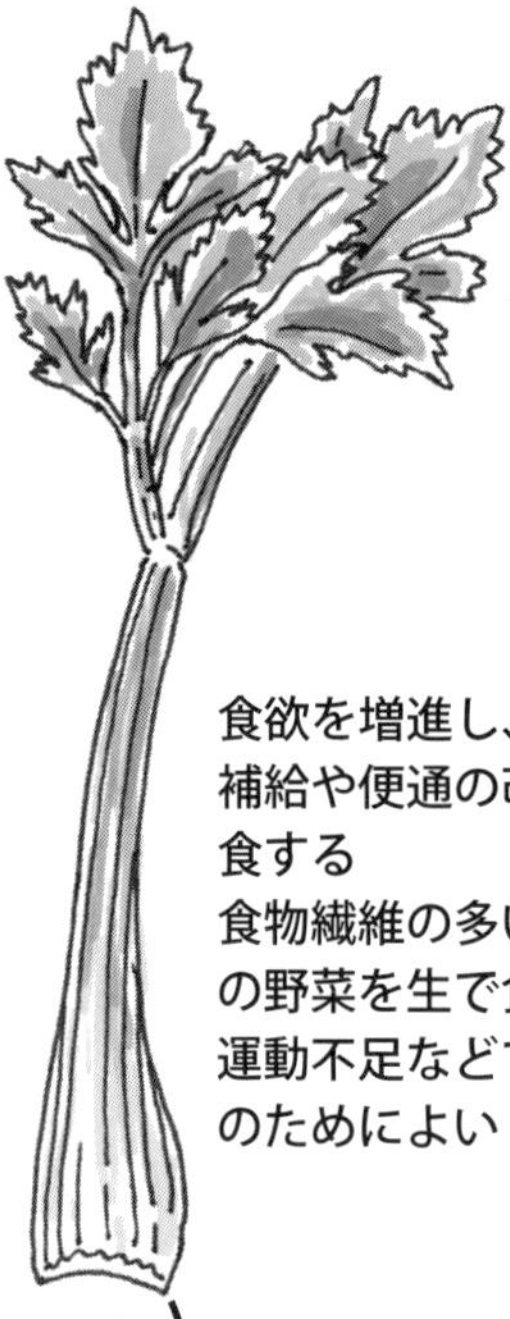

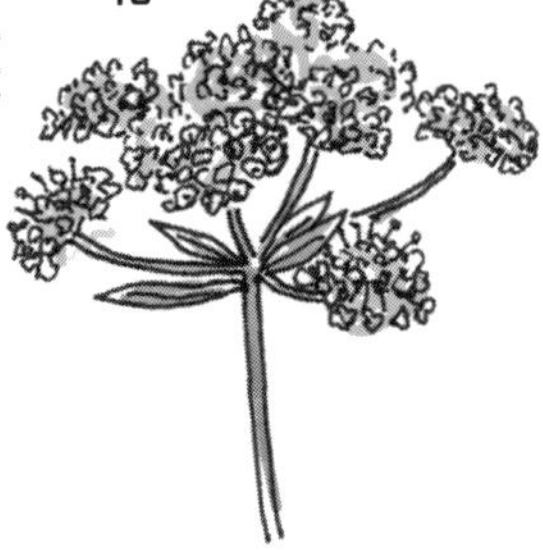

古代ギリシャでは、お祭りの日になるとセルリー（セロリ）で部屋を飾ったり、競技に優勝した人たちにセルリーを編んで作った花環を被せて讃えたりした

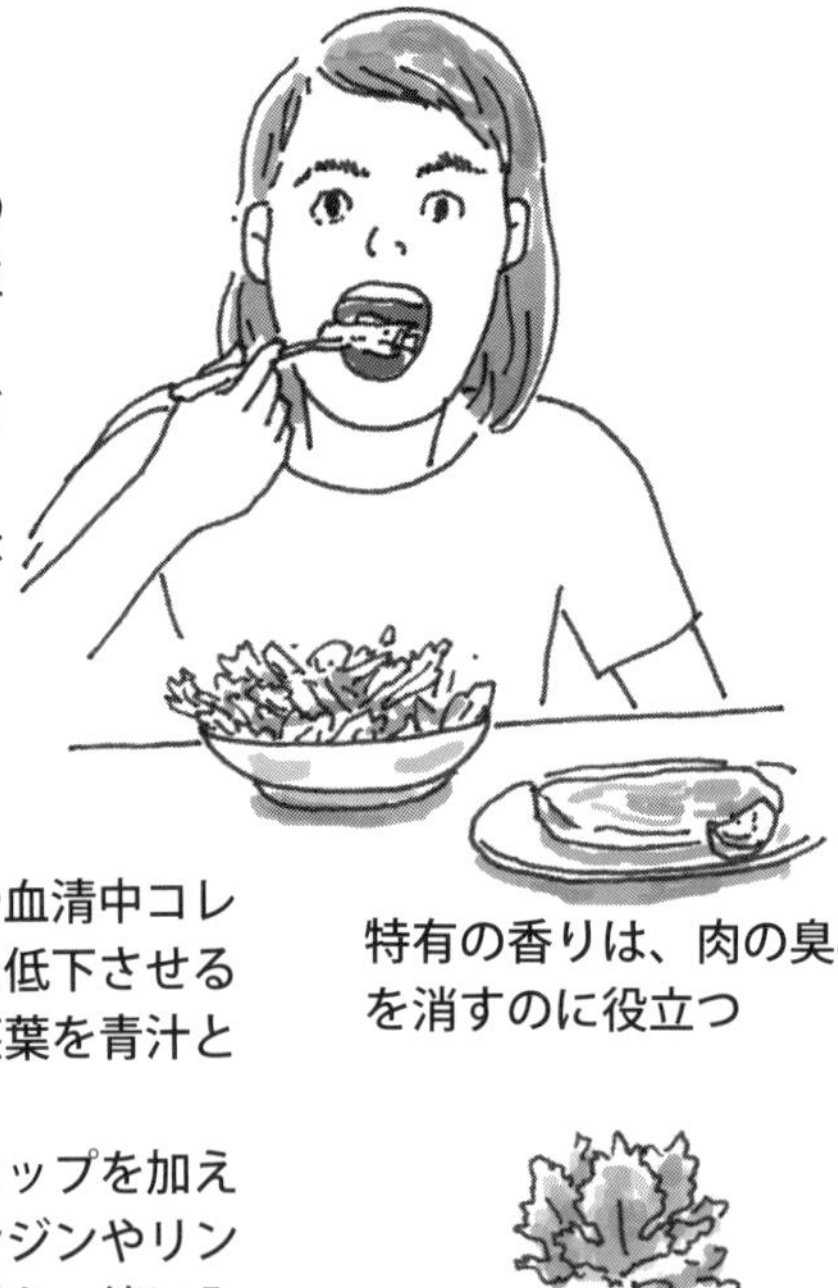

食欲を増進し、ビタミン類の補給や便通の改善に茎葉を生食する
食物繊維の多いセルリーなどの野菜を生で食べることは、運動不足などで便秘がちの体のためによい

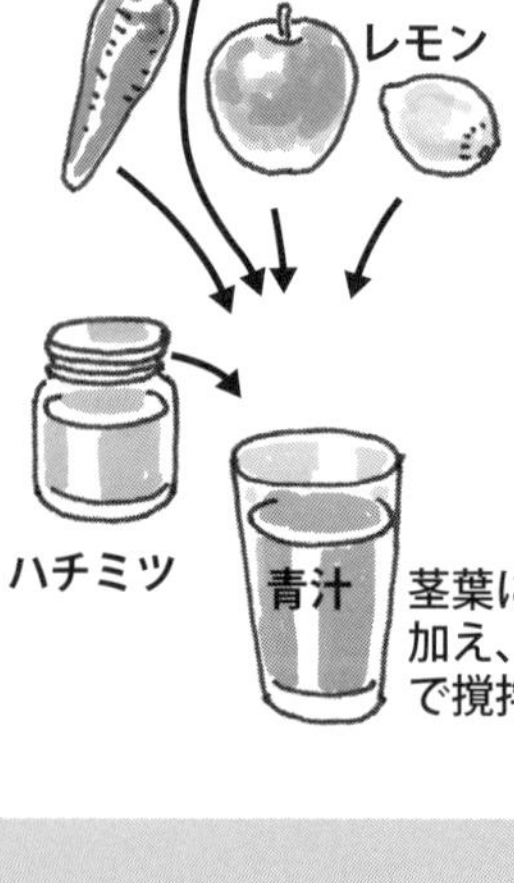

高血圧の治療や血清中コレステロール値を低下させるには、新鮮な茎葉を青汁として服用する
ハチミツかシロップを加えるとよく、ニンジンやリンゴ、レモンなどを一緒に入れると、なお効果がある

茎葉に水適量を加え、ミキサーで撹拌

特有の香りは、肉の臭みを消すのに役立つ

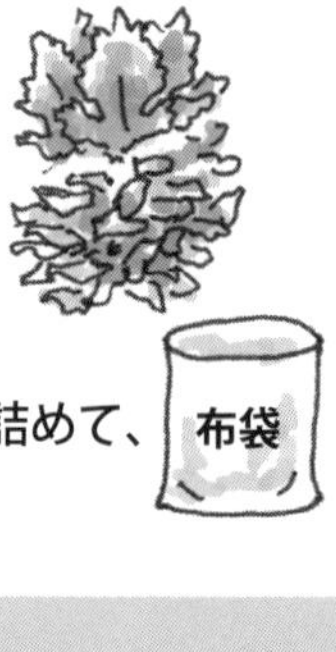

成葉は粗く刻んで布袋に詰めて、温補《おんぽ》性の入浴剤とする

23 ソバ

縄文・弥生時代から利用されてきた

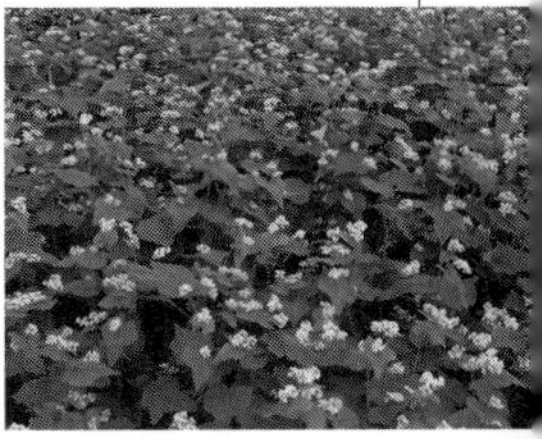

畑一面に真っ白な花が咲いたソバ畑を眺めると、痩せた原野を開墾してきた先人の思いに感動します。

ソバといえば、日本では知らない人はいない食材です。わが国への伝来年代は明らかではありませんが、各地の弥生遺跡からソバやイネの花粉が検出されており、縄文や弥生時代から焼き畑農法で利用されたと考えられています。ソバは種を蒔いて3か月ほどで収穫でき、痩せた土壌でも成長して結実することから、救荒食物として5世紀頃から栽培されてきました。

主な薬効

種子：高血圧予防、動脈硬化症、自律神経失調症、便秘

旬・採取時期

特段の旬はなく、夏、秋に採れたソバを食べます。秋ソバが最も香りがよくおいしいのですが、救荒食物と考えればどの季節のものでもよいでしょう。

特徴と来歴

中国南部に野生祖先種が生育していることから、ソバは中国南部が原産地と考えられるタデ科の1年草です。茎の先端に総状花序を出し、白、淡紅色などの花を多数つけ、黒、茶褐色の果実を着けます。ソバには多くの品種がありますが、普通にみられるソバは粒が大きく角張っていて粉がたくさんとれます。

古くは、ソバのことを「そばむぎ」などと呼びましたが、「そばむぎ」は稜角を意味する古語「そば」と「むぎ（麦）」が複合した語で、角のある麦という意味で、後世には略されてソバ（蕎麦）と呼ばれました。

『本草綱目《ほんぞうこうもく》』に「腸胃を実たし、気力を益し、精神を続なぎ、能く五臓の滓穢《しわい》を煉る」とあり、ソバには高い栄養価による滋養強壮の効果があるとされています。薬膳の文献では蕎麦《きょうばく》と書かれることがあります。

古くは、実から殻（果皮）を除いて種子のまま粥にし、あるいは製粉して粉状にしたものを加工・加熱して塊状のソバがき（ソバ練り）として食べていました。麺の形態に加工する調理法は江戸時代中期に発明されて、ソバ切りと呼ばれました。現在では、省略して単にソバと呼ぶようになり、また、中華そばなどと区別して日本そばとも呼ばれます。

成分と薬効・利用法

ソバは、ビタミンB_1を豊富に含み、脚気などのビタミンB_1欠乏症の予防に効果があります。また穀物としてカリウムや鉄などの多くのミネラルを含み、バランスのよいアミノ酸組成を有します。さらにフラボノイドのルチンやクエルシトリンを含むので、毛細血管を強化し、高血圧を予防し、動脈硬化を防ぎ、便秘を解消して抗酸化作用を示します。高血圧予防の効用は、ソバに含まれる多量のカリウムが体内よりナトリウムを排泄させることによります。常食することで心臓の不調を防いで疲労を回復し、自律神経失調症を治し、脳卒中の予防もできる非常に健康的な食材です。

食べ方・一口メモ

歴史は古く、寿司、天ぷらと並ぶ代表的な日本料理です。このソバの調味として作られる「つゆ（蕎麦汁）」は、地域によって色・濃さ・味に明らかな違いがあり、その成分も各地によって好みが分かれます。

ソバは世界各地でも食用にされています。ロシア・東欧のカーシャのように粥状にして食べたり、フランスのガレットのように粉にひいて焼いたりして食べます。中国ではホーラといって、丸い穴をあけた器械からところてんのように押しだして麺にして食べます。また、ソバ茶に利用したり、ソバ焼酎の主原料として使用されています。

ソバは、アレルギー物質を含む食品として食品衛生法施行規則により指定されており、特定原材料を含む旨の表示が義務づけられています。

健康食としてのイメージが強いソバですが、実や茎にファゴピリンという物質を含むため、食後に日焼けを伴う程度の紫外線（日光）に当たった場合に、光線過敏を起こすことがあります。

主な薬効　種子…高血圧予防、動脈硬化症、自律神経失調症、便秘

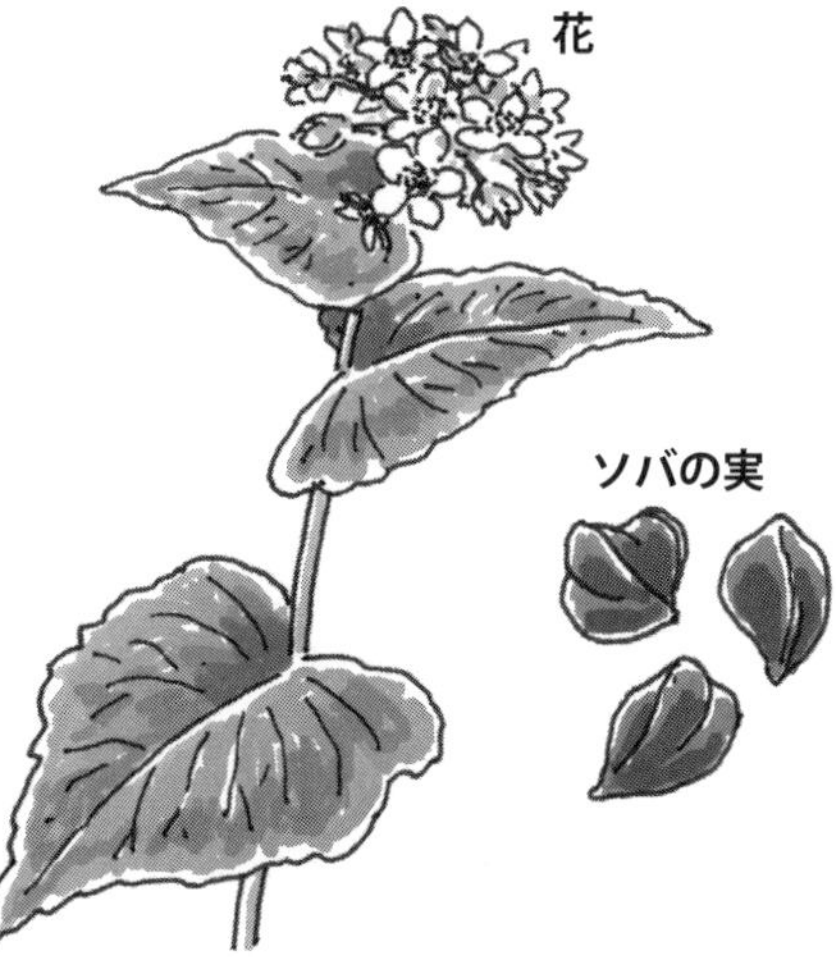

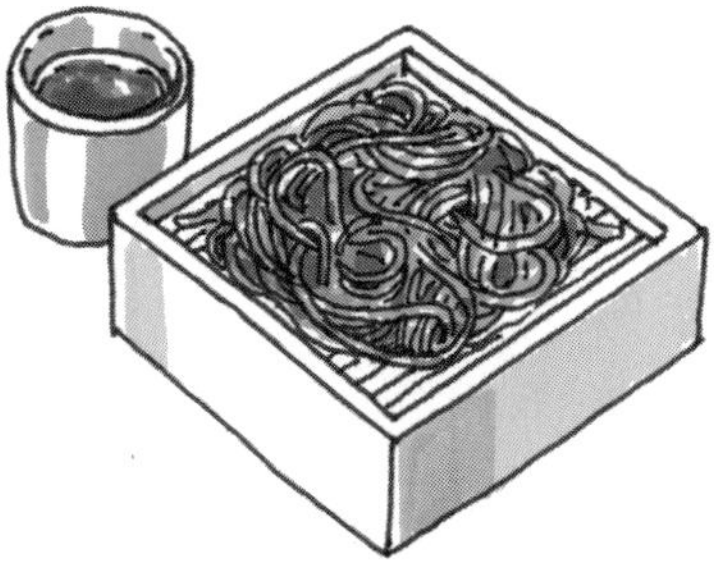

ソバは、毛細血管を強化し、高血圧を予防し、動脈硬化を防ぎ、便秘を解消して抗酸化作用を示す
高血圧予防の効用は、ソバに含まれる多量のカリウムが体内よりナトリウムを排泄させることによる
常食することで心臓の不調を防いで疲労を回復し、自律神経失調症を治し、脳卒中の予防もできる非常に健康的な食材である

カーシャ

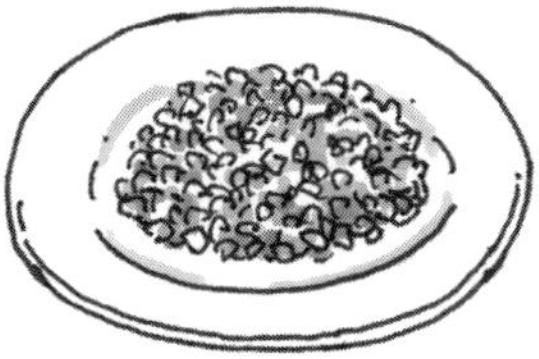

ロシア・東欧では粥状にして食べる

ロティ

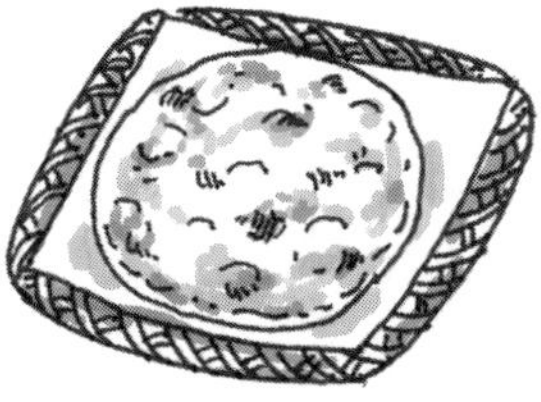

インドでは粉を硬めに練って、丸くのばし、お好み焼きのように焼いて食べる

ガレット

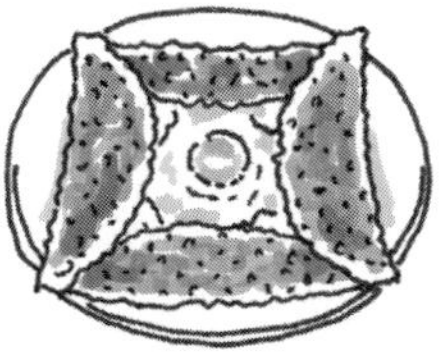

フランスでは粉にひき、薄く焼いて食べる

24 ダイコン

稲作と一緒に渡来した野菜

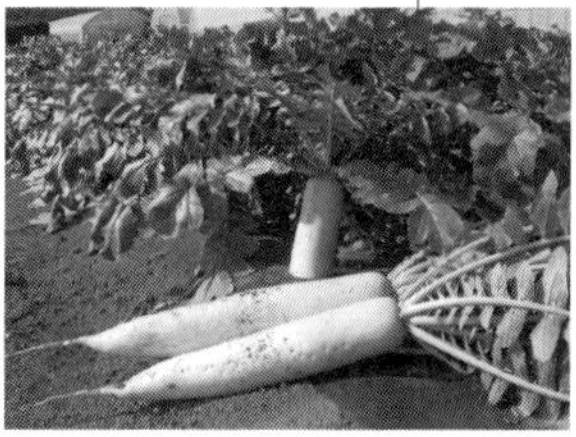

春の七草の一つ「すずしろ」からも日本の食卓との深い関係が窺えるダイコンは、野菜の中でも地方品種が多く、古くから地域の食生活に根づいてきました。

薬膳の観点から、風味や健康機能性に着目して20種ほどの地方品種を研究したことがあります。生食や煮物として食べる場合の味に着目し、主観的な観点からの評価と味センサーを用いた客観的評価を総合的に判断したところ、薬膳素材としては「信州地ダイコン」や「聖護院ダイコン」の適性が高いという結果が出ました。

主な薬効

根：消化不良、風邪、扁桃炎、虫歯、打ち身、捻挫

葉：切り傷、軽いやけど、虫刺され

種子：利胆、去痰、食中毒の腹痛

旬・採取時期

秋〜冬が旬です。葉から根まで全てが食材となり、また薬用に用いられます。種子は秋に収穫し、乾燥して用います。

特徴と来歴

中央アジア周辺原産の古代から日本人が食べてきた代表的な根菜で、広く全国的に栽培されるアブラナ科の1年草です。多肉質の地下部は大部分が根で、葉に近い上部の茎とのはっきりした区別はありません。わが国では弥生時代から栽培されていたということですが、稲作と一緒に渡来したと考えられています。『和名抄』には、和名は於保根《おほね》、根は白くこれを食べるなどと記され、古くはオオネといったことが分かります。

品種により地下部の色や形がさまざまですが、最も出回る品種は色が白くて長さが30cm内外、直径8cm程度の青首大根と呼ばれるものです。根出葉は長さ30cm以上になり、4〜5月、白色または淡紫色の4弁の花

を総状花序に着けます。風土が適したためか外国に比べて大きくなり、桜島ダイコンのように40kg以上になるもの、守口ダイコンのように根の長さが1m以上になるものもあります。

成分と薬効・利用法

種子は精油のヘキシルイソチオシアネートなど、地下部は辛味成分のシニグリンや消化酵素のアミラーゼ（ジアスターゼ）など、葉はフラボノイド配糖体のトリフォリンなどを含みます。地下部にはジアスターゼが多量に含まれ、また食物繊維も豊富なので整腸作用があり、便秘解消にも一役買ってくれます。また、ビタミン類やカルシウムなどのミネラルも豊富ですが、特に葉に多く含まれますので、菜飯やみそ汁に入れて使うことでダイコンの栄養を余すことなく摂れます。

民間療法では、胃もたれや二日酔いにダイコンおろしを食べるか、おろし汁を盃1杯ほど食前に飲みます。風邪の発熱や咳にはおろし汁におろしショウガを少々加え、湯を注いで飲みます。扁桃炎、虫歯、打ち身や捻挫にはおろし汁で冷湿布します。切り傷や軽いやけど、虫刺されに生葉の汁を塗布します。冷え症や神経痛などには、葉を陰干ししたものを入浴剤として用います。

種子を採取して天日で乾燥したものは莱菔子《らいふくし》と称し、性味は辛甘・平で、利胆や去痰などの目的で漢方処方されます。食中毒の腹痛には、砕いて飲用します。

食べ方・一口メモ

一般的に売られているのは青首ダイコンで、通年出回りますが、冬の時季のダイコンは甘味が増すのが特徴で、煮物やおでんなどに向きます。ダイコンの地下部は部位によって特徴があるので、使い分けをするとよいでしょう。葉に近い部分は辛味が少なく甘味がありますのでサラダにして生食に、中ほどは漬物や煮物などに、一番辛味が強い先端部はすりおろして薬味にするのが最適です。皮にはビタミンCが中央部の2倍も含まれますので、捨てずによく洗って活用したいものです。ビタミンAやミネラルの豊富な葉は新鮮なうちに刻んで、炒める、ご飯に混ぜる、みそ汁に入れるなどの食べ方があります。また青汁にして飲むとよいでしょう。

主な薬効

根…消化不良、風邪、扁桃炎、虫歯、打ち身、捻挫

葉…切り傷、軽いやけど、虫刺され
種子…利胆、去痰、食中毒の腹痛

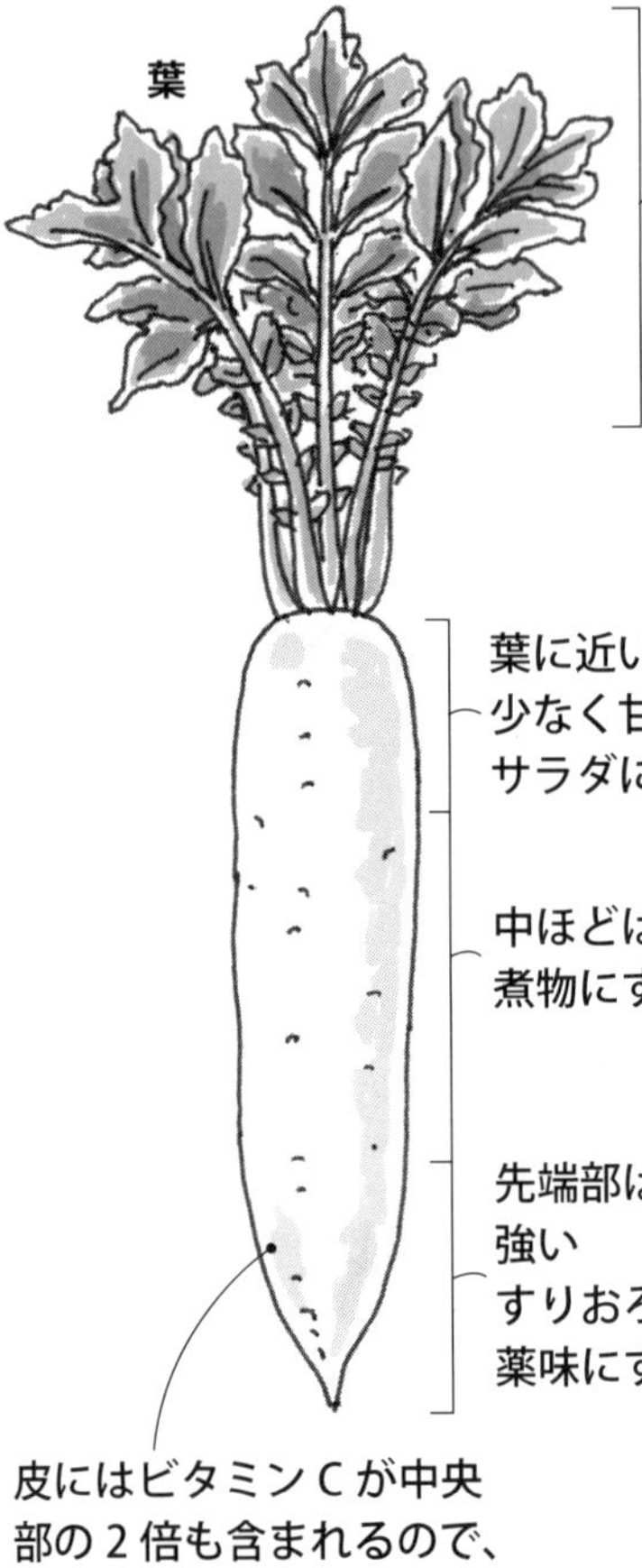

葉はビタミンAやミネラルが豊富。新鮮なうちに刻んで、炒める、ご飯に混ぜる、みそ汁に入れるなどの食べ方がある
また、葉を刻んで水適量を加え、ミキサーで撹拌して、青汁にして飲むとよい

葉に近い部分は辛味が少なく甘味があるので、サラダにして生食

中ほどは漬物や煮物にする

先端部は一番辛味が強い
すりおろして薬味にする

皮にはビタミンCが中央部の2倍も含まれるので、捨てずによく洗って活用したい

胃もたれや二日酔いにダイコンおろしを食べるか、おろし汁を盃1杯ほど食前に飲む

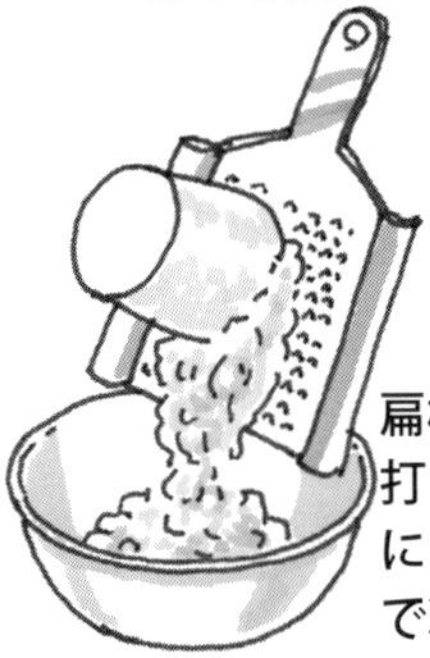

扁桃炎、虫歯、打ち身や捻挫にはおろし汁で冷湿布する

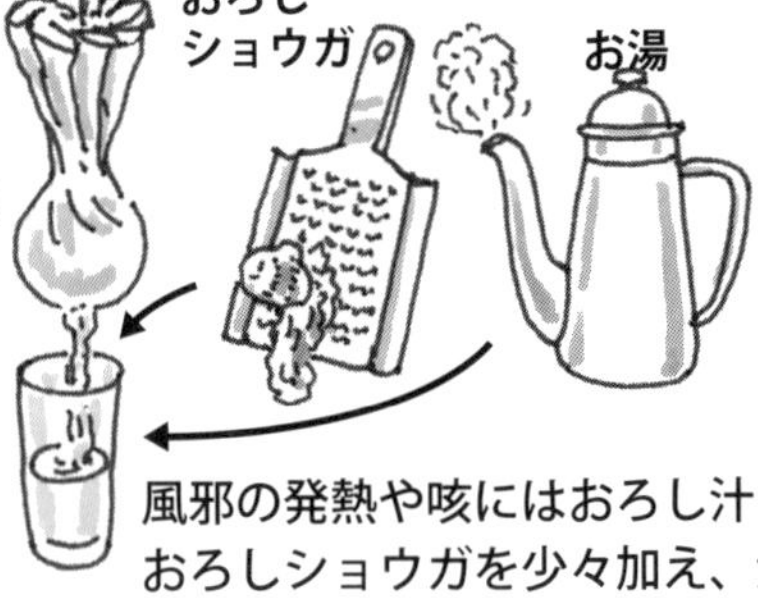

切り傷や軽いやけど、虫刺されに生葉の汁を塗布する
冷え症や神経痛などには、葉を陰干ししたものを入浴剤にする

風邪の発熱や咳にはおろし汁におろしショウガを少々加え、湯を注いで飲む

25 ダイズ

日本の食卓の要を支える食材

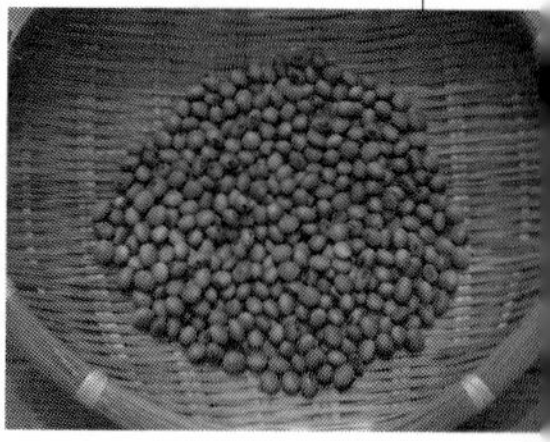

普段私たちが食べている豆腐、納豆の素はダイズです。私たち日本人は、アジアのダイズ文化圏に生まれて本当に豊かな食生活ができて幸せです。

かつてユーラシア・アフリカ大陸では、グラスピーと呼ぶ豆を食べて起こるラチリズムという神経中毒症がありました。現在では、ほとんどの国では記録に残っているだけです。私たちは、いかなる豆も火を通すなどの加工を施してから食べなければならないことを知っています。しかし、エチオピアなどの国々では経済的に恵まれない人びとの間には現在でも発症がみられます。恵まれない子どもたちは、野原にある豆を生で食べるからです。毒性があるので茹でて食べるようにとの教育もままならない現実が、まだまだこの地球上にはあるのです。研究で訪れた地で目の当たりにした現実は、今なお私の研究の原点になっています。

主な薬効

種子：健胃整腸、解熱、解毒、鎮静、便秘、二日酔い、利尿、動脈硬化、更年期障害、冷え症

旬・採取時期

夏〜秋が旬で、種子を採取して食用または薬用にします。薬用には完熟した黒ダイズを蒸して発酵加工したものを用います。

特徴と来歴

コメやムギと並ぶ重要な豆類で、日本にも野生するツルマメやヤブマメのような野マメの仲間から選択され、長い間かかって改良されて、現在みられるような品種が作出されました。中国原産のマメ科の1年草で、わが国には弥生時代初期に渡来したといわれます。『本草綱目《ほんぞうこうもく》』には、雑穀類の総称で、ダイズの豆は種子が莢《さや》の中に収まっていると記され、さらに『和名《わみょう》抄《しょう》』では本草で大豆といい、和名を萬米《まめ》としているよ

うに、古くから単にマメといえばダイズを指します。

主な品種には種皮の色によって黄ダイズと黒ダイズがあり、食用に多く利用されるのは、種子の色が黄や黄緑のものですが、緑色や黒色もあり、種子の形も円形から楕円形までさまざまです。薬用には黒ダイズが用いられます。また生育日数によって、早生の夏ダイズ、中間種、晩生の秋ダイズに大きく分けられます。

近年では減反政策の一環として田んぼを潰してダイズの生産が行なわれたりしていますが、一方では海外から価格の安いダイズが輸入されてきています。米もダメ、ダイズもダメと、農民を顧みないわが国の農業政策は今後どこに向かっていくのでしょうか。

成分と薬効・利用法

種子はタンパク質、脂質、糖質が特に多く、リン、カルシウムなどのミネラル、ビタミンB群、ダイズサポニン、イソフラボンのゲニスチン、リン脂質のレシチン、食物繊維などが含まれています。ほかの豆類に比べてタンパク質と脂質の割合が高く、その栄養価が認められていて「畑の肉」として古くから重要なタンパク源です。穀類に不足している必須アミノ酸のリジンを含み、コメとダイズ製品を組み合わせると、すべての必須アミノ酸を摂取できることになります。

漢方では、黒ダイズを発酵させた香豉《こうし》を用います。性味は苦・寒で、消炎性健胃・消化・解熱・発汗薬として、胃のむかつき、心煩（胸苦しい）、不眠、熱病の初期に応用し、特にノイローゼなどに用います。

民間療法では、完熟した黒ダイズをそのまま用いますが、咳や熱には1日量20gを300mlの水で半量まで煎じ、数回に分けて服用します。二日酔いには濃く煎じて飲むとよいといいます。利尿、解毒には炒った黒ダイズにほうじ茶を加えてお茶として飲みます。動脈硬化の予防や便秘解消には酢ダイズがよく用いられます。ダイズには弱いながらも利胆・緩下作用があるので、便秘気味の人は常食するとよいでしょう。またダイズのイソフラボンには女性ホルモン様作用があるので、更年期障害、骨粗しょう症、がんの予防などに効果があるといわれています。食品としては1日に豆腐なら半丁、納豆なら1パック程度を食べるとよいといわれます。なお、豆淋酒《とうりんしゅ》を造って飲むと冷え症や低血圧症などによく効きます。中国から江戸時代に伝えられたもので、『本朝食鑑《ほんちょうしょっかん》』に収載されています。

近年、健康食品などの素材として幅広く利用されています。アメリカ食品医薬品局（ＦＤＡ）がタンパク源としてダイズタンパク質を1日25g摂ることで血中コレステロールを低下させ、心臓病のリスクを低減するという健康表示を認めたことを受けて、わが国でもダイズタンパク質やリン脂質結合ダイズペプチドが血中コレステロールを低下させる特定保健用食品素材として認可されています。また、ダイズタンパク質の消化吸収率は高く、アミノ酸のバランスがよいため、筋肉の同化作用を促すスポーツ用サプリメントとしてダイズプロテインが商品化され、さらにダイズペプチドは吸収の速いタンパク源としてスポーツ飲料などで利用されています。

糖質のダイズオリゴ糖は、難消化性で大腸に達し、ビフィズス菌の餌となって腸内環境を改善し、便通を正常化する効能があります。リン脂質のレシチンは、細胞膜を形成する主要成分であり、動脈硬化や認知症の予防効果が期待されています。微量含まれるホスファチジルセリンは脳内の代謝を活性化し、学習能力や記憶力の改善効果があります。油脂成分の植物性ステロールには血中コレステロール低下作用があります。さらにダイズイソフラボンには、骨粗しょう症や更年期障害、乳がんや前立腺がんの予防、高脂血症などへの効果が認められています。ただし、厚生労働省は特定保健用食品として摂取する上限値を設定し、妊婦や乳幼児・小児には推奨できないとしています。

ダイズサポニンには強い抗酸化作用があり、脂質代謝改善や老化防止、肥満改善などの効果が期待されています。そのほか、ダイズ発酵食品である納豆や豆乳なども健康食品として注目されています。

食べ方・一口メモ

そのままでも煮豆などとして料理に用いますが、原料として豆腐、納豆、みそ、しょう油、きな粉、湯葉などの伝統食品に加工され、またダイズ油としても利用されます。いずれも昔から日本人の食卓には欠かせません。黄緑色の未熟果はエダマメ（枝豆）と呼ばれて茹でて食べられ、夏の風物詩ともなっています。

主な薬効

種子…健胃整腸、解熱、解毒、鎮静、便秘、二日酔い、利尿、動脈硬化、更年期障害、冷え症

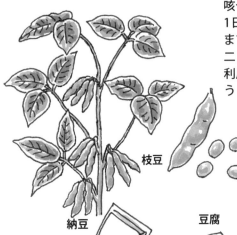

咳や熱には、完熟した黒ダイズ 20gを1日量として300mℓの水で半量になるまで煎じ、数回に分けて服用する
二日酔いには濃く煎じて飲むとよい。
利尿、解毒には炒った黒ダイズに、ほうじ茶を加えてお茶として飲む

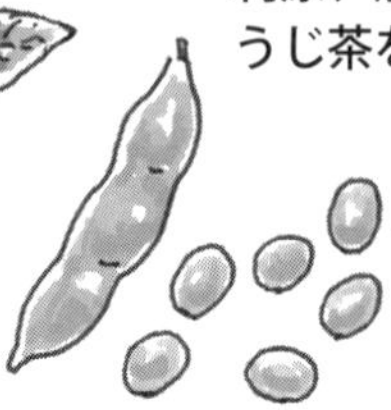

ダイズのイソフラボンには女性ホルモン様作用があるので、更年期障害、骨粗しょう症、がんの予防などに効果がある食品としては1日に豆腐なら半丁、納豆なら1パックほどを食べるとよい

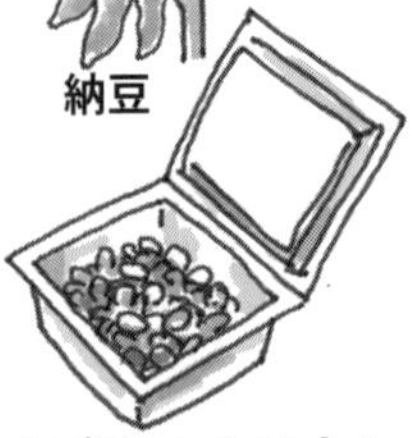

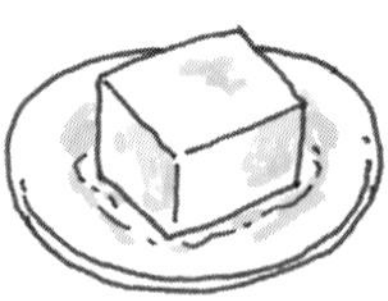

＜酢ダイズのつくり方＞

動脈硬化の予防や便秘解消には、酢ダイズがよい

①
ダイズをよく洗い、水気をよく切る
茶色っぽく色付くまで 20~25 分ほど弱火で炒める

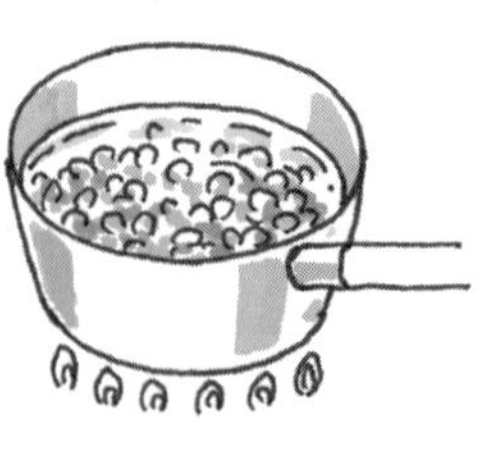

②
ビンの 1/3 ほどダイズを入れ、ダイズの高さよりも数cm高く酢を入れて、フタをして密閉する
1~2 日でダイズが膨らみ酢の上に顔を出す

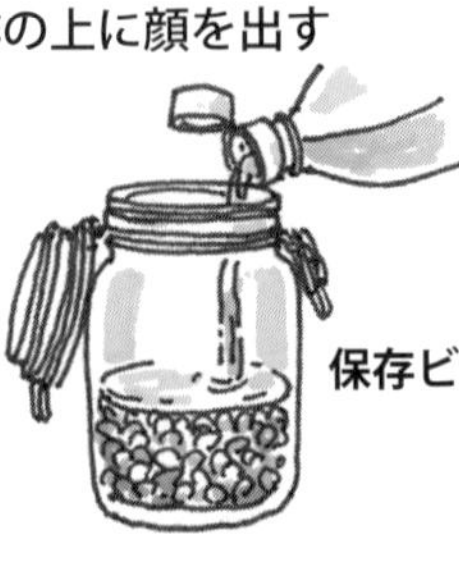

③
フタを開け、再びダイズの数cm上まで酢を継ぎ足す
ダイズが酢を吸わなくなるまで繰り返して、密閉し、1週間から10日漬け置きして完成

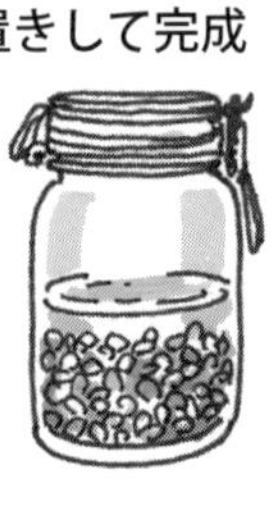

26 タデ

辛味を珍重する香辛料

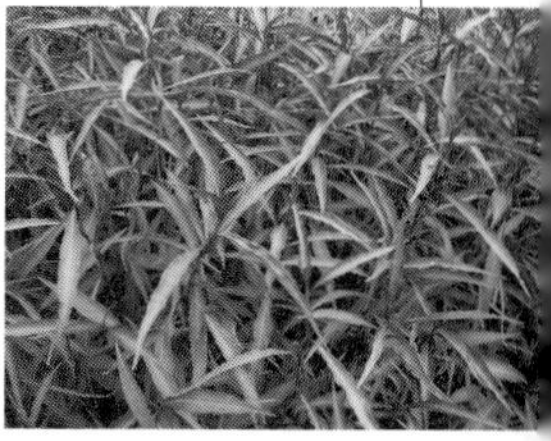

「蓼《たで》食う虫も好き好き」という諺《ことわざ》は、ちょっと噛むとたまらなく辛いタデの葉を食べる虫のいる不思議さに、人の好みのさまざまなことを喩えたものでしょうが、だからこそこの世は面白みもあるというものでしょう。猛毒のトリカブトを食べる虫もいますよ。

薬草園にはタデ（ヤナギタデ）が植えてあります。若いうちは茎葉が濃い紫色をしていて、開花結実期になると本来の緑色に戻ります。昔から「魚毒を消し、生臭みを去る」といわれて、芽生えを刺身のつまなどに用います。刺し身と一緒に食べるといっそうおいしく食べられますし、少量摂取すれば消化を促進し胃を調えるともいわれます。飾り物と考えないで薬味として食べるようにしたいものです。

タデの仲間には、子どもの頃におままごとで「赤まんま」といって遊んだ**イヌタデ**や**ハルタデ**などがありますが、いずれも辛味がありません。赤紫色の小花を咲かせるイヌタデは、おままごとのように若芽や若葉を和え物やお浸し、油炒めなどとして食べることができます。また、藍染めに使う**アイ**はタデアイともいい、薬用としても重要な植物です。

主な薬効

茎・葉：食欲増進、食中毒予防、虫刺され、打ち身、肩こり、しもやけ、暑気あたり

旬・採取時期

晩秋が旬で、茎や葉が伸びる夏から秋にかけて地上部を採取し、水洗いして天日で乾燥します。生の葉も薬用にします。

特徴と来歴

日本・中国原産で河川や湿地などの水辺に生えるタデ科の1年草で、古くから香辛料として利用されてきました。李時珍《りじちん》は『本草綱目《ほんぞうこうもく》』の中で、「蓼類の草は

皆高く揚がるので文字は翏《りょう》に従う」と述べていて、名の由来は植物の生態からと記しています。わが国では葉の形が柳の葉に似ているのでヤナギタデといいます。別名をマタデとかホンタデというのは、食用にする本物のタデであることに由来し、辛味のない種類と区別するためにつけられたものです。

奈良・平安時代より香辛料の一つとして用いられてきて、江戸時代の『菜譜』や『本草綱目啓蒙』には、わが国のタデの種類をあげ、豊前（福岡県地方）彦山や播州（兵庫県地方）赤穂に生えるものが名産などと説明しています。

成分と薬効・利用法

茎葉にはタデオナール、ポリゴノンなどの辛味性精油、フラボノイドのケルセチン、タンニンなどが含まれ、漢方では水蓼《すいりょう》といいます。性味は辛・平で、風湿を去り、腫れを消す効能があるので、脚気、リウマチ、下痢、打撲傷などに用いられます。また止血作用や降圧作用が報告されています。

民間療法では、生の葉を少量の食塩で揉んだ汁をハチやアブ、アリなどの毒虫刺されに塗布します。打ち身や捻挫、肩こりには、濃く煎じた液で温湿布します。扁桃炎や口内炎、歯茎の腫れには、煎じ液でうがいをします。霜焼けや凍傷には、乾燥した茎葉を刻んで湯を注ぎ、患部につけてよくマッサージするとよく、食あたりには生の茎葉をすり潰し同量のショウガを加えて飲むとよいといわれます。乾燥した葉の煎じ液は利尿・解熱薬として用いられます。若芽を薬味とすれば味覚神経末端を刺激し、唾液と胃液の分泌を増し、消化を助けて食欲増進、食中毒の予防になります。

食べ方・一口メモ

現在、一般にタデと称し、香辛野菜として栽培されているのは、ヤナギタデの栽培品種のアオタデやベニタデ、アザブタデなどです。ベニタデの子葉は赤紫色で若芽を芽タデと呼んで刺身のつまに、または刻んで薬味、天ぷら、和え物、汁の実などとします。アオタデの葉は緑色で、アユの塩焼きに添えたり、すりおろして二倍酢と合わせたタデ酢として臭みのある魚料理に添えて使います。

主な薬効

茎・葉…食欲増進、食中毒予防、虫刺され、打ち身、肩こり、しもやけ、暑気あたり

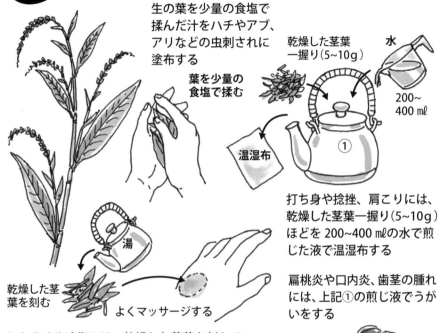

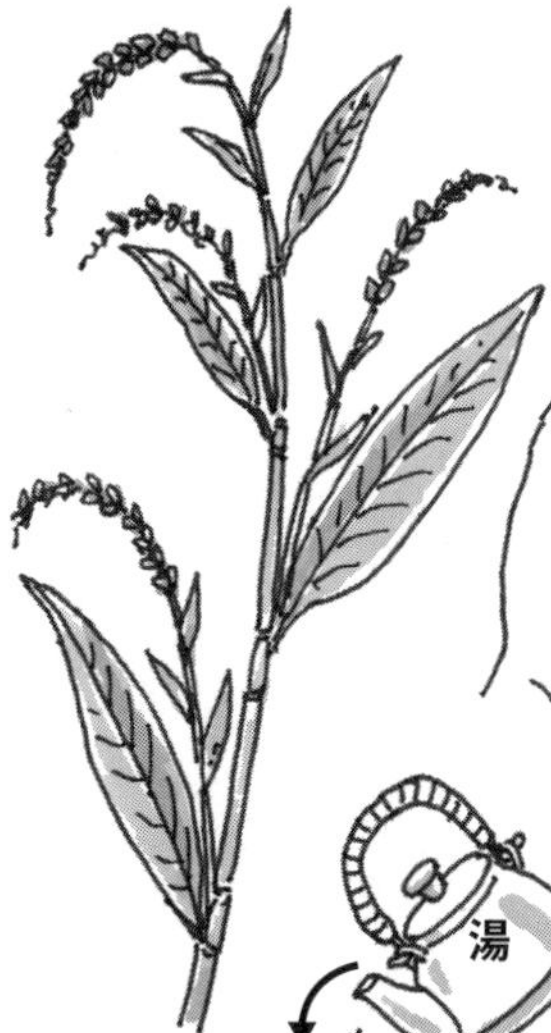

生の葉を少量の食塩で揉んだ汁をハチやアブ、アリなどの虫刺されに塗布する

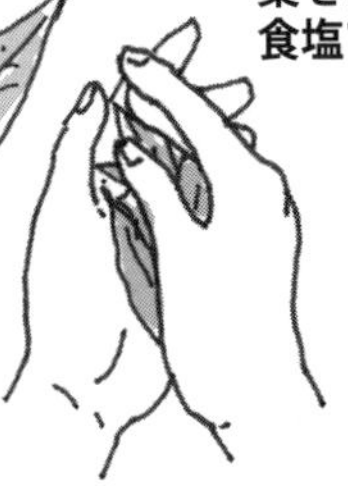
葉を少量の
食塩で揉む

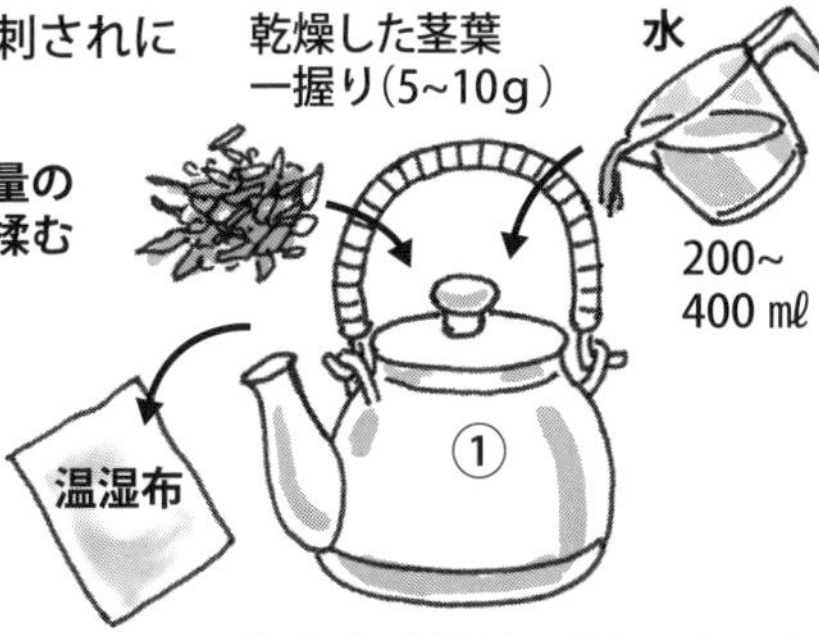

打ち身や捻挫、肩こりには、乾燥した茎葉一握り（5~10g）ほどを 200~400 mℓの水で煎じた液で温湿布する

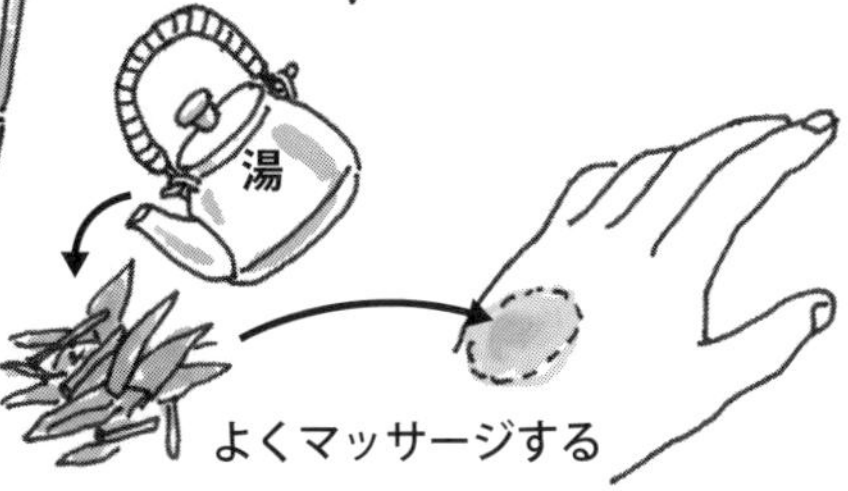

扁桃炎や口内炎、歯茎の腫れには、上記①の煎じ液でうがいをする

しもやけや凍傷には、乾燥した茎葉を刻んで湯を注ぎ、患部につけてよくマッサージするとよい
食あたりには生の茎葉をすり潰し同量のショウガを加え、小スプーン１杯を飲むとよい

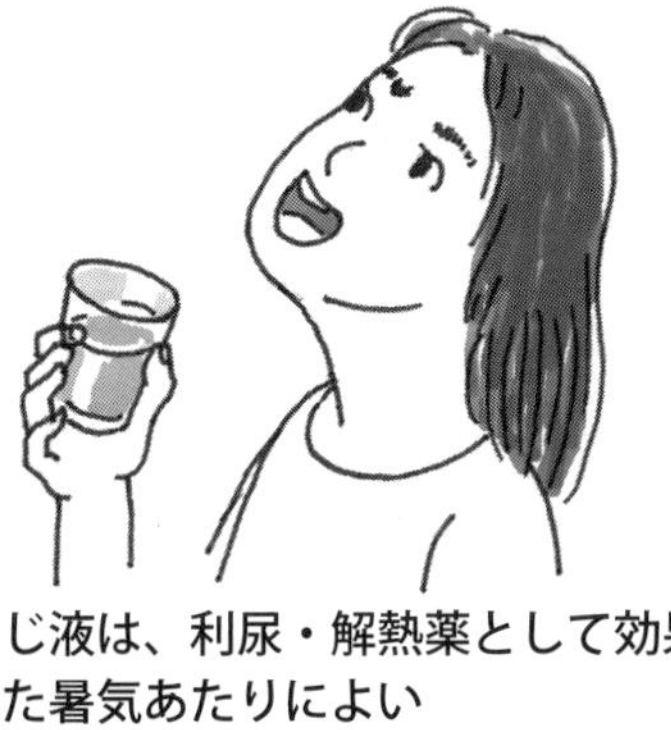

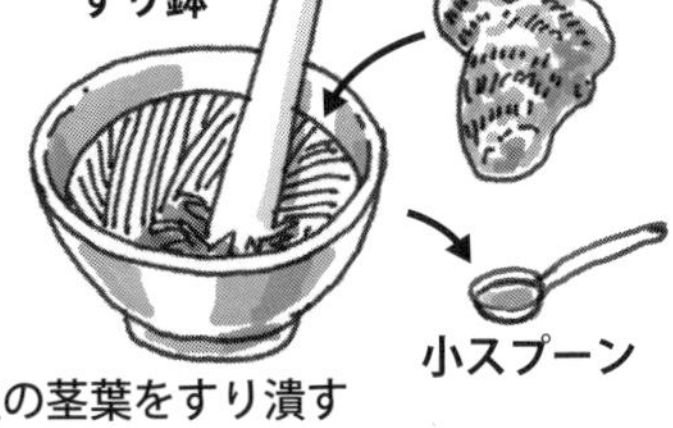
茎葉と同量のショウガ
すり鉢
小スプーン
生の茎葉をすり潰す

上記①の煎じ液は、利尿・解熱薬として効果があり、また暑気あたりによい
若芽を薬味とすれば味覚神経末端を刺激し、唾液と胃液の分泌を増し、消化を助けて食欲増進、食中毒の予防になる

27 タマネギ

砂漠で命を保ってきた球根

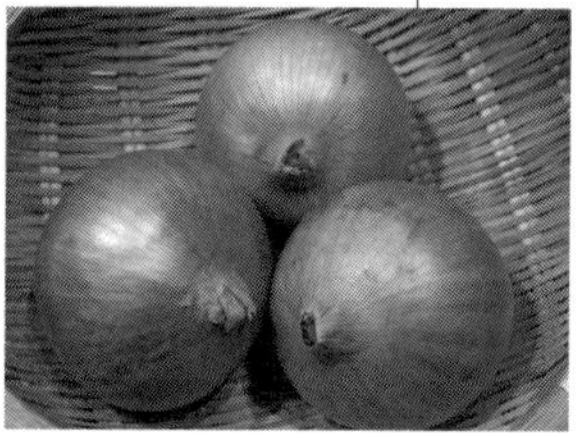

子どもの頃は誰でもそうかもしれませんが、特異な臭気のするネギやニンニク、ニラ、タマネギなどを食べるのを嫌がるものです。大人になるといつしか平気で食べられるようになり、料理することもできるようになるというのも、日本の風土にいつか適応していく体質的なものがあるということなのでしょうか。

ところで、タマネギはエングラー体系による分類ではユリ科植物でしたが、近年は分子系統解析に基づくAPG分類体系でヒガンバナ科ネギ属の植物となりました。植物の分類は、エングラーが提唱した形態学的な分類体系から科学の進歩とともに新エングラー体系、クロンキスト体系を経てAPG分類体系になっています。タマネギとネギ、ニンニクやニラは、外見上の根元の状態が違うようですが、切ってみると同じような構造になっています。また、真っ赤な花を咲かせるヒガンバナも同じで、ヒガンバナ科植物には有毒植物が多いと学んできた身としては、以下のような史実から考えを新たにせねばなりませんね。

すなわち、タマネギの鱗茎はなぜこのような構造を持っているのだろう、なぜ揮発性物質や糖分が含まれるのだろうと考えると、球根性の植物がどのように、また、どんな条件で生育するのかを知ると分かります。これらの植物の多くは、砂漠や荒原が自生地なのです。砂漠に生える球根性の植物は、雨期に花を咲かせ、乾期が始まる頃には、地中に小さな球根ができています。球根の中に蓄えられている養分は、花と葉の成長のために使われます。揮発性物質は外敵から身を守ります。薄い丈夫な鱗葉（外皮）は、球根が一年中乾燥しないように守っています。

エジプトの墓からタマネギの遺物が発見され、また古い建物の壁画にも無数のタマネギの絵が描かれています。今から5000年以上も前に、タマネギは広く普及していたことを示しています。古代ギリシャやローマの軍隊では、力とエネルギーと勇気を呼び起こすものと考え、食べ物にたくさん混ぜたといわれます。いつの時代でも、またどんな民族でも、タマネギには薬としての性質があると記されています。中世になると臭いだけでも病気が防げるとされ、分泌される揮発性の物質が腐敗菌や病原菌、原生動物あるいはカエルも殺すことが明らかとなりました。これは植物は身を守る物質を分泌していることを示します。口の中にいる細菌を殺すにはタマネギを3分間噛んでいれば十分だといわれます。

主な薬効

鱗茎：食欲不振、不眠症、解熱、高血圧・動脈硬化の予防

旬・採取時期

初夏～夏が旬ですが、季節ごとに産地の異なるものが出回っています。

特徴と来歴

中央アジアの原産といわれるヒガンバナ科（旧ユリ科）の多年草で、紀元前のエジプト王朝時代から栽培され、その後、ヨーロッパ、アメリカに伝えられました。アジアへの普及は遅く、わが国に渡来して食用として栽培が始まったのは、明治時代に入った1871年の札幌での試験栽培が最初です。現在では北海道、佐賀県、兵庫県などが主産地です。北海道は春蒔き栽培、他府県では秋蒔き栽培が行なわれるため、季節ごとに産地の異なるものが小売りされています。鱗茎は多肉で層になり、特有の刺激臭があり、食用にも薬用にも用いられています。

タマネギ（玉葱）も初めはいくつにも分球するイモタマネギだったといいますが、人間は長い年月を経て、小さく分球しないような現在のタマネギを、品種改良を行なって作出してきました。ただし、栽培条件によっては分球する可能性もあります。

成分と薬効・利用法

鱗茎には揮発性の硫化アリル、ジサルファイド類、ケルセチン、グルタチオン、オリゴ糖などが含まれ、またカルシウム、リン、鉄などのミネラル、ビタミン

類も含まれています。硫化アリルには胃液分泌の促進による食欲増進作用、ビタミンB_1の吸収促進による疲労回復のほか、殺菌作用や血小板凝集抑制作用、不眠症の改善作用が報告されています。

漢方では胡葱《こそう》と称し、性味は辛・温で、体を温める、気を下す効能があるので、消化、発汗、解熱、消炎、緩下、駆虫などに用います。

民間療法では、外皮をむいて中の多肉の部分を用い、また茶色い外皮も薬用とします。風邪の引き始めなど、熱があるときには、鱗茎を細かく刻んでおろしショウガを加え、しょう油またはみそで調味して熱いお湯で溶いて飲みます。寝る前に飲むと発汗を促し解熱効果があります。咳が出るときは、細かく刻んだタマネギをガーゼに包んで首に巻いて冷湿布するか、絞った汁を水で薄めてうがいしても効果があります。

タマネギのスライスを置いておくと寝つきがよくなるといわれています。また料理に用いて常食すれば、不眠や疲労回復、食欲不振に効果的です。円形脱毛症には生汁でマッサージするとよいといいます。虫下しや便通改善には生を刻んで焼いて多めに食べます。

外皮には利尿効果と共に毛細血管を丈夫にする働きがあるので、外皮5～10gを煎じてお茶のようにして飲むと高血圧や動脈硬化の予防に役立ちます。外皮に多く含まれるケルセチンには、抗酸化作用、脂質代謝改善作用、抗アレルギー作用、抗がん作用などが認められ、動脈硬化や糖尿病、骨粗しょう症などの予防が期待されています。近年、外皮エキスが健康食品として商品化されています。

食べ方・一口メモ

加熱すると甘味が出て、料理の味をまろやかにし、特に洋風料理には欠かせない素材です。ただし、成分の硫化アリルは水溶性で、加熱によって甘味成分に変化してしまうので、薬用には生食すると効果的です。薄切りを塩もみして水にさらすとクセが和らぎ、みじん切りにしてサラダに加えて食べてもよく、さっぱりと食べるならカツオ節としょう油で食べるとよいでしょう。

主な薬効 鱗茎…食欲不振、不眠症、解熱、高血圧・動脈硬化の予防

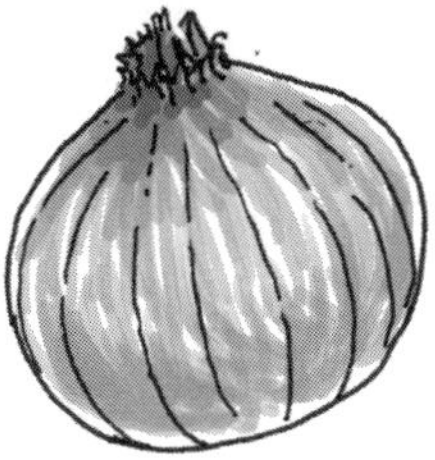

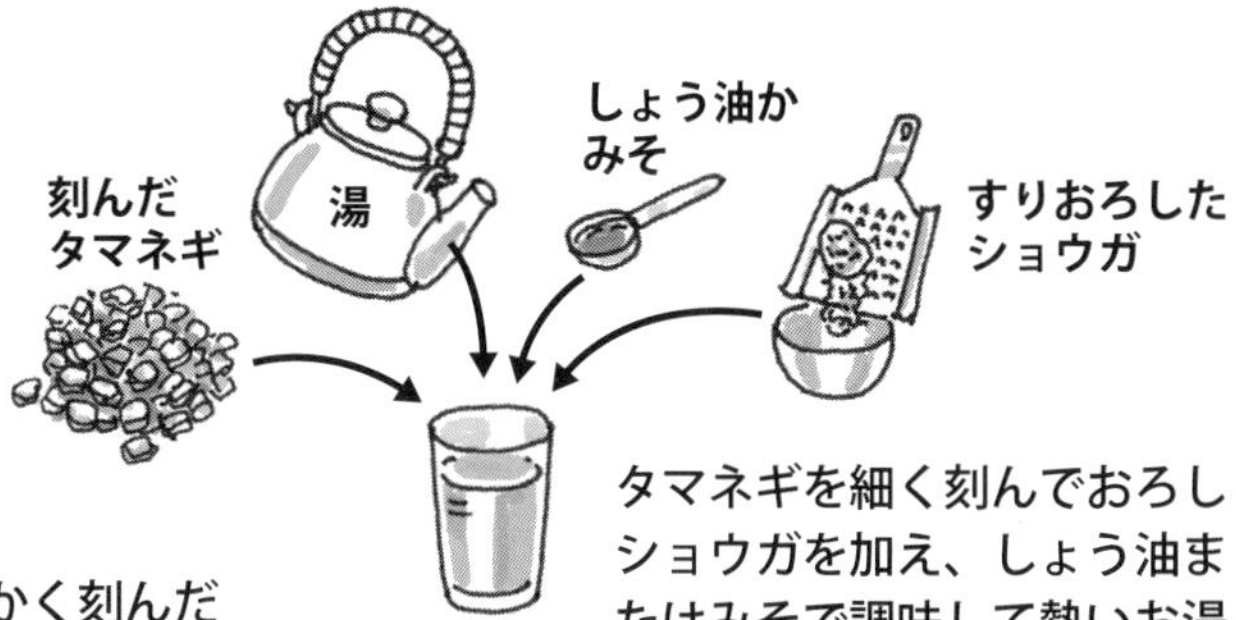

タマネギを細く刻んでおろしショウガを加え、しょう油またはみそで調味して熱いお湯で溶いて飲む
寝る前に飲むと発汗を促し解熱効果がある

咳が出るときは、細かく刻んだタマネギをガーゼに包んで首に巻いて冷湿布するか、絞った汁を水で薄めてうがいをしても効果がある

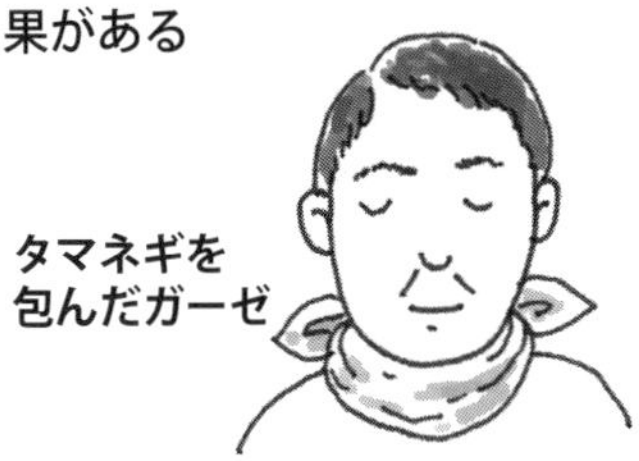

タマネギのスライスを枕元に置いておくと寝つきがよくなる
料理に用いて常食すれば、不眠や疲労回復、食欲不振に効果的

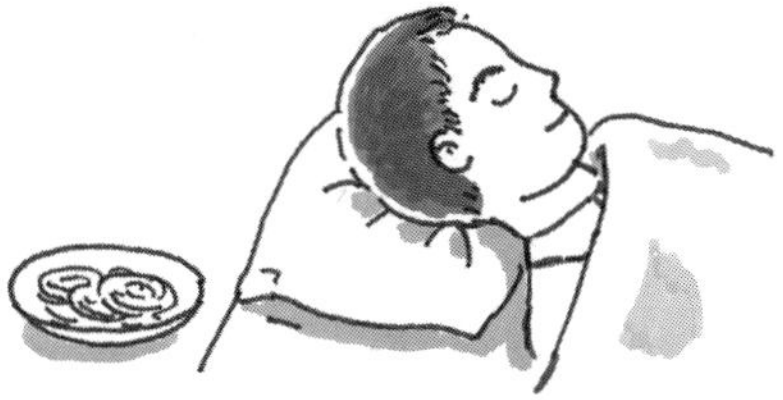

円形脱毛症には生汁でマッサージ
虫下しや便通改善には生を刻んで焼いて多めに食べる

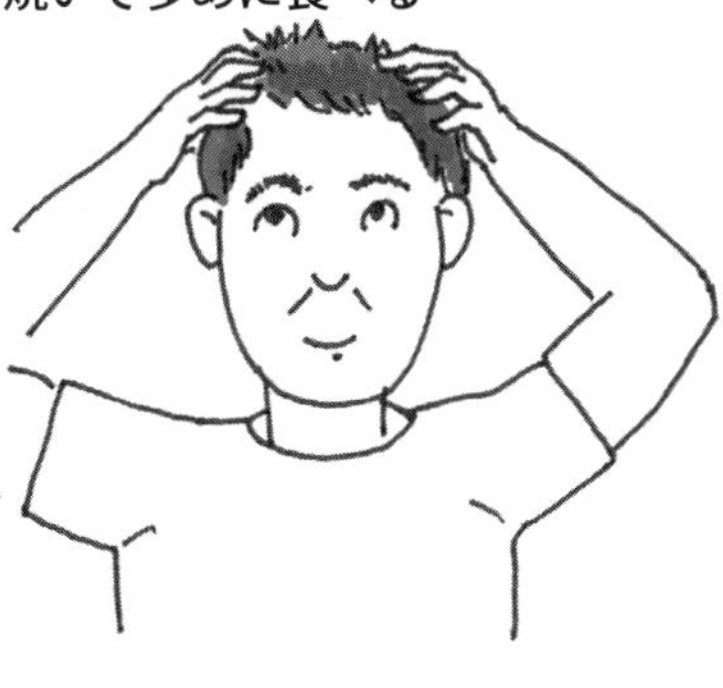

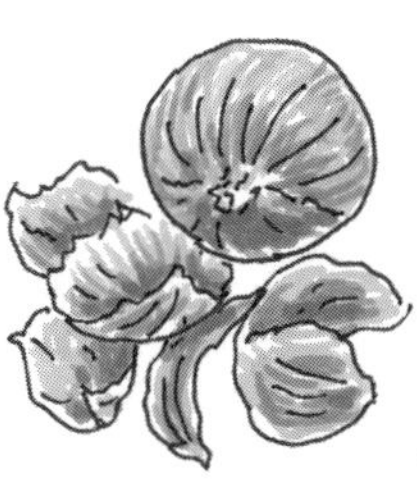

外皮には利尿効果と共に毛細血管を丈夫にする働きがあるので、外皮5~10gを400~600㎖の水で煎じてお茶のようにして飲むと高血圧や動脈硬化の予防になる

28 ツルナ

食糧難の時代にお世話になった救荒植物

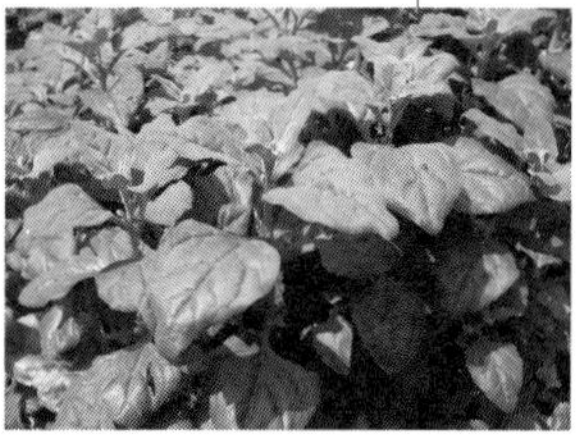

ツルナは英語ではニュージーランドスピナッチといいますが、その名はその果実の特性に訳があります。熟した果実は水に浮き、海流に乗って遠方に運ばれて分散するため、東南アジアやオーストラリア、南米などにも広く分布し、また茎や葉が肉質であるため、新芽や葉がホウレンソウのように食用となるからです。

海岸だけでなく内陸の畑でも栽培でき、春に種子を蒔くと夏から秋にかけて新芽を摘むことができます。昨年発芽したものなら早春から摘むことができますし、丈夫な植物ですので、茎を挿しておくだけでも育ちます。

現在、わが国では救荒植物という言葉はほとんど死語になっていますが、かつて飢饉の際や戦時中の食糧難のときには、ツルナやアカザ、スベリヒユなどの多くの野草が私たちの食を支えたという事実は、記録として残していきたいものです。

主な薬効

全草：胃炎、胃酸過多、胸焼け、胃潰瘍

旬・採取時期

夏～秋が旬で、栽培するか、海岸に自生したものを採取します。薬用には開花期に地上部の全草を刈り取って天日で乾燥してから用います。

特徴と来歴

北海道西南部から沖縄の海岸、および中国、台湾、南アジアなどの砂地に自生するツルナ科の1年草で、古くから食用とされ、栽培もされてきました。草丈40～60㎝で茎はやや多肉で匍匐《ほふく》しながら分枝し、地面を覆うように広がって繁茂します。肉質の葉は互生し、菱形状で表面がざらついています。4～11月頃、葉腋に黄色い小花を1～2個つけますが、花弁がなく萼《がく》が3～5裂したものです。和名の蔓菜《つるな》は、茎がつる状であって葉が菜として食用とされることに由来し、別名のハマナ（浜菜）やハマヂシャ（浜千舎）は海岸に生えて食用にすることに由来します。

成分と薬効・利用法

全草にステロイド配糖体のシトステロールやリン脂質のホスファチジルコリン、またミネラルの鉄やカルシウム、ビタミンA・B群などを含むほか、酵母菌属に抗菌作用のあるテトラゴニンが含まれます。なお、ツルナの酸味とえぐみはシュウ酸の一種が入っているためです。

漢方では蕃杏《ばんきょう》と称し、性味は甘微辛・平で、清熱（熱さまし）し解毒する、風を去り腫れを消す効能があるので、胃炎、腸炎や敗血症などに用いられます。

民間療法では、乾燥した全草10〜20gを1日量として600㎖の水で約半量になるまで煎じて、3回に分けて食間に服用すると、胃炎、胃酸過多、胸焼け、胃潰瘍などに効果があります。また青汁として飲んでもよいでしょう。

切傷で出血後の紅腫（赤く腫れる）には、新鮮な葉を一握り洗浄し、少量の冷飯と食塩を混ぜ、つき潰して患部に貼り、1日2回取り替えます。

薬用としては比較的新しく仲間入りしたもので、1928年に書かれた『邦産薬用植物』で紹介されましたが、実は古くから救荒植物として茎や葉が野菜として利用されてきました。

なお、胃がん、食道がん、子宮頸がんなどに効果があると書かれている本もありますが、科学的根拠に基づいたものではありません。過大な効果を期待せず、健胃、整腸薬として考えるとよいでしょう。

食べ方・一口メモ

若い茎や葉はサポニンを含みますが、十分煮ると毒性はなくなり野菜として食べられます。アクやくせがないので、さっと茹でてお浸しや和え物、汁の実などにします。また、薄味で煮つけたり、生の葉を天ぷら、バター炒めにしたりするとおいしいです。

茎や葉に含まれる粘液質が胃壁の刺激を緩和するとされ、野菜と考えて常食すると胃によいといわれます。

主な薬効

全草…胃炎、胃酸過多、胸焼け、胃潰瘍

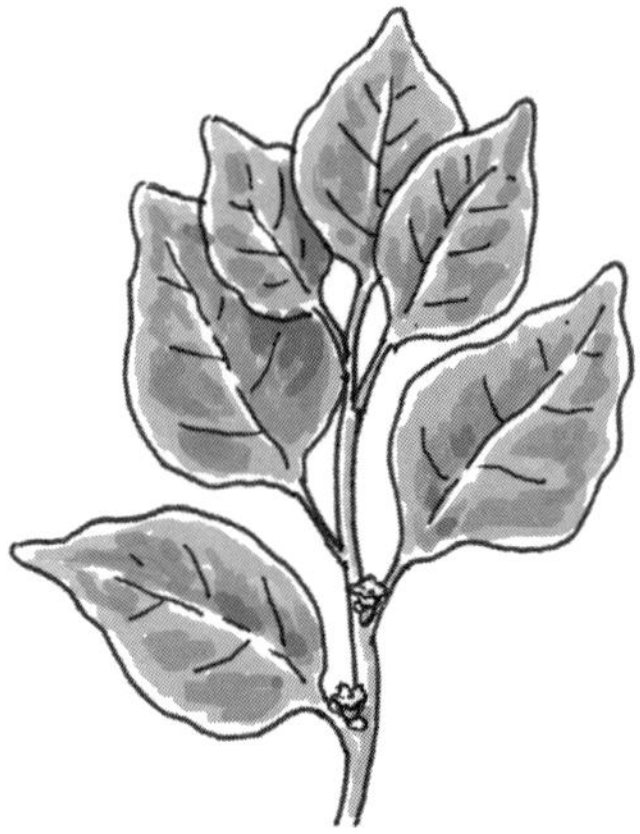

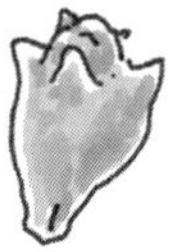
果実

熟した果実は水に浮き、海流に乗って遠方に運ばれて分散するため、東南アジアやオーストラリア、南米などにも分布し、また茎や葉が肉質であるため、新芽や葉がホウレンソウのように食用となる

水
乾燥した全草
600㎖
10~20g
3回に分けて
食間に飲む

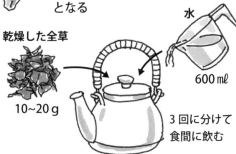

乾燥した全草 10~20gを1日量として600㎖の水で約半量になるまで煎じて、3回に分けて食間に服用する

切傷で出血後の紅腫（赤く腫れる）には、新鮮な葉を一握り洗浄し、少量の冷飯と食塩を混ぜ、つき潰して患部に貼り、1日2回取り替える

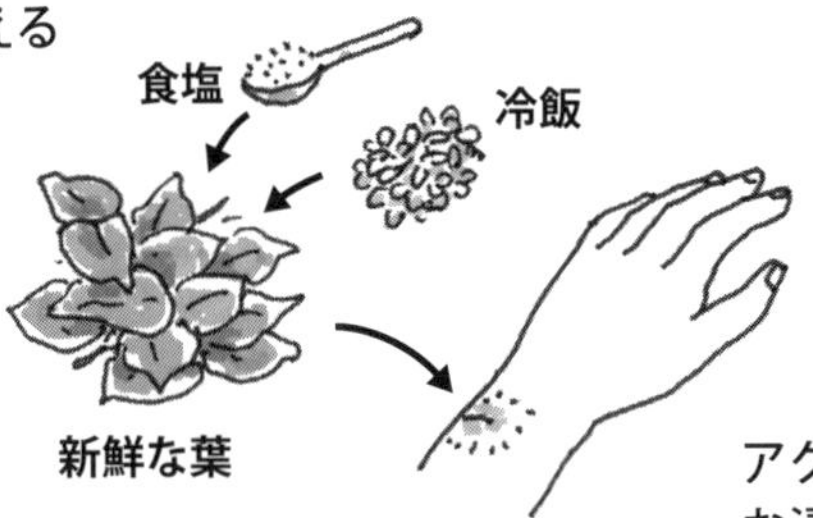

アクやくせがないので、さっと茹でてお浸しや和え物、汁の実などにする
また薄味で煮つけたり、生の葉を天ぷら、バター炒めにしたりするとおいしい

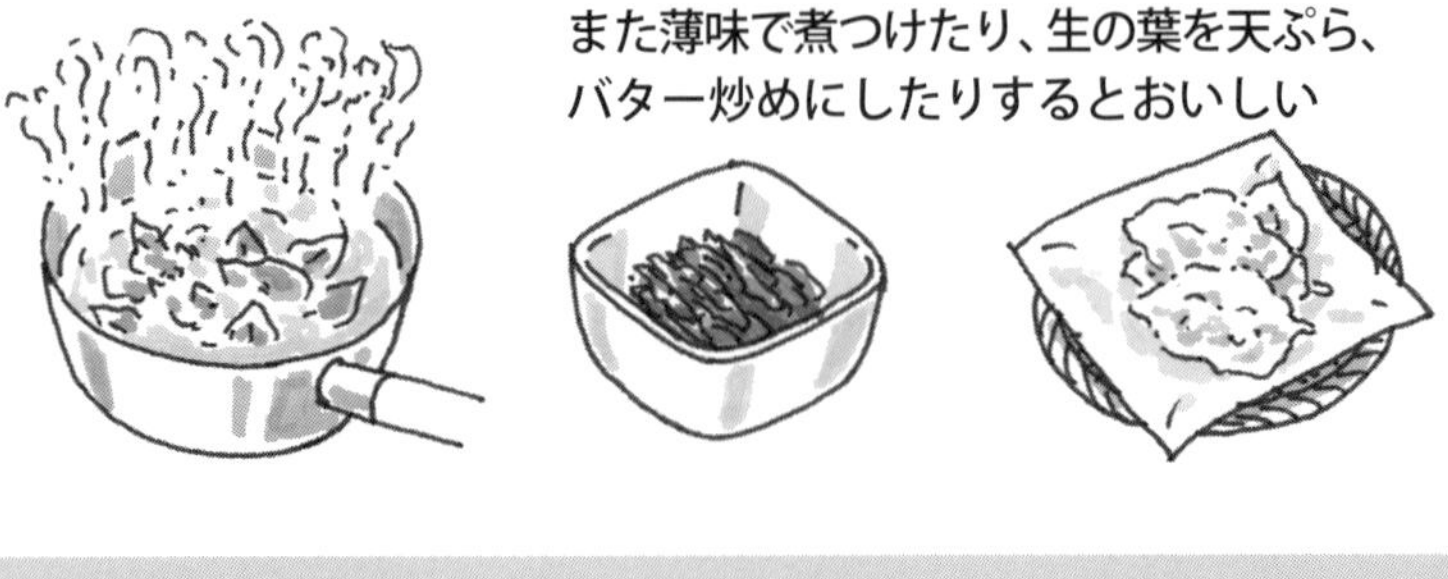

29 ツルムラサキ

丈夫で手がかからず
家庭菜園向き

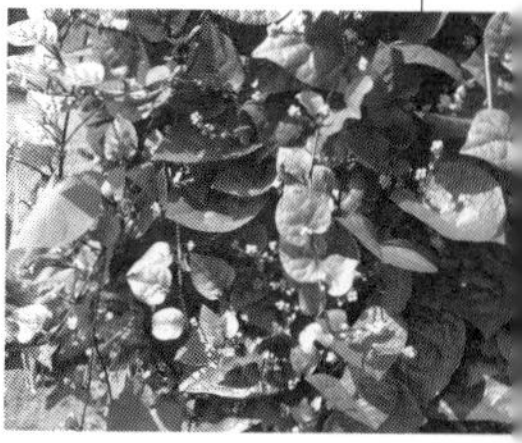

たくさんの野菜の中には、薬用となるものがありますが、特に薬になるというより、食べることによって日々の健康に役立つ野菜が大部分です。人間の健康のためにはタンパク質、脂肪、炭水化物のほかに、ビタミン類やミネラルなども必要としますが、青物野菜はビタミン類の補給という大きな役割を持っています。だからといって、ビタミンの含量が多い野菜だけを多量に食べれば、何かの病気に効く薬であるかのように考えるのは、本来の野菜の食べ方ではありません。

私どもの薬草園には野菜コーナーも設けていますが、薬草と誇張するためではなく、普段の食卓に上がる野菜や豆類がいかに健康に寄与するか、また時節のいろいろな野菜を食べることは、いかに健康につながるかということを情報発信する目的からです。

主な薬効

茎・葉：滋養、解熱、貧血、骨粗しょう症の予防、打ち身、打撲、捻挫

旬・採取時期

夏が旬ですが、薬用には6～9月の花期の頃、柔らかい茎・葉を採取して生で用います。

特徴と来歴

アジアの熱帯地方原産のツルムラサキ科のつる性の2年草で、熱帯地方では重要な野菜になっています。わが国には、江戸時代前期頃に茎と葉が緑色の青茎系が伝わりました。茎・葉は多肉質で光沢があり、葉は広卵形で互生します。果実は球形で熟すと黒紫色になります。セイロンホウレンソウあるいはインディアンホウレンソウとも呼ばれ、栄養に富む野菜です。

貝原益軒は『大和本草《やまとほんぞう》』で、李時珍《りじちん》が『本草綱目《ほんぞうこうもく》』で記したと同じように「葉は食用になるだけだが、その果実は紫色で染め物に使われる」と書いています。

現在、多く栽培されている茎が紫色の赤茎系は、明

治時代になってから主に観賞用に新しく入ってきたものです。名前の由来は、つるが紫ではなく、果実が紫であることからつけられました。野菜として販売されているものの多くは青茎系で、赤茎系は多くは観賞用に栽培されていますが、青茎系と赤茎系には形状や性質に大きな違いはありません。

成分と薬効・利用法

茎や葉には粘性物質のムチン、β‐カロテン、ビタミンA・C、サポニン類、ミネラル類などを含み、民間療法で、滋養、風邪の際の解熱には、茎や葉60g程度を刻んで牛乳100㎖を加え、ミキサーにかけて飲用します。打ち身や打撲、捻挫には、茎や葉をすり潰して患部を冷湿布すると腫れが引きます。

ツルムラサキはビタミンCやカロテンなどの栄養素を豊富に含み、青菜の少ない夏場には貴重な野菜です。特にβ‐カロテンはホウレンソウを上回り、カルシウムは100gあたり1日必要量の3分の1にあたる200㎎が含まれ、しかもカルシウムの吸収を妨げるリンが少ないため、体内で効率よく吸収されます。鉄分はホウレンソウの80倍もあり、ビタミンA・Cもホウレンソウより多く含んでいます。

熱帯原産のため高温多湿に強く、丈夫であまり手がかからないので、家庭菜園などで栽培することもできます。

食べ方・一口メモ

普通の青菜同様に、茹でてお浸しや炒め物にして食べます。調理すると独特のにおいとぬめりが出て、味に少し癖がありますが、気になる場合は炒め物にして油で調理すると食べやすくなります。

骨粗しょう症、貧血、高血圧などの予防に効果がありますので、暑い季節にたくさん食べることをおすすめします。タマネギのスライスやスモークサーモンとツルムラサキの葉や茎の薄切りを混ぜたものは、血栓や動脈硬化の予防になります。

鉄分の吸収を目的に食べたり、青汁の原料にしたりすれば貧血を予防して健康増進になります。

主な薬効

茎・葉…滋養、解熱、貧血、骨粗しょう症の予防、打ち身、打撲、捻挫

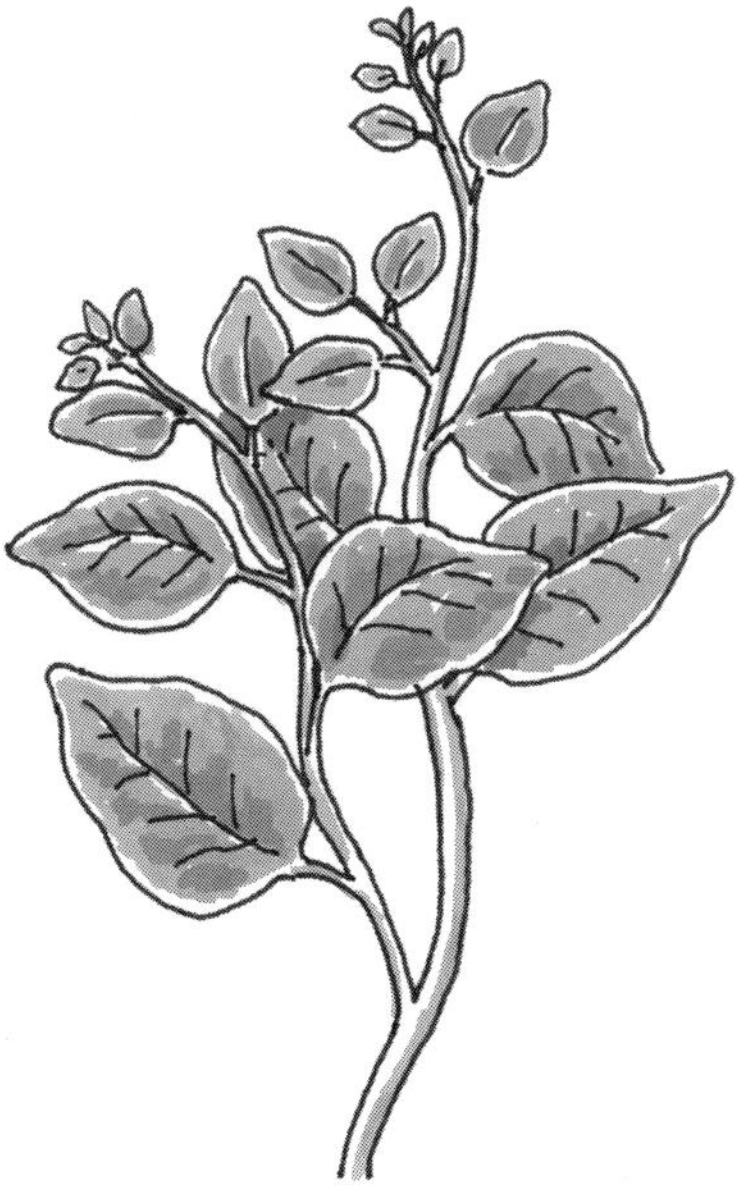

滋養、風邪の際の解熱には、茎や葉60g程度を刻んで牛乳100㎖を加え、ミキサーにかけて飲用する。打ち身や打撲、捻挫には、茎や葉をすり潰して患部を冷湿布すると腫れが引く

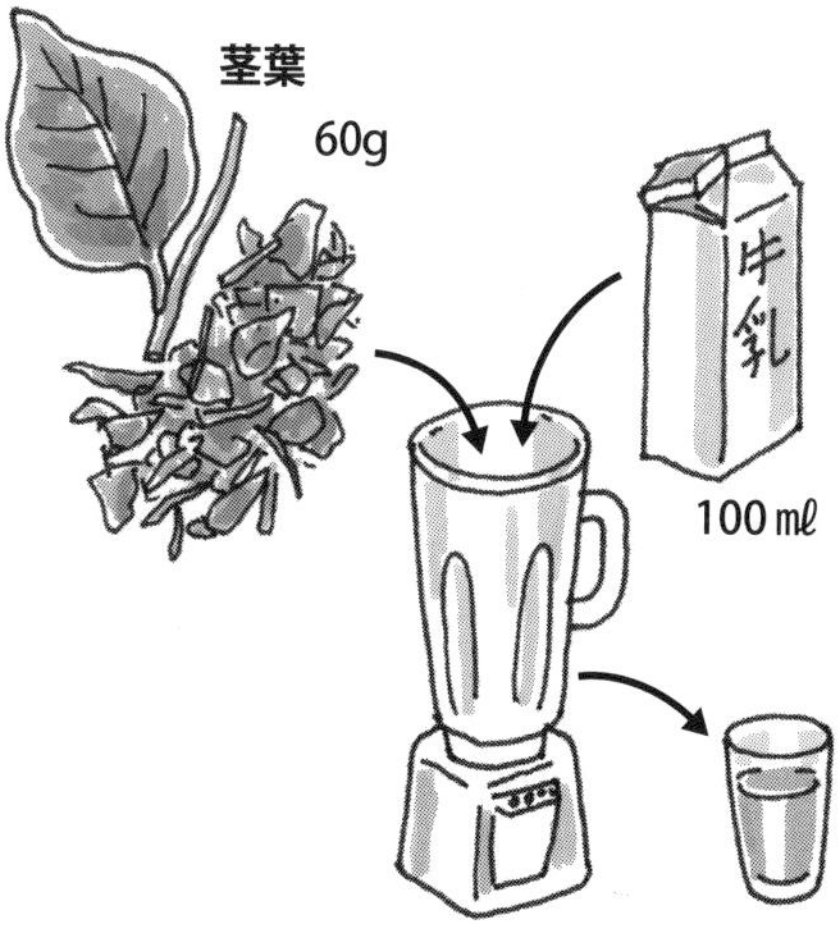

お浸し

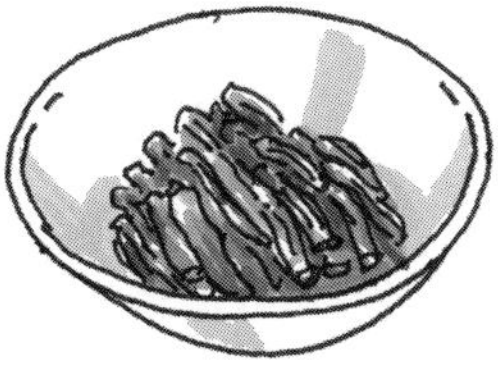

茹でてお浸しや炒め物にして食べる
骨粗しょう症、貧血、高血圧の予防に効果がある

サラダ

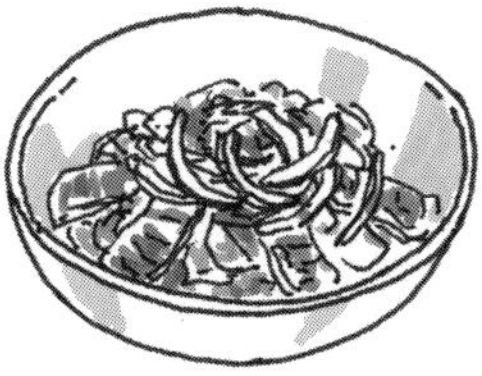

タマネギのスライスやスモークサーモンとツルムラサキの葉や茎の薄切りを混ぜたものは、血栓や動脈硬化の予防になる

青汁

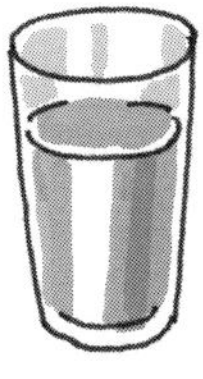

刻んだ茎葉に水適量を加えてミキサーで撹拌し、青汁にすれば、貧血を予防して健康増進になる

30 トウガラシ

オランダ医学の流れを引く薬草

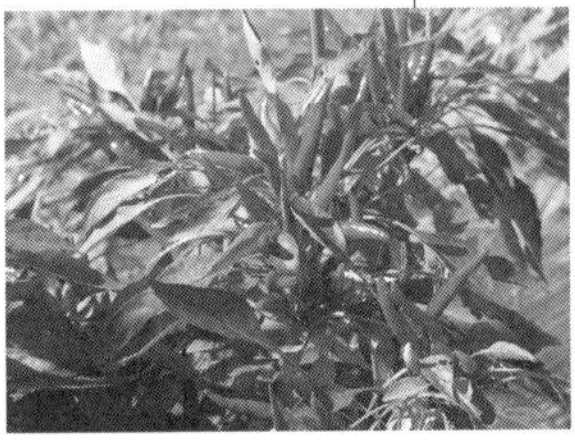

唐辛子は漢方薬と思われがちですが、歴史を紐解くと、実はオランダ医学の流れを引いた薬草です。辛味の強い香辛料としてレッドペッパーと呼ばれ、カレー粉や七味唐辛子などに配合されています。家庭薬では外用薬や温湿布として、神経痛、筋肉痛や凍瘡《とうそう》（しもやけ）などに対して用いられています。

主な薬効

果実：健胃、神経痛、リウマチ、肩こり

旬・採取時期

夏が旬です。秋に果実を採取して1週間ほど天日で乾燥し、蕃椒《ばんしょう》と称して薬用に用います。

特徴と来歴

南米原産で、世界各地で栽培されているナス科の多年草ですが、わが国では1年草として栽培されています。トウガラシを最初にヨーロッパに持ち込んだのはコロンブスで、中国には明朝の末期に、シルクロードを経て入ったといわれています。明代の『本草綱目《ほんぞうこうもく》』には記載がなく、蕃椒という漢名は外国から来た辛いものということを表わしたものです。

一方、わが国には中国より早く桃山時代の頃にポルトガルから伝来したといわれます（南蛮胡麻）。また、貝原益軒は『大和本草《やまとほんぞう》』の中で、「秀吉公朝鮮征伐の時彼国より種子を取来る故に高麗胡麻という」と述べています。なぜ唐辛子と呼ぶのかとの疑問もありますが、当時の日本人が『本草綱目』を権威のある書物としたための名称とみられます。別名や方名も多く、ナンバン、トンガラシなどと呼ばれています。

わが国で一般的にトウガラシといわれるのは、辛味の強い品種のタカノツメ（鷹の爪）で、野菜用とされるフシミ（伏見）は古い品種で辛味は普通です。通常果実は赤く熟しますが、品種によっては黄色や黒紫色になります。甘味種の代表は西洋トウガラシの**ピーマン**（甘唐辛子）や**シシトウ**（獅子唐）、**万願寺トウガラシ**などです。辛味種も甘味種もトウガラシの仲間は、全て分類上は同じですが、最近では一代雑種もできるなど、はっきりしなくなっているようです。

成分と薬効・利用法

果実には辛味成分のカプサイシンやカロテノイド色素のカプサンチン、ビタミンCが多く含まれています。カプサイシンには胃液の分泌を促す、血行をよくする、痛みを緩和するなどの効能があります。また交感神経を刺激し、発汗作用や熱産生作用があり、脂肪の分解を助けるので、ダイエット素材としても注目されて、常用すると肥満防止に役立つといわれます。

民間療法では、肩こりや神経痛、筋肉痛には粉末をご飯と混ぜて練り、布に塗って患部に貼ります。薬用アルコールに漬けたトウガラシチンキや濃く煎じた液を患部に塗布しても効果がありますが、皮膚の弱い人は注意してください。また、扁桃炎や気管支炎の湿布薬とし、脱毛症には根気よく塗ってマッサージするとよいといいます。冬、靴のつま先に1～2個を入れておくと足先が冷えるのを防げます。辛熱の温裏薬（お腹を温める薬）と分類され、健胃薬として煎じて食前に服用することもありますが、内用すると胃腸の炎症や痔を悪化させるので外用に限るべきといわれます。

食べ方・一口メモ

食文化の上で重要な位置を占めており、古くから香辛料として用いられてきました。熱で辛味が変化しないため、加熱調理に適していて、韓国のコチュ、アメリカのタバスコなどの調味料として使われています。

沖縄には**シマトウガラシ**（島唐辛子）という唐辛子より果実が小さくて辛味が強い品種があります。乾燥して泡盛やオリーブオイルに漬け込んで調味料とし、沖縄そばやスパゲッティなどにかけて食べます。

なお、暑い国でトウガラシを使った料理が多いのは、血行を良くして発汗を促すため、体温が下がり涼しく感じる効果があるからです。

主な薬効

果実…健胃、神経痛、リウマチ、肩こり

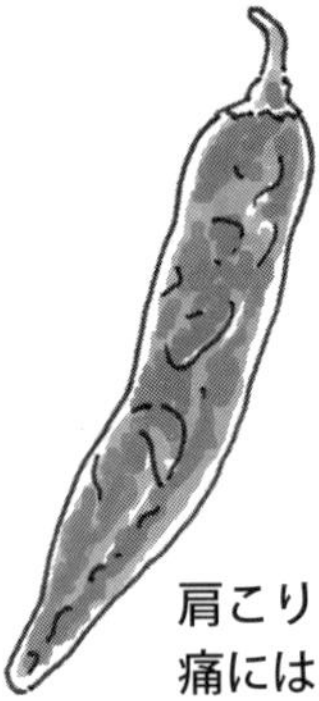

果実には、交感神経を刺激し、発汗作用や熱産生作用があり、脂肪の分解を助けるので、ダイエット素材としても注目されて、常用すると肥満防止に役立つ

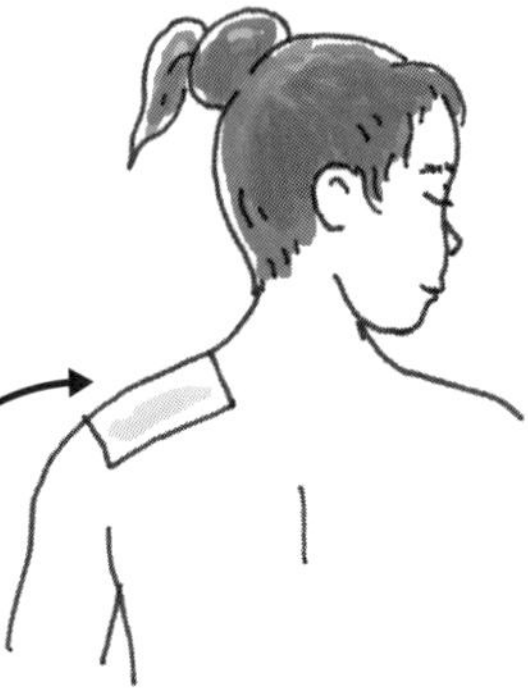

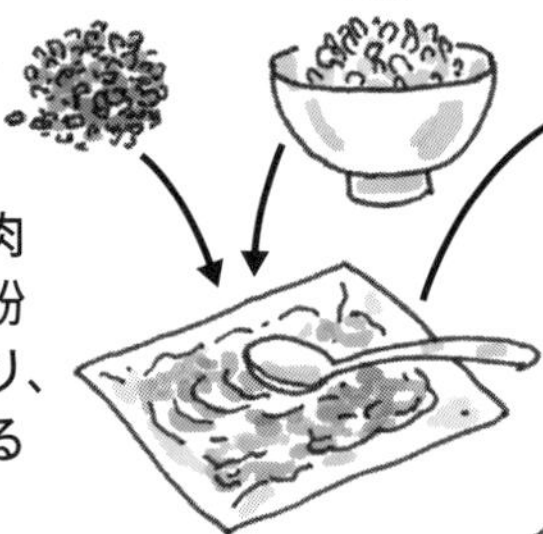

肩こりや神経痛、筋肉痛には、トウガラシ粉末をご飯と混ぜて練り、布に塗って患部に貼る

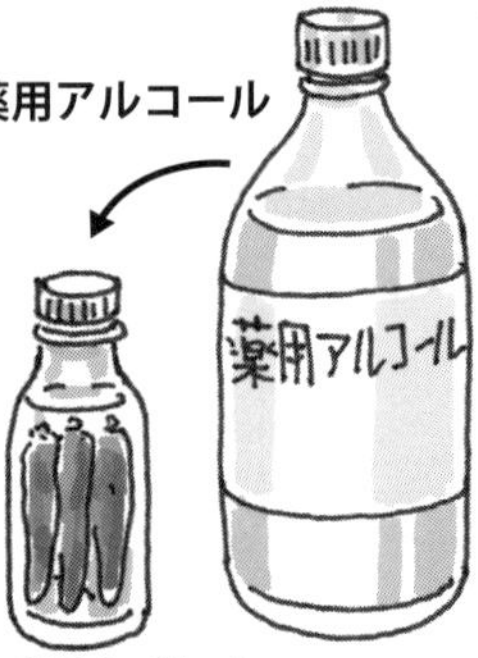
薬用アルコール
薬用アルコール
トウガラシチンキ

薬用アルコールに漬けたトウガラシチンキや濃く煎じた液を患部に塗布しても効果がある。ただし、皮膚の弱い人は注意が必要

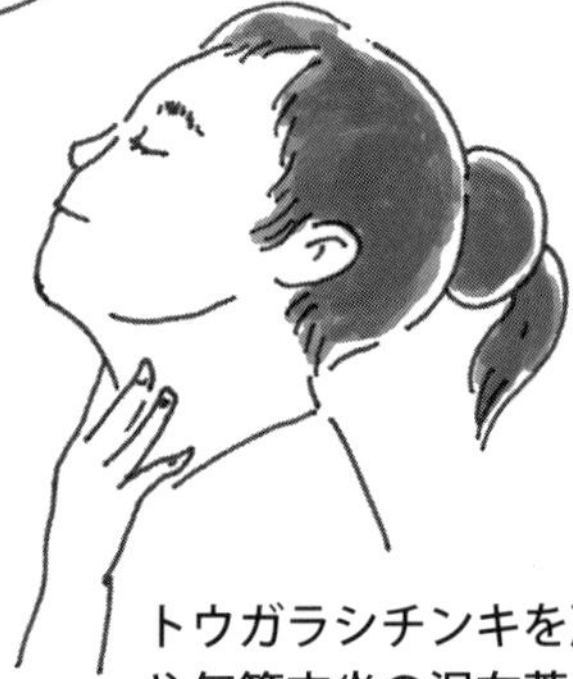

トウガラシチンキを扁桃炎や気管支炎の湿布薬とし、脱毛症には根気よく塗ってマッサージをする

暑い国でトウガラシを使った料理が多いのは、血行を良くして発汗を促すため、体温が下がり涼しく感じる効果があるから

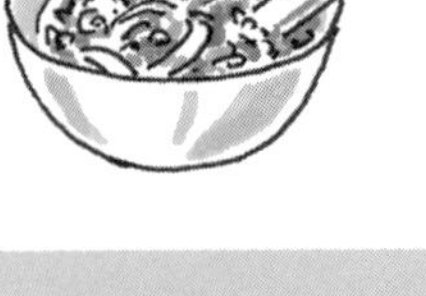

冬、靴の爪先に1~2個を入れておくと足先が冷えるのを防げる

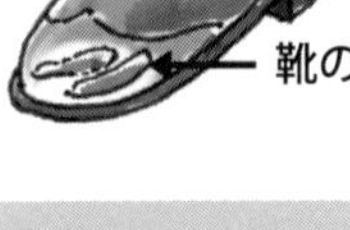
靴の爪先に1~2個を入れる

31 トウモロコシ

毛（雌花）は有益な薬

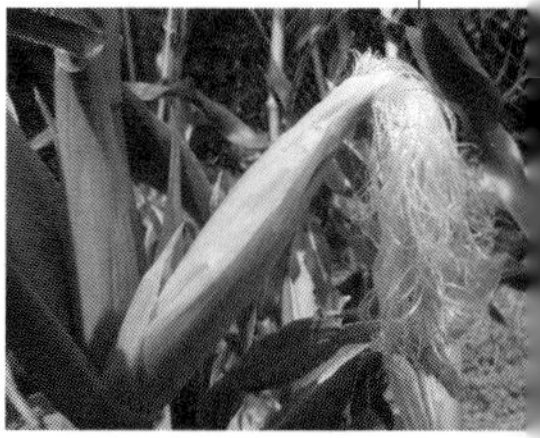

私は子どもの頃、トウモロコシを家の畑に採りに行き、実入り具合を見ながら一本一本もいで持ち帰って、皮をむき鍋に湯を沸かして茹でて食べたものです。実際、今ほどおいしくなかったけれど、トウモロコシは別腹とかいって、お腹がいっぱいなのに平気で食べられました。

今でも旬の時節が来ると、時間経過が味の勝負と、もぎたてを買い求め、さっと茹でては食べています。品種改良の素晴らしさに驚きつつ、遠い昔の味を思い出しながら、現在のおいしいトウモロコシに感謝しています。

主な薬効

種子：病気の回復、鎮咳

毛：急性腎炎、膀胱炎、妊娠時のむくみ、糖尿病

旬・採取時期

夏が旬です。種子の先に房状についている毛（柱頭）を収穫時に採り、天日で乾燥します。

特徴と来歴

トウモロコシは熱帯アメリカ原産のイネ科の雌雄同体の1年草で、コムギ、コメと並ぶ三大穀物の一つです。コロンブスがヨーロッパに伝え、わが国には安土・桃山時代にポルトガルの宣教師から伝えられたため、古くは南蛮黍《なんばんきび》と呼ばれました。玉蜀黍《とうもろこし》、コーンなどとも呼ばれ、穀物として人間の食料や家畜の飼料となるほか、バイオエタノールの原料としても重要です。

草丈1〜3mで、茎は直立し、単一で円柱形、有節。花期は6〜9月、茎頂に十数本に分岐した雄性花を総状花序に、茎の中位の葉鞘に雌性花を穂状花序につけて、紡錘状の太い芯に雌花が規則正しく配列し、この肉穂花序は多数の葉鞘が変化した膜質の苞片にいく重にも包まれています。子房からは赤褐色で毛管状の柱

頭が50㎝くらいの長い髪の毛のように生えて、それが苞頭から垂れ下がります。熟した種子からはコーン油やデンプン（コーンスターチ）が得られ、コーン油は軟膏の基剤や注射溶剤として、コーンスターチは薬剤の賦形剤《ふけいざい》として利用されています。普段トウモロコシとして食べるのは、芯に着いたままの未熟種子です。

成分と薬効・利用法

種子は糖質（デンプン）に富み、またタンパク質、リノール酸を主とする脂肪酸、リンを主とするミネラルやビタミン類を多く含み、栄養価も高いので、茹でるか焼いて食べると病気の回復によく、乾燥粉末にしてそばがきのようにして食べるのもよいでしょう。

雌花の長い柱頭を乾燥したものは、南蛮毛《なんばんもう》、ナンバの毛と呼ばれますが、中国では一般に玉米鬚《ぎょくべいしゅ》といい、英語ではコーンシルクといいます。コーンシルクは欧米で古くから利尿薬として、またフランスでは胆汁分泌を促進する薬として知られています。硝酸カリウムなどを含むので、腎臓疾患、水腫性の脚気、肺炎、胆道結石、黄疸などに用いられますが、近年では糖尿病、高血圧症にも有効であると報告されています。

漢方ではあまり用いられませんが、民間では、南蛮毛は単味で腎炎や妊娠時のむくみなどに使用され、急性腎炎、妊娠時のむくみに8～10ｇを1日量とし、水500㎖で半量になるまで煎じたものを3回に分けて服用します。濃い煎じ液は、産婦人科の諸病、高血圧、神経痛、胃痛、肩こりや便秘にも効果があります。

ヨーロッパでは、柔らかい毛を生のまま食べると、太りすぎに効き目があるとされています。トウモロコシの毛は非常に有益な薬なのです。

茎の先端にある雄花の花粉にも薬効があり、トウモロコシの粉に花粉をまぶした団子は、コレステロールを下げ、大腸がんを予防する健康食品にもなります。

食べ方・一口メモ

未熟種子は莢《さや》のまま、茹でたり焼いたりして食べます。コレステロール値が高く生活習慣病の心配な人はトウモロコシ団子を食べるとよいでしょう。まだ花粉が飛んでいない若い雄花を折り採り、焼いたり茹でたりした後、酢じょう油などで食べることもできます。

主な薬効

種子…病気の回復、鎮咳

毛…急性腎炎、膀胱炎、妊娠時のむくみ、糖尿病

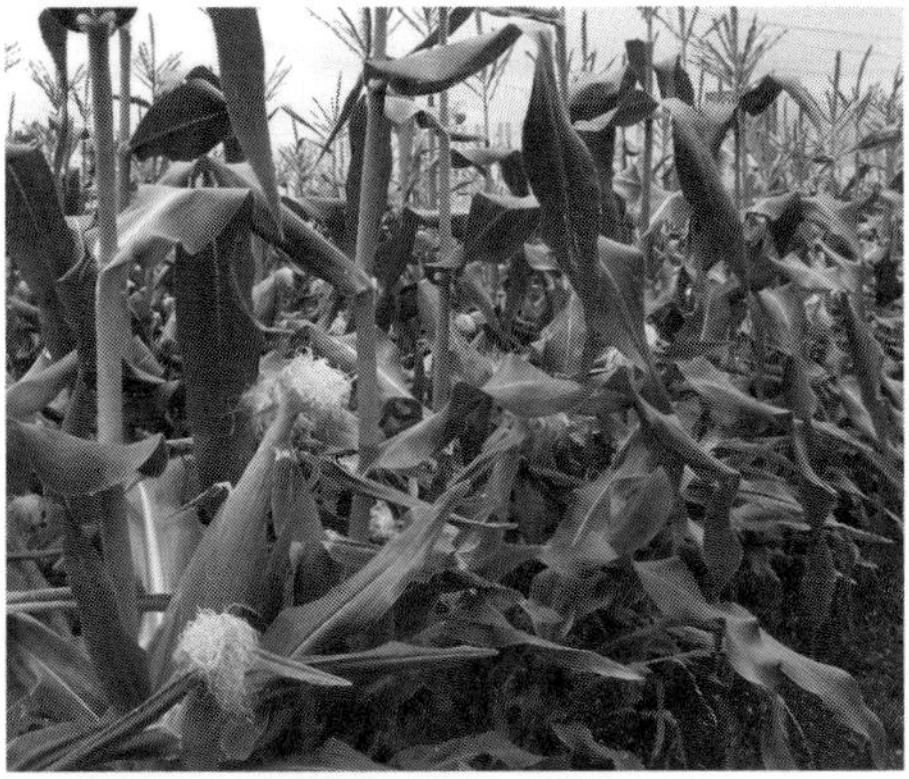

トウモロコシの雄花（上）と雌花（下）

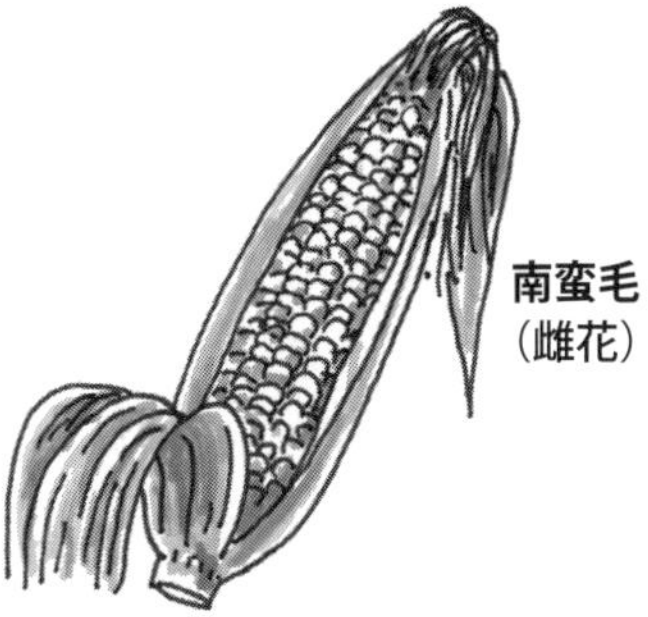

南蛮毛（雌花）は単味で腎炎や妊娠時のむくみなどに使用され、急性腎炎、妊娠時のむくみに8~10gを1日量とし、水500㎖で半量になるまで煎じたものを3回に分けて服用する
濃く煎じた液は、産婦人科の諸病、高血圧、神経痛、胃痛、肩こりや便秘にも効果がある

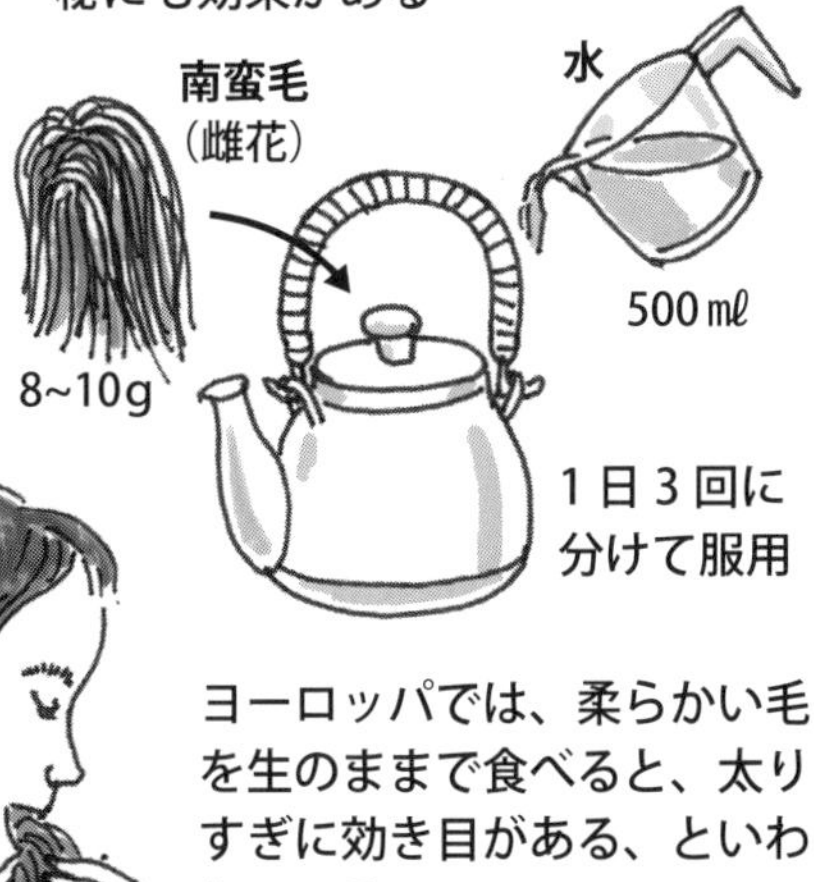

茎の先端にある雄花にも薬効があり、トウモロコシの粉に砂糖を混ぜて作った団子に花粉をまぶして食べると、コレステロール値を下げ、大腸がんを予防する

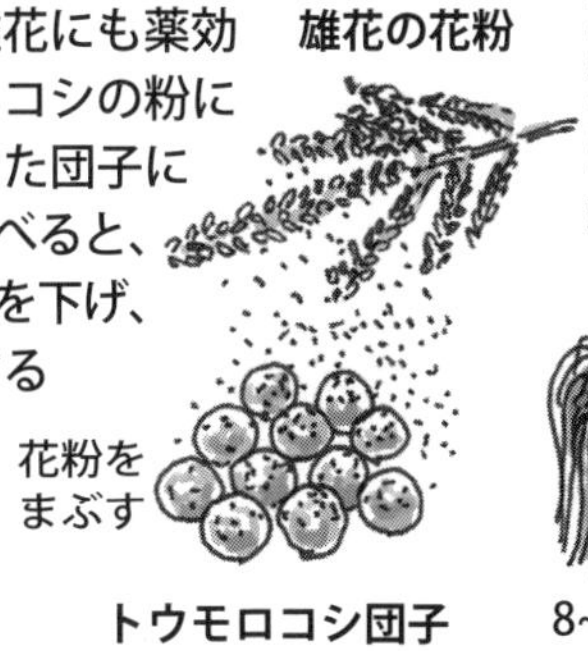

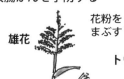

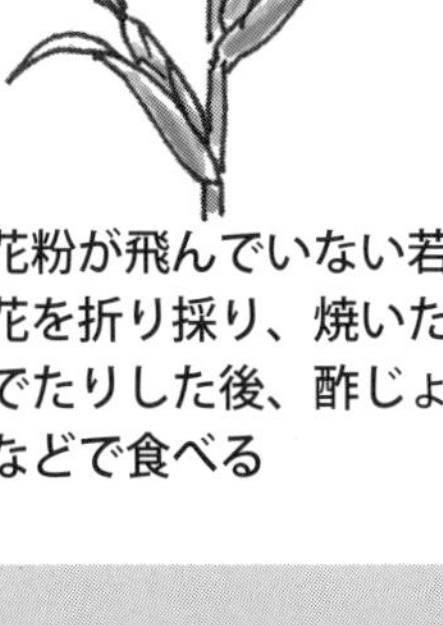

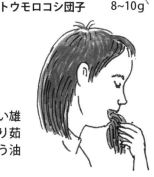

花粉が飛んでいない若い雄花を折り採り、焼いたり茹でたりした後、酢じょう油などで食べる

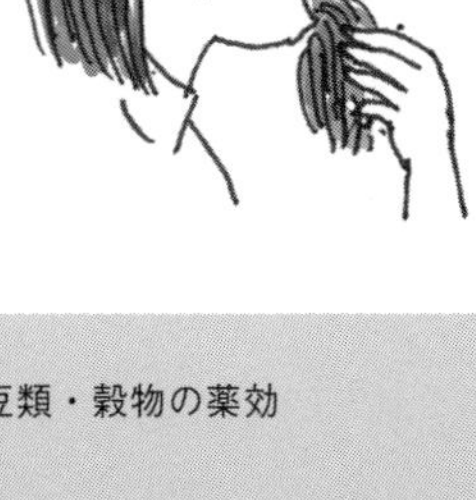

ヨーロッパでは、柔らかい毛を生のままで食べると、太りすぎに効き目がある、といわれている

32 トマト

トマトが赤くなると医者が青くなる

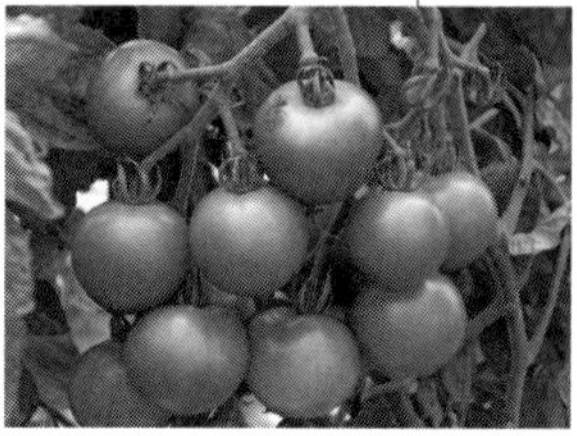

日本人が好むトマトは、「トマトが赤くなると医者が青くなる」というヨーロッパの諺《ことわざ》が示すように、健康機能性の高い大切な食材です。

昔から、野菜作りは土作りからといわれます。野菜に限らずコメも果物も、私たちが常日頃食べている食べ物は、農家の方々が土を耕して水を引き、丹精込めて作り出したものです。大地の力をもらって育った食材は、私たちの健康維持にとっても大切なものです。

近年、養液栽培技術を利用した植物工場ができて、その中ではトマトやレタスが周年生産されています。土耕による温室栽培と違って、見た目もきれいな均一のものができるようになりました。

慢性腎不全の患者は、1日のカリウム摂取量が制限されています。カリウム含量の少ないトマトやレタスを生産できれば、「生で丸かじり」の願いを叶え、日常の食生活にも潤いをもたらして生活の質（ＱＯＬ）の向上が期待されます。ただし、栄養価を考えると今後の課題があると思いますが、低カリウム野菜はこのような患者さんには大きな役割を果たしています。

少子高齢化社会を迎えた今日、土耕栽培と養液栽培を融和した新たな発想で、おいしく食べて、食を楽しめる野菜の生産が行なわれています。

主な薬効

果実：血栓や動脈硬化の予防、脳卒中の予防、肌荒れ防止、疲労回復、健胃

旬・採取時期

冷涼で強い日差しを好み高温多湿を嫌うトマトの性質からして夏は旬の時季とはいえず、春～初夏と秋～初冬のトマトがおいしいとされます。夏が旬とされた理由は、日本でトマトの栽培が始まった頃は温室などの設備が不十分なために、春に種を蒔いて夏に収穫する作型が一般的であったためです。現在は設備が普及

したこともあり、トマトの成長に適した季節に収穫できるようになっています。

特徴と来歴

　アンデス山脈高原地帯が原産のナス科の多年草で、16世紀にスペイン人によってヨーロッパ（南イタリア。当時はスペイン領）に伝えられました。トマトは有毒植物であるタバコやベラドンナと同じナス科に属する植物のため、当時は同じように毒があるのではないかと疑いの目で見られました。やがて原産地のチェリートマトから、長い年月をかけて大きな赤い実を着けるように品種改良されました。そして、地中海料理（特にイタリア料理）に取り込まれ、18世紀の終わり頃、イタリアからの移民によってアメリカに伝えられました。19世紀にはイタリアやアメリカで大規模な栽培と缶詰製造が始まって多量に消費されるようになりましたが、世界中に広がったのは20世紀に入ってからです。

　日本には江戸時代に長崎へ伝わったのが最初とされます。貝原益軒の『大和《やまと》本草《ほんぞう》』にはトマトについての記述がありますが、青臭く、また真っ赤な色が敬遠され、当時は観賞用で「唐柿《とうがき》」と呼ばれていました。食用として利用されるようになったのは明治以降で、さらに日本人の味覚にあった品種の育成が盛んになったのは昭和に入ってからでした。

　日本では冬に枯死するため1年草ですが、熱帯地方などでは多年草で、適切な環境の下では長年月にわたって生育し続け、延々と開花と結実を続けることができます。

　トマトの語源はナワトル語（インディアンが話す言語）でホオズキの実を意味する「トマトゥル」に由来しています。わが国では、赤茄子《あかなす》、蕃茄《ばんか》などの異称もあります。

　わが国では１２０種を超えるトマトが品種登録されていて、野菜類の登録品種数の中でも際立っています。世界では多くの品種が赤系トマトですが、国産の品種は生食用として栽培されるものは桃太郎に代表されるピンク系のものがほとんどであり、赤系のものはＮＤＭ系種などのジュース、ケチャップなどへの加工用の品種、バックアタックなどの病原菌に強い台木用の品種やミニトマトのキャロルスター品種にみられる程度です。しかし近年になって、赤系トマトには、抗酸化作用のあるリコペンが多量に含まれていることから、その利用が見直されています。

果実の大きさによる分類では、品種とは関係なく、大玉（２００g以上）、ミニ（20～30g）、中玉（大玉とミニの中間）に分類されます。

成分と薬効・利用法

果実には他の緑黄色野菜類と同様に、ビタミンA・Cなどを多く含み、また、多くのミネラル、クエン酸やリンゴ酸、リコペンを含みますが、その含量は品種や栽培方法などによって異なります。またトマトの種子にはアルカロイド配糖体のトマチンが含まれ、体内で女性ホルモンに変わることが知られています。

漢方では、熟した新鮮な果実を蕃茄と称して、性味は甘酸・微寒で、主に止渇、健胃に用いられます。酸味のあるトマトが薬効が高いでしょう。

効能としては、熟した果実を食用として生で食べることにより、血管を強化し、血栓や動脈硬化を予防し、しみやそばかすなどの肌荒れを防ぐとともに、脳卒中の予防、疲労回復、健胃、女性ホルモンの補給などに効果があります。

食べ方・一口メモ

野菜サラダや焼きトマトなど、そのままを味わう料理が数多くありますが、手を加えた料理でよく知られているものにイタリア料理の各種ピザ、パスタ用ソースなどや中華料理のトマトと卵のスープがあります。

暑い夏場に野菜ジュースとして、レモンやニンジン、ケールなどと混ぜて飲むと、体を冷やし栄養効果もあって夏バテや熱中症の予防にもなります。

なお、品種によって酸味、甘味の度合いがかなり異なり、また皮の硬さも異なるので、用途に適したものを選んで使うのがコツです。酸味が強く皮が厚いイタリアントマトは、加熱する料理に向いています。

世界のトマトは、日本の大玉品種のように甘さに重点を置いたものではなく、旨味、香り、酸味、食感、見た目を楽しませてくれる品種が主です。

主な薬効

果実…血栓や動脈硬化の予防、脳卒中の予防、肌荒れ防止、疲労回復、健胃

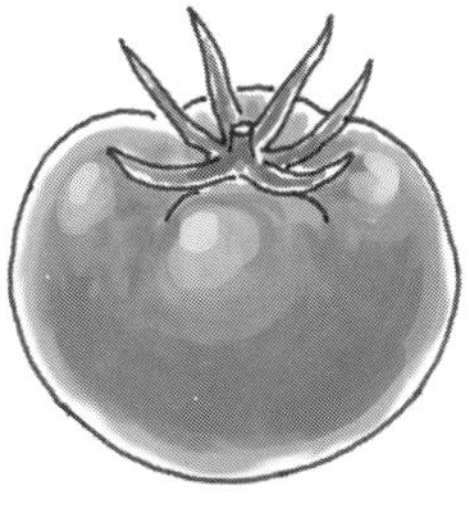

熟した果実を食用として生で食べることにより、血管を強化し、血栓や動脈硬化の予防、しみやそばかすなどの肌荒れの防止、脳卒中の予防、疲労回復、健胃、女性ホルモンの補給に効果がある

リコペルシコン・ヒルスータム

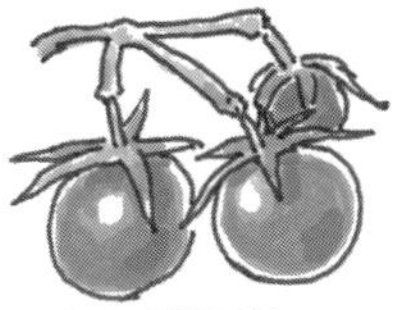

トマトの野生種
原産地は南米エクアドル南部からペルー中部。直径約 2 ㎝、約 3 g 程度の緑色や緑白色の小さな果実。葉や実には細やかな毛が密生している

暑い夏場にトマト野菜ジュースとして、レモンやニンジン、ケールなどと混ぜて飲むと、体を冷やし栄養効果もあって夏バテや熱中症の予防にもなる

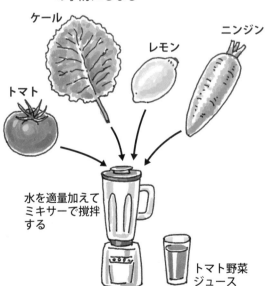

リコペルシコン・ペルビアーナム

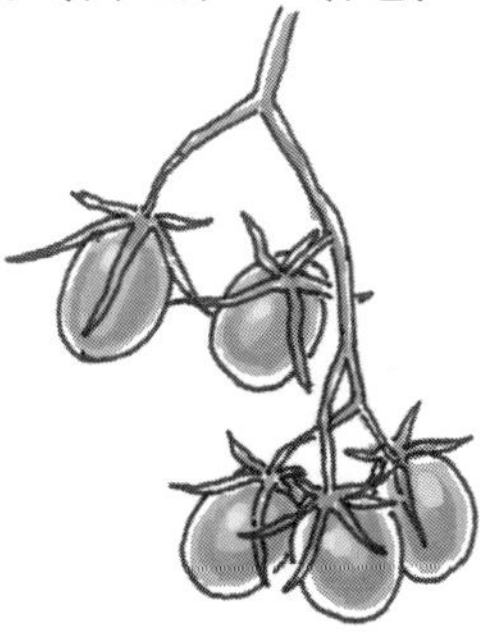

トマトの野生種
原産地は南米ペルー、チリ北部の太平洋側。直径約 2 ㎝の緑白色や紫色の小さな果実酸味、苦味が強く、一般には食用にされない

33 ナス

「秋ナスは嫁に食わすな」とは？

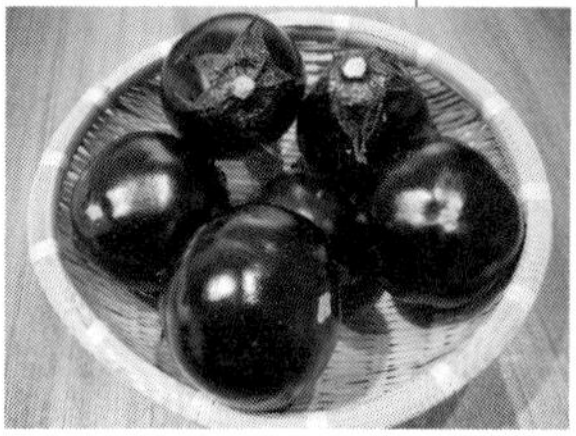

お盆を迎えると、盆棚を組み立て、故人の霊魂がこの世とあの世を行き来するための乗り物として、「精霊《しょうりょう》馬」と呼ばれるキュウリやナスで作る動物を供えます。小さい頃はよく意味も分からずに盆棚を組み立て、「馬」を作って供えていました。今にして思うと、キュウリは足の速い馬に見立てられ、あの世から早く家に戻ってくるように、ナスは歩みの遅い牛に見立てられ、この世からあの世に帰るのが少しでも遅くなるように、また、供物を牛に乗せてあの世へ持ち帰ってもらう、との願いが込められている日本の仏事だったのです。

一方、「秋ナスは嫁に食わすな」という言葉は、嫁を憎む姑の心境を示しているという説がある一方で、『養生訓』にある「ナスは性寒利、多食すれば必ず腹痛下痢す。女人はよく子宮を傷《そこな》ふ」から、お嫁さんの体を案じた言葉という説もあります。秋が近づくと色が次第に濃くなりますが、紫の色素は毒性が強く、不妊の原因になるといわれます。ただ、表面を焼くと色素は分解されて妊娠を妨げる作用はなくなります。

主な薬効

果実：口内炎、胃腸虚弱、打ち身、捻挫、やけど

へた：黒焼き粉末は食中毒、じんま疹などの解毒薬

旬・採取時期

旬は夏。へたは自分で集めるか漢方薬局で購入。

特徴と来歴

原産地はインドの東部が有力で、ミャンマーを経由して中国へ渡ったと考えられています。温帯では1年草ですが、熱帯では多年草です。平城京遺跡から出土した木簡に、また正倉院文書にも「茄子」の記述があることから、わが国では中国から伝来し、奈良時代には既に栽培が行なわれていました。

世界の各地で1000種類以上といわれる独自の品種が育てられています。わが国では180種類を超える品種が栽培されていますが、加賀茄子などの一部の例外を除き、南方ほど長実または大長実品種、本州中間地では中長品種、北方ほど民田《みんでん》のような小実品種が栽培されます。これは寒い地域では栽培期間が短く、大きな実を収穫することが難しいうえに、冬季の保存食として小さい実のほうが漬物に加工しやすいからです。しかし近年では、食文化の均一化やF_1品種の登場により、野菜炒めや焼き茄子など、さまざまな料理に利用しやすい中長品種が全国的に流通しています。日本で栽培される栽培品種のほとんどは果皮が紫色または黒紫色ですが、ヨーロッパやアメリカなどでは白色や黄緑色、さらに縞模様の品種も広く栽培されています。葉とへたには棘《とげ》があり、葉には毛が生えていますが、最近では、収穫の作業性向上や実に傷がつくという理由から棘のない品種も開発されています。

成分と薬効・利用法

果実の93%は水分と糖質であり、ほかの野菜と比べると栄養価やカロリーが特に多いほうではなく、夏野菜の代表的なトマトとの成分を比較しても、脂質、タンパク質、ビタミン類、ミネラルなどの含有率の低い野菜です。しかし、食物繊維は比較的多く含まれています。

抗酸化作用があるナスニンやコリンという機能性成分を含むので、血圧やコレステロール値を下げる、動脈硬化を防ぐ、胃液の分泌を促す、肝臓の働きを良くするなどの効果があります。打ち身ややけどには冷やした果実を縦切りした切り口を患部にあてます。紫の色素の多いへたや皮の黒焼き粉末は解毒薬となり、食中毒、腹痛やじんま疹に服用し、皮膚病や乳腺炎、歯槽膿漏に外用します。

食べ方・一口メモ

品種によって形も色も多彩で、さまざまな食べ方があります。未熟で果肉や種子が柔らかいうちに収穫し、焼く、煮る、揚げるなどの方法で食べます。淡白な味で他の食材とも合わせやすく、皮も薄く柔らかく油との相性がよいので野菜炒めなどで食べられます。

主な薬効

果実…口内炎、胃腸虚弱、打ち身、捻挫、やけど

へた…黒焼き粉末は食中毒、じんま疹などの解毒薬

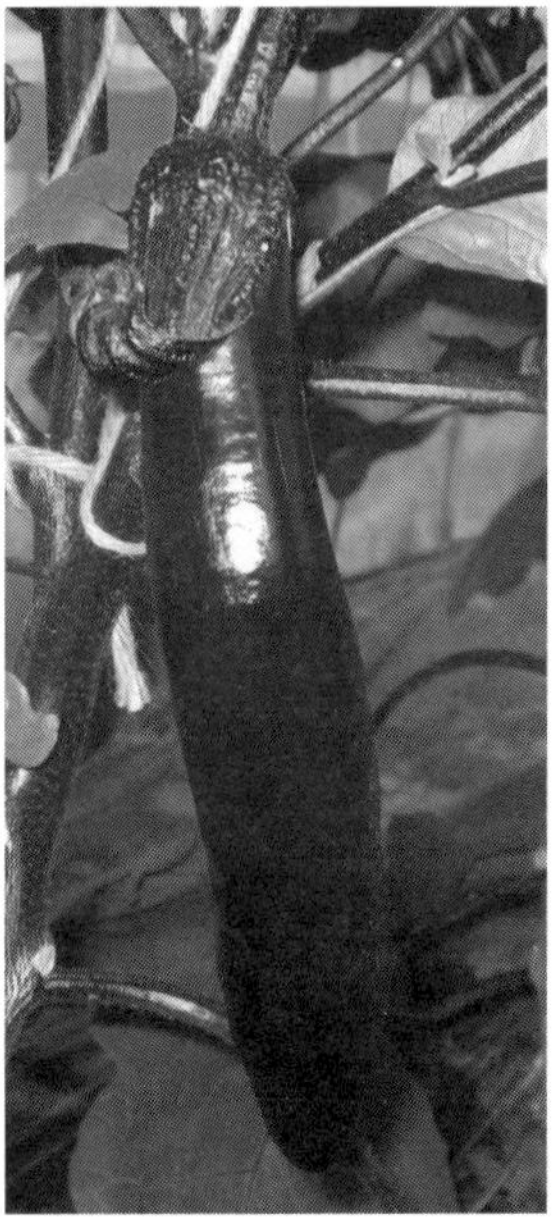

ナスの大長品種（庄屋大長）

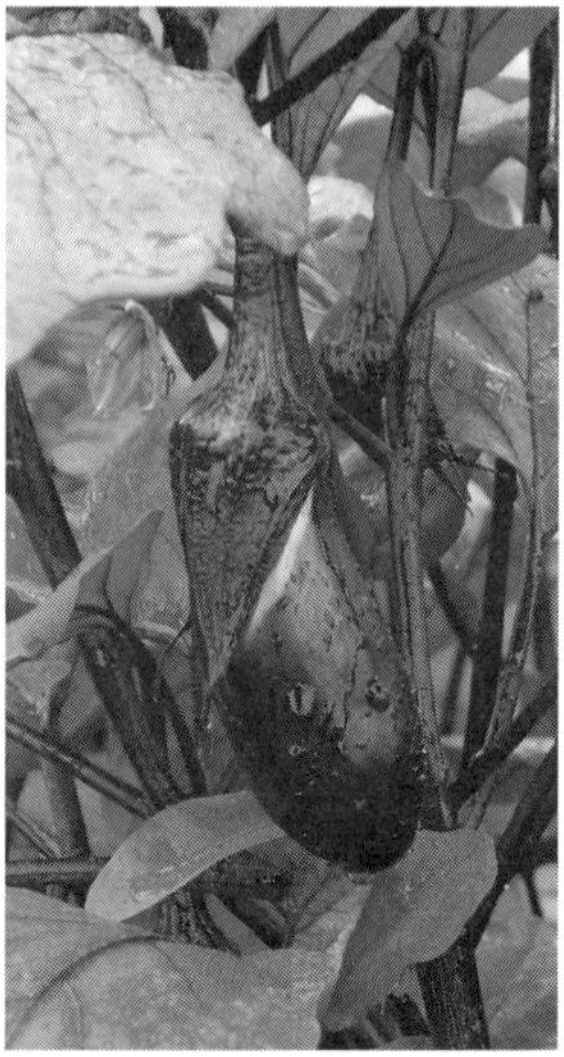

ナスの中長品種（千両ナス）

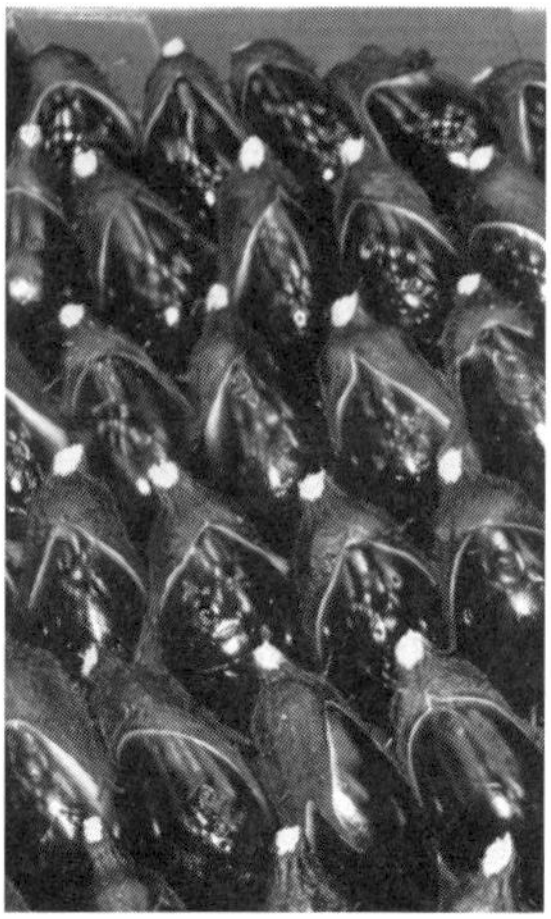

ナスの小実品種（小ナス）

南方ほど長実または大長実品種、本州中間地では中長品種、北方ほど民田のような小実品種が栽培される

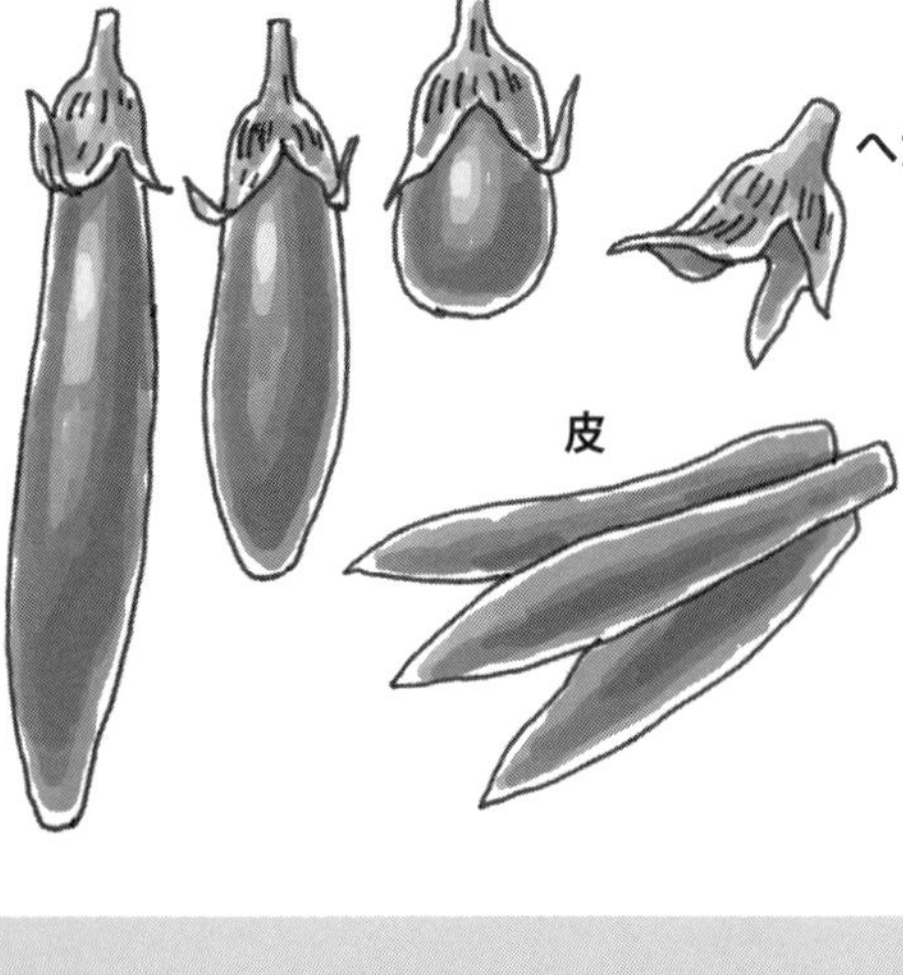

抗酸化作用があるナスニンやコリンという機能性成分を含むので、血圧やコレステロール値を下げる、動脈硬化を防ぐ、胃液の分泌を促す、肝臓の働きを良くするなどの効果がある

紫の色素の多いへたや皮の黒焼き粉末は解毒薬となり、食中毒、腹痛やじんま疹に服用し、皮膚病や乳腺炎、歯槽膿漏に外用する（患部に塗る）

34 ニラ

夏バテの回復に格好の食材

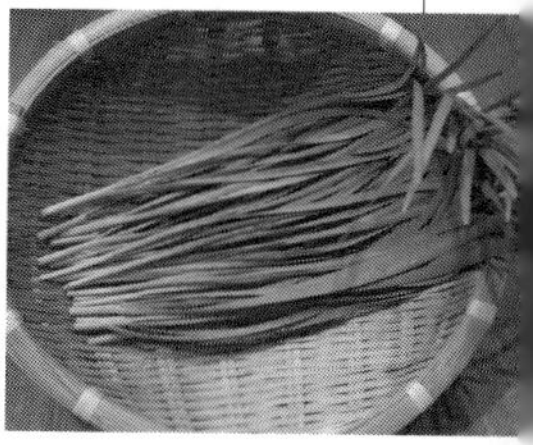

暑い夏、食欲も落ちてあっさりして冷たいものばかり食べていると、秋の気配が感じられる頃になると体調を壊しがちです。食事は満腹にするのが目的ではなく、健康な生活を送れる体を作るのが目的です。そのためには、暑い夏でも食生活をおろそかにしてはいけません。といっても食欲の落ちているときにはなかなか食べられないものです。

このようなときこそ、旬のニラを活用します。卵とじ、ニラ雑炊やニラレバ炒めは、食欲がなく体調がすぐれないときの定番食です。小さく刻みミキサーに入れてミルクとともに混ぜ、ハチミツなどを加えたニラジュースもよいでしょう。氷を加えて冷たくすると臭いが少し弱くなり飲みやすくなります。

ニラの香りは胃液の分泌を盛んにしてくれるので、消化吸収力の落ちた暑い夏には最適です。また、細菌への抵抗力を増強する作用もありますので、食中毒の起きやすい時季の食材としても最適です。

主な薬効

生の葉や茎：強壮、健胃整腸、高血圧や動脈硬化の予防、冷え症

種子：腰痛、遺精（病的に精液をもらすこと）、頻尿、夜尿症、帯下《たいげ》（おりもの）

旬・採取時期

春～夏が旬。秋、成熟種子を採取し天日で乾燥します。また、韮子《きゅうし》や韮白《きゅうはく》は漢方薬局で購入できます。

特徴と来歴

ニラ（韮）の原種は、中国北部からモンゴル・シベリアに自生するヒガンバナ科（旧ユリ科）の多年草で、紀元前から栽培化されたと考えられています。わが国には古い時代に中国から渡来し、今日では在来種のほかに葉幅が広いグリーンベルトやジャンボなどの多く

の品種が栽培されています。

夏に葉の間から30〜40㎝ほどの花茎を伸ばし、花期は8〜10月頃で、花は半球形の散形花序で白い小さな花を20〜40個着けますが、苞《ほう》が3枚あるため、花弁が6枚あるように見えます。

『古事記』に加美良《かみら》、『万葉集』では久々美良《くくみら》と記載があるように、古代においては「みら」と呼ばれていたものが転訛形「にら」となって現在に至っています。方名では、ふたもじ（二文字：千葉県上総地方）、にらねぎ（韮葱：静岡県、鳥取県などの一部）、んーだー（沖縄県与那国島）などがあります。わが国でニラが食卓に上がるようになったのは明治時代以降です。

成分と薬効・利用法

葉茎はβ-カロテンやビタミンA・C、カルシウム、リン、鉄などのミネラルに富み、β-カロテンは1把（約100g）でほぼ1日の必要量が摂れる量が含まれ、非常に栄養価の高い緑黄色野菜です。

全草に独特の臭いがあるため、禅宗などの精進料理では五葷《ごくん》の一つとして忌避されます。臭いの原因物質は硫化アリル（アリシン）などの硫黄化合物ですが、この硫化アリルがビタミンB_1と結合してその吸収をよくし、代謝機能、免疫機能を高め、疲労回復に役立つので、スタミナがつく食材として利用されています。また、高血圧や動脈硬化の予防につながります。また、整腸作用があり、昔より胃腸（特に下痢）に効く野菜として親しまれ、症状が重いときはニラの煮汁を飲んでも効果があります。特徴的な香りの刺激で体が温まることも知られ、冷え症に効果があります。

漢方では、種子は韮子という生薬で、腰痛、遺精、頻尿、帯下に用い、葉は韮白という生薬で、強壮、健胃整腸に用い、肌が弱い人の入浴剤とします。

食べ方・一口メモ

細長くまっすぐに伸びた葉は加熱すると柔らかく、和食で汁の実や薬味、お浸しなどに、また中華料理、韓国料理に用いられます。若い花芽もお浸しや炒め物、天ぷらとして食べることができます。

主な薬効

生の葉や茎…強壮、健胃整腸、高血圧や動脈硬化の予防、冷え症

種子…腰痛、遺精、頻尿、夜尿症、帯下（おりもの）

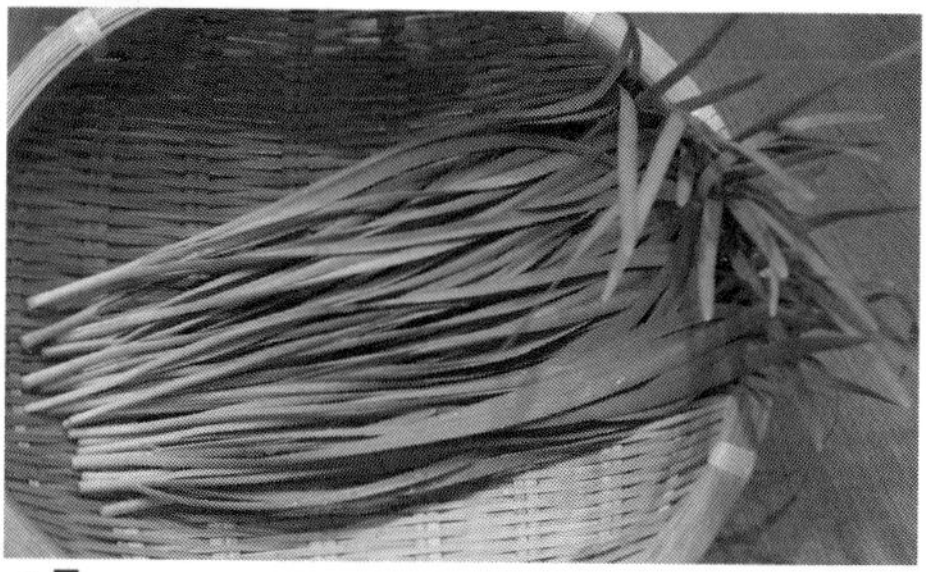

ニラ

代謝機能、免疫機能を高め、疲労回復に役立つので、スタミナがつく食材として利用されている

また、整腸作用があり、昔より胃腸（特に下痢）に効く野菜として親しまれ、症状が重いときはニラの煮汁を飲んでも効果がある

特徴的な香りの刺激で体が温まることも知られている

全草に独特の臭いがあるために、禅宗などの精進料理では五葷の一つとして忌避される

〈ニラの他の五葷《ごくん》〉

ニンニク

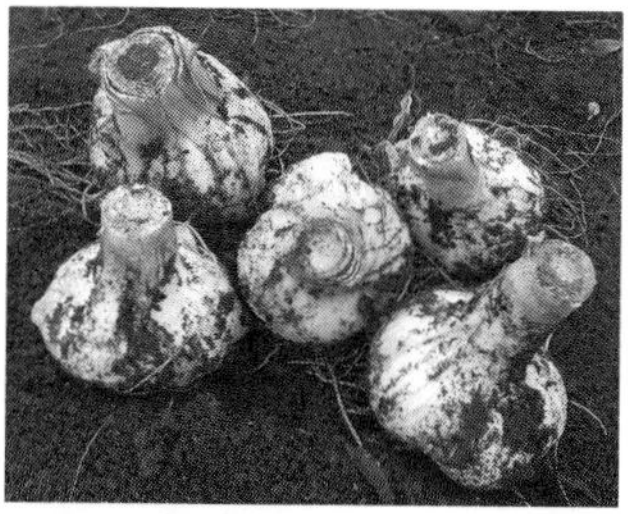

ラッキョウ

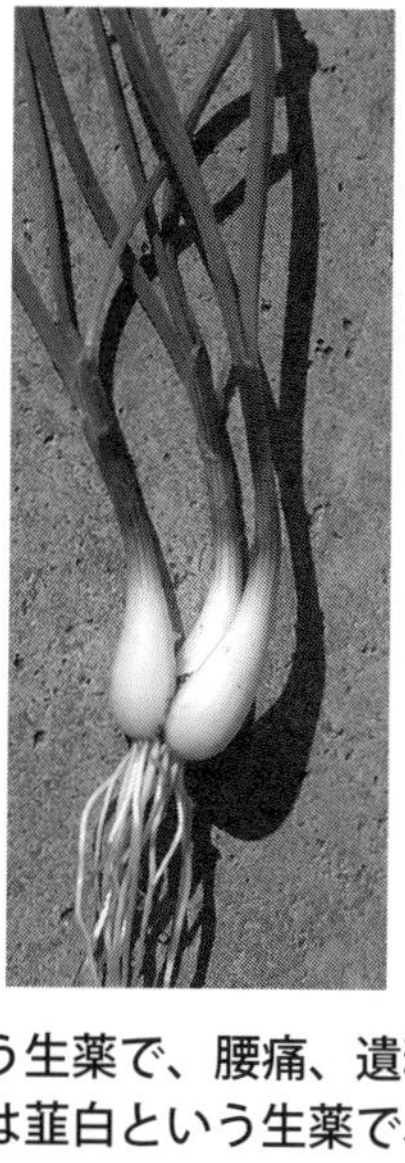

長ネギ

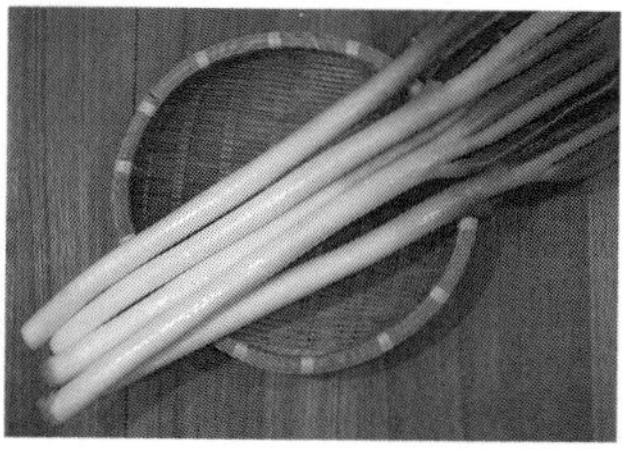

アサツキ

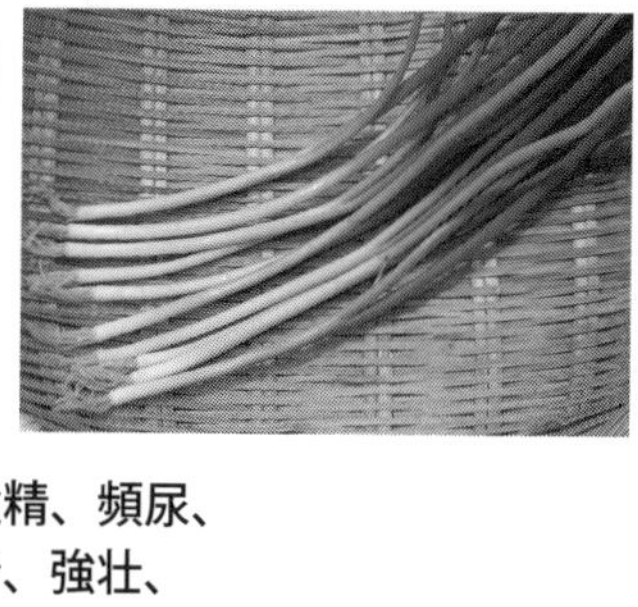

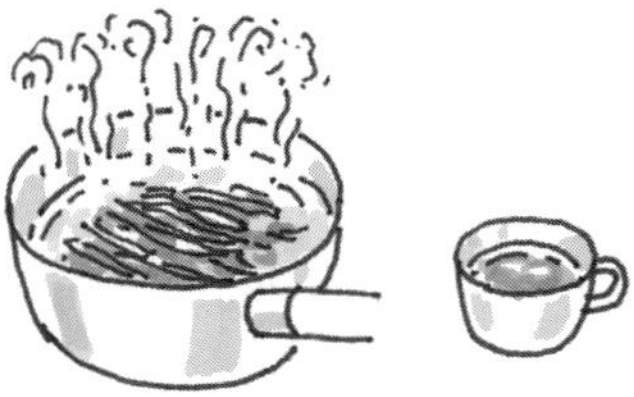

種子

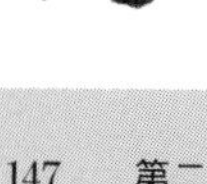

種子は韮子という生薬で、腰痛、遺精、頻尿、帯下に用い、葉は韮白という生薬で、強壮、健胃整腸に用い、肌が弱い人の入浴剤とする

35 ニンジン

伝統の長根種の評価が高い

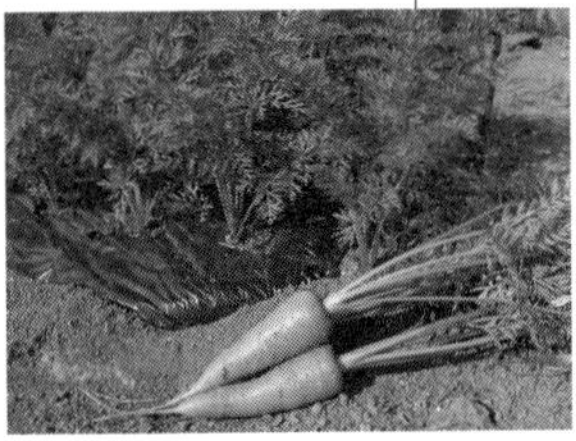

ニンジンは、ヨーロッパでは2000年以上の歴史を持ち、15世紀にオランダで改良された品質の良いものが全世界に広がり、各地に定着しました。

江戸時代の『大和本草《やまとほんぞう》』には、当時のニンジンは長形の種類で、既に2品種があったことが記されています。今日流通している西洋系の短い種類は、江戸時代末期から明治初期になってから導入されたものです。

ニンジンの品種について薬膳素材の観点から健康機能性を指標に調べたところ、金時ニンジンなどのような地方の伝統野菜といわれる長根種に、主観的にも客観的にも高い評価の種がありました。

主な薬効

根：がん・生活習慣病・高血圧の予防、便秘、下痢

葉：口内炎、扁桃炎、冷え症、腰痛

旬・採取時期

冬が旬。根、葉茎を必要時に採取して生のまま用います。

特徴と来歴

中央アジア原産のセリ科の2年草で、食用に世界各国で広く栽培されています。わが国には、江戸時代の前期に長根種が渡来したと考えられています。薬用人参（御種人参《おたねにんじん》）に似ていることからニンジン（人参）と呼ばれるようになりました。

高さ60㎝内外で、根は肉質で円錐形の直根で、多くは橙色です。葉は根生し、3～4回羽状複葉で細かい切れ込みがあります。

一方、明治初期にフランスから導入された短根種は、春蒔きを始め周年生産に向いて収量の良いことから、品質は良くても栽培しにくい長根種は次第に減少してしまいました。現在、わが国では、品種には根が濃い赤色の金時ニンジンなどの東洋種（長根系）と黄

みを帯びた（オレンジ色）西洋種（短根系）がありますが、甘味があり香りにくせのない西洋種が主流です。

成分と薬効・利用法

葉にはダウシンなどのアルカロイド、根にはβ－カロテン、リコピンなどのカロテノイドやビタミンB_1・B_2、ビタミンC・Eなどが含まれます。黄色色素のカロテノイドには強い抗酸化作用があり、がんや生活習慣病を予防します。特に、β－カロテンは肺がんやすい臓がんを抑えることが知られています。また根には、カリウムやカルシウムなどのミネラルや食物繊維も豊富で、カリウムは高血圧予防に、カルシウムは骨や歯の強化に、食物繊維は便秘解消に役立ちます。

民間療法では、細かく刻んだ生の葉茎30ｇを1日量として500㎖の水で約半量に煮詰めてうがい薬とすると、口内炎、扁桃炎に効果があります。乳幼児の下痢止めには、根をすりおろして汁を絞り、薄味のスープにして少量を飲ませます。また、刻んだ葉茎を布袋に入れて入浴剤とすると、香りも良く、体が温まり、冷え症や腰痛、肩こりなどに効果があります。

食べ方・一口メモ

根は体内でビタミンAに変わるカロテンやビタミンCが豊富で、また抗酸化力のある成分は皮の部分に多く含まれていますので、皮ごと食べるのがよいでしょう。野菜ジュースとして最も優れているので、キャベツ、トマト、リンゴ、レモンなどと一緒に毎日飲むと、特に貧血症や病後の回復に良いものです。葉茎もそのままか、茹でてお浸しやゴマ和えなどにして食用にすることもでき、ビタミンCは根よりも多いです。

ニンジンに含まれるアスコルビナーゼという酵素はビタミンCを分解しますが、この酵素は酸や熱に弱いので、加熱調理するか、他の野菜と一緒に摂るときは酢の入ったドレッシングをかけたり、ジュースならレモン汁を入れたりなどすれば問題ありません。またカロテンは脂溶性ですから、油と一緒に摂ると吸収率が上がりますので、きんぴら、バター炒め、野菜炒めなどにして食べるとよいでしょう。タンパク質もカロテンの吸収を助けますので、肉料理の付け合わせにも適しています。

主な薬効

根…がん・生活習慣病・高血圧の予防、便秘、下痢

葉…口内炎、扁桃炎、冷え症、腰痛

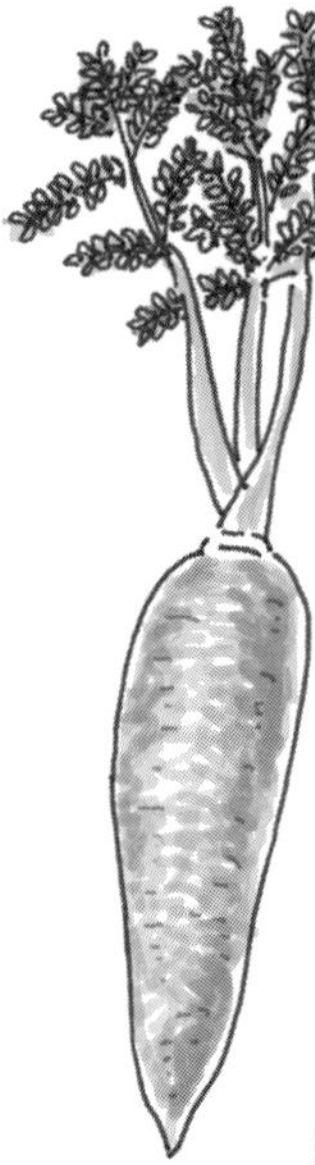

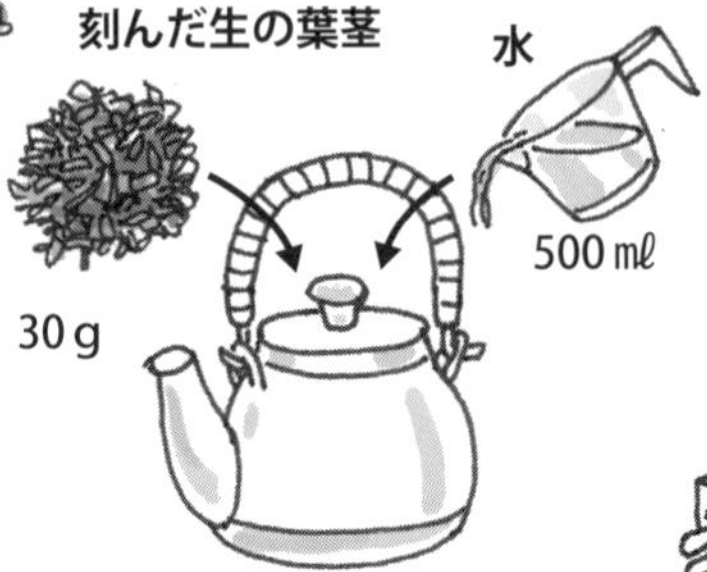

細かく刻んだ生の葉茎30gを1日量として500㎖の水で約半量に煮詰めて、うがい薬とすると、口内炎、扁桃炎に効果がある

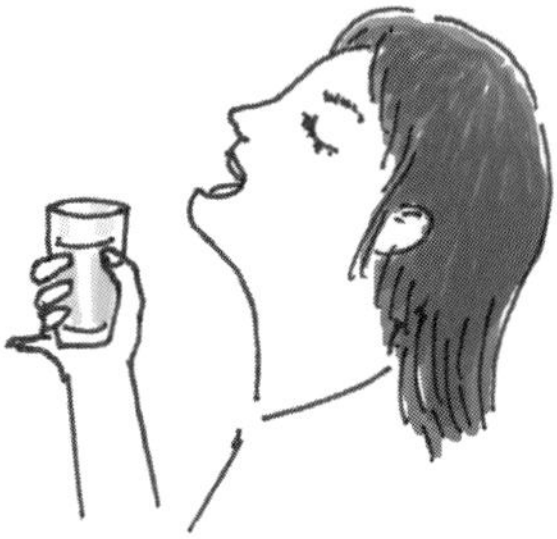

乳幼児の下痢止めには、根をすりおろして汁を絞り、薄味のスープにして少量を飲ませる

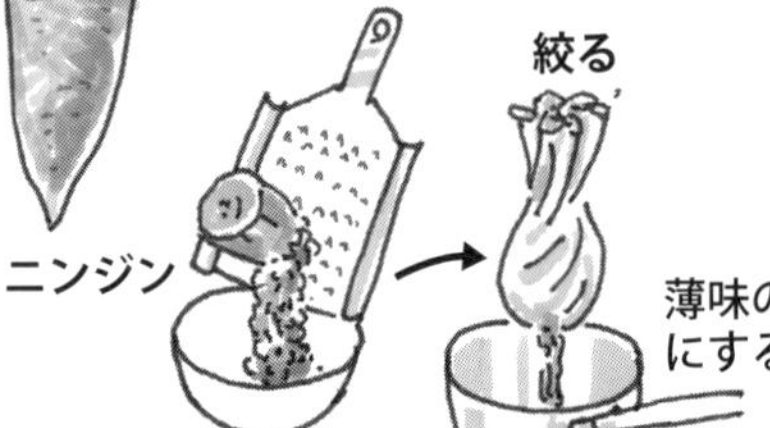

刻んだ葉茎を布袋に入れて入浴剤とすると、香りも良く、体が温まり、冷え症や腰痛、肩こりなどに効果がある

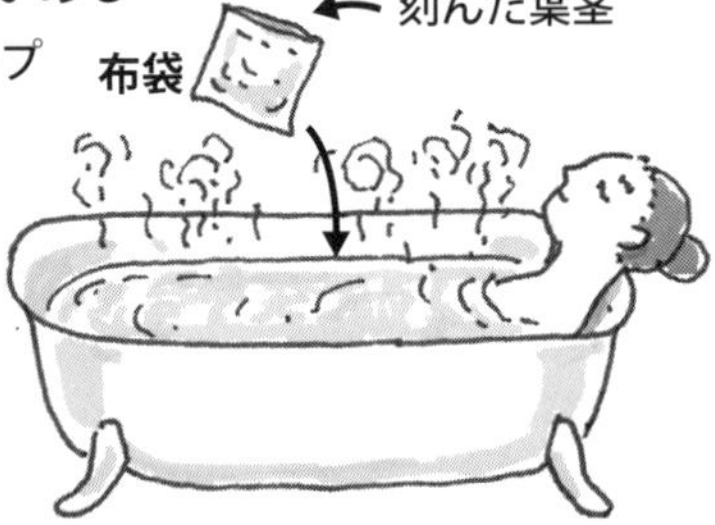

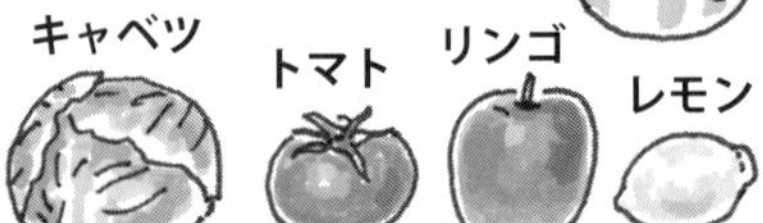

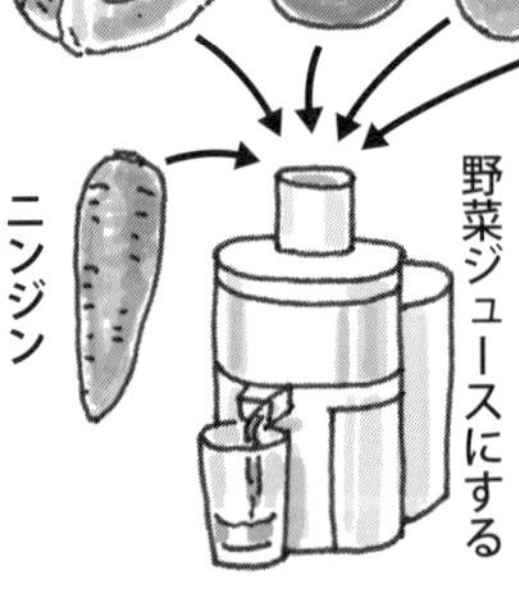

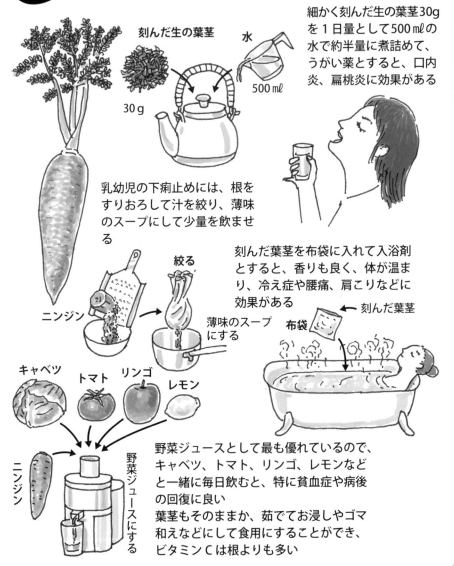

野菜ジュースとして最も優れているので、キャベツ、トマト、リンゴ、レモンなどと一緒に毎日飲むと、特に貧血症や病後の回復に良い

葉茎もそのままか、茹でてお浸しやゴマ和えなどにして食用にすることができ、ビタミンCは根よりも多い

36 ニンニク

古代エジプトの医学書にも薬として記載

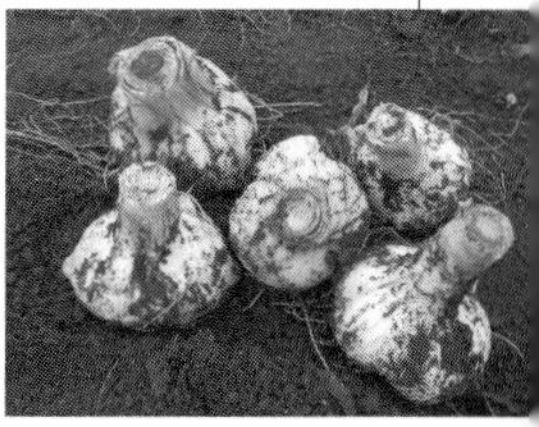

旬・採取時期

夏が旬。5～6月に鱗茎を掘り起こし、陰干しして風通しのよい所につるしておけば長期保存が可能です。生食するか、焼くか、または薬用酒にして用います。

特徴と来歴

西アジアから地中海沿岸が原産ともいわれるヒガンバナ科（旧ユリ科）の多年草です。すでに紀元前の古代エジプトなどで栽培・利用されていて、現存する最古の医学書『エーベルス・パピルス』には薬としても記載されています。中国には紀元前にインドから伝わり栽培化され、日本にも中国・朝鮮半島を経由して弥生時代には伝来していたとみられ、『古事記』や『日本書紀』に「蒜《ひる》」の記述があります。朝鮮語のニンニクを示す「ピル」に由来すると思われます。

古来、日本ではニンニクやノビルなどの根茎を食用とする臭いの強い植物を総称して「蒜」と呼んでいます。ニンニクは江戸時代の本草書にも収載され、また『本朝食鑑《ほんちょうしょっかん》』には香辛料以外に薬用とされ始めたことが示されています。

江戸時代、日本で初めて体系的な農書を著した宮崎安貞は、『農業全書』の中で農民にニンニクを作ることを特に奨励していますが、その理由として「麦を刈る時分には暑さが厳しくなり、暑気あたりにかかりやすい。そこで、朝出がけにニンニクを少しずつ食べておくと予防になる」と述べています。近年は栽培技術が進歩して、野菜作りの本がたくさんありますが、いずれも技術的な内容が主体で、作る人の健康まで具体的に教えてくれるものはほとんどないといってもよいでしょう。

主な薬効

鱗茎：強壮、発汗、冷え症、不眠症、肩こり、腰痛

現在、中国が世界の生産量の80％以上を占めていますが、日本国内の流通においては、国産ニンニクの80％を青森県産が占めています。中でも田子町は早くから菌根菌《きんこんきん》などを用いた栽培法を取り入れたブランド化に取り組み、中国内でも青森県産ニンニクがブランド化しています。

成分と薬効・利用法

鱗茎には精油のシトラール、ゲラニオール、硫黄化合物のアリイン、アリルシステイン、スコルジニンなどのほか、ビタミンB_1、ゲルマニウムやセレニウムが含まれているという特徴があります。

アリインは無味、無臭ですが、細胞が破壊されると同時に、含まれているアリナーゼという酵素によって分解され、刺激性の強い臭気のあるアリシンが生じます。アリシンは強い殺菌防腐作用があり、さらにビタミンB_1と容易に結合してアリチアミンとなります。本化合物は腸から容易に吸収されてビタミンB_1作用を有する安定な物質で、とても苦く、臭気も強いものですが、これをモデルとして化学合成したビタミンB_1誘導体が「アリナミン」です。最近では、アリシンを加熱してできるアホエンに強い抗酸化作用や抗血小板凝集作用、記憶力向上作用があることが注目されています。

漢方では大蒜《たいさん》と称して、性味は辛・温で、健胃、駆虫、消腫、強壮の効能があることから、食滞や腹痛、下痢、寄生虫症、皮膚化膿症などに用いられますが、一般に漢方処方に配合されることはあまりありません。専ら民間的に用いられ、ドリンク剤や健康食品にも使われています。別名は胡蒜《こさん》、ガーリックです。

民間療法では、適量を生食すると、冷え症、低血圧、動脈硬化、寄生虫症、腰痛、風邪の予防などによいとされ、生なら1日1片、加熱したものなら2～3片を目安に食べます。扁桃炎や円形脱毛症、腫れ物、インキンタムシなどにはすり潰した汁を患部に塗布します。熱灰の中に埋めて蒸し焼きするなどの加熱処理をすると食べやすくなり、ニンニク酒やしょう油漬け、ハチミツ漬けなども利用されています。ニンニクを厚さ2～3㎜に薄くスライスし、その上から灸をすえるというニンニク灸もよく知られています。近年、アメリカ国立がん研究所では、がんや生活習慣病を予防する可能性がある食品のリストの上位に位置づけています。

同じ仲間に、草地、畑や道ばたなどに生える多年草の**ノビル**（野蒜）があります。鱗茎が食用であり、また薬用に用いられます。4〜9月に鱗茎を採取し、外皮およびひげ根を除き、よく水洗いしてから随時用います。民間療法で、強壮、鎮静、鎮咳、生理不順、肩こり、虫刺されなどに効果がありますので、1日数個を生食するか、薬用酒を造り、1日盃2杯を限度に飲用します。虫刺されには鱗茎をすりつぶして小麦粉と混ぜて塗布します。ただし、有毒植物のスイセンやツルボ、ヒガンバナなどと間違えて中毒事故を起こす事例が毎年のようにありますので、気をつけてください。必ず、葉を採んでネギ臭を確認することです。

同じネギ属で、修業中の坊さんがこっそり隠れて食べた**ギョウジャニンニク**（行者大蒜）や**ラッキョウ**（薤白《がいはく》）も滋養強壮に用いられます。

食べ方・一口メモ

「にんにく健康法」といわれるように、食欲増進、健胃、整腸、緩下、疲労回復や体力増強、抗菌作用などのいろいろな効用があり、さらに料理に食欲をそそる香味を付与する香味野菜の代名詞的存在でもあるため、薬用のほかに家庭料理などにも幅広く用いられています。抗菌効果から、カツオのたたきには生のニンニク、焼き肉には焼いたニンニクがつき、また花期前の花茎を採り、芽ニンニクとして肉と炒めて食べます。若い葉茎も香味野菜として利用されます。

かつて参勤交代に出る薩摩藩士はニンニクと卵黄を煮込んで乾燥させたものを持って出発したそうです。ただ、多量に生食すると胃の働きを弱め、炎症を起こし、また腸内細菌のバランスを崩してビタミンB_6欠乏を起こすことも指摘され、胃腸障害を含めた副作用が報告されています。

ニンニク酒：ホワイトリカー1・8ℓに粗く刻んだニンニク250gと氷砂糖250gを入れて3か月ほど漬け込みます。就寝前に盃約半量（5〜10㎖）をお湯で割って飲むと、冷え症、便秘や不眠、滋養強壮、体力増強に効果があるとされています。

主な薬効

鱗茎…強壮、発汗、冷え症、不眠症、肩こり、腰痛

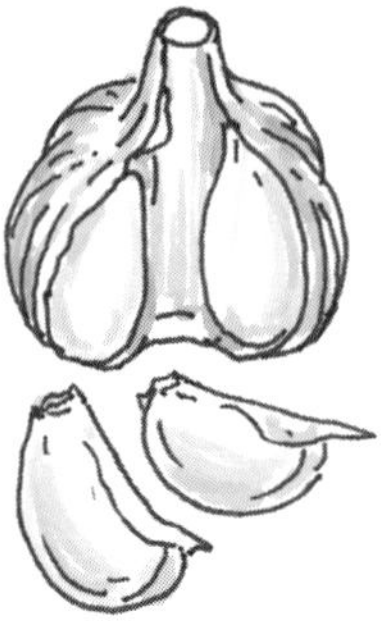

ニンニクやノビルなどの根茎を食用とする臭いの強い植物を総称して「蒜《ひる》」と呼んでいる

適量を生食すると、冷え症、低血圧、動脈硬化、寄生虫症、腰痛、風邪の予防などに良いとされ、生なら1日1片、加熱したものなら2~3片を目安に食べる

扁桃炎や円形脱毛症、腫れ物、インキンタムシなどにはすり潰した汁を患部に塗布する

熱灰の中に埋めて蒸し焼きにするなどの加熱処理をすると食べやすくなる

ニンニク酒やしょう油漬け、ハチミツ漬けなどにも利用する

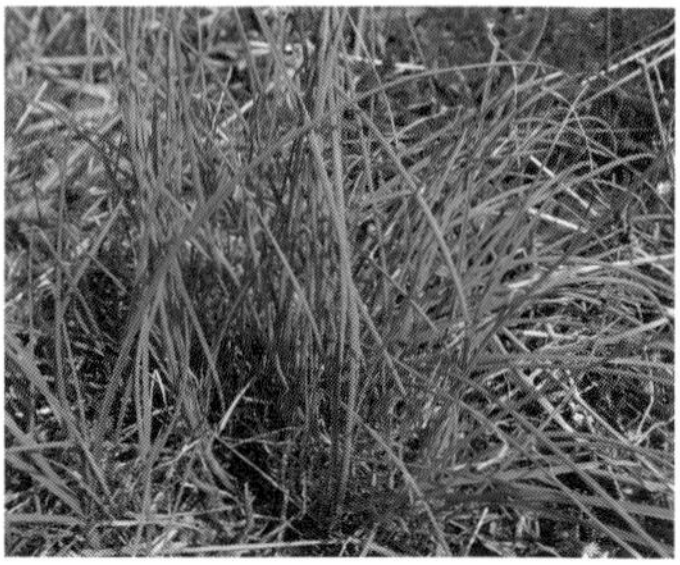

ノビル

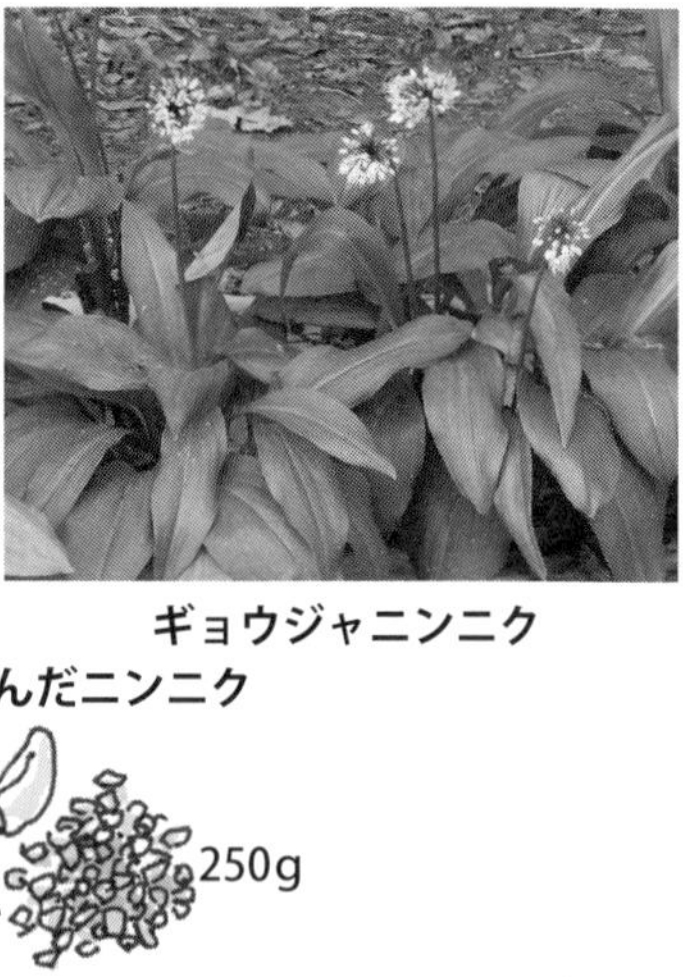

ギョウジャニンニク

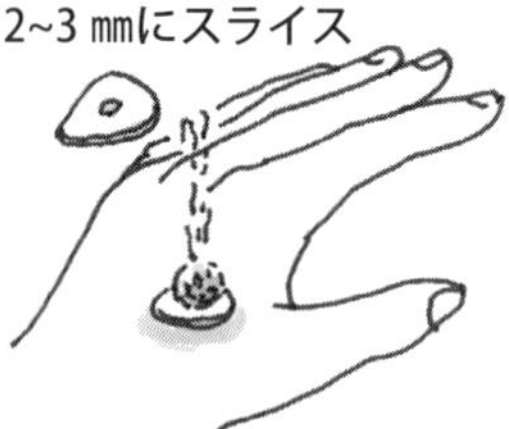

ニンニクを厚さ 2~3 ㎜に薄くスライスし、その上から灸をすえるというニンニク灸もよく知られている

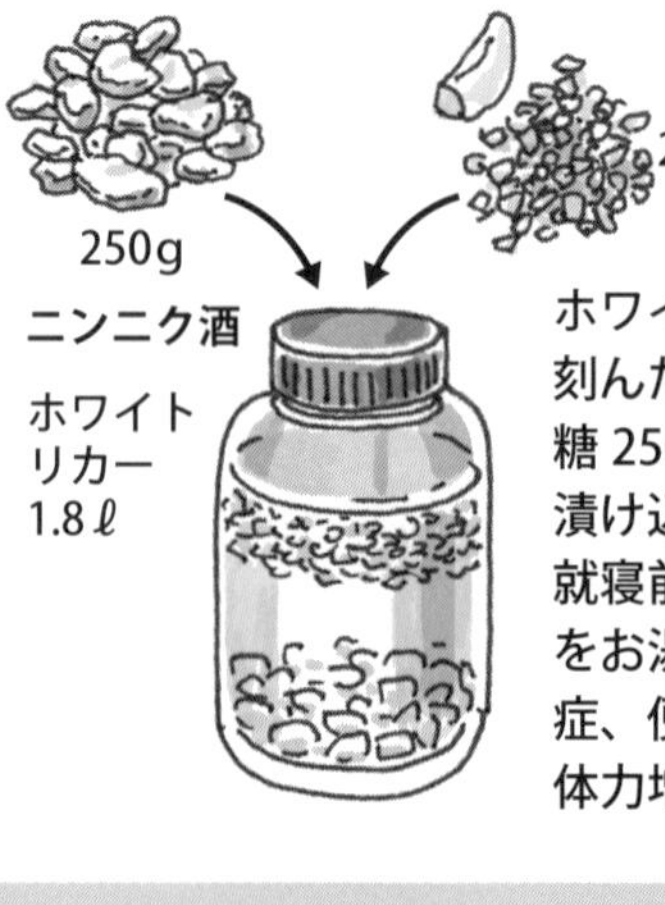

ホワイトリカー 1.8ℓに粗く刻んだニンニク250gと氷砂糖 250gを入れて3か月ほど漬け込む

就寝前に盃約半量（5~10 ㎖）をお湯で割って飲むと、冷え症、便秘や不眠、滋養強壮、体力増強に効果がある

37 ネギ

風邪の引き始めに効果あり

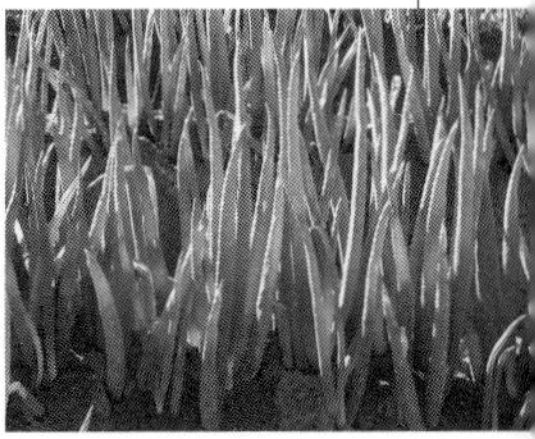

生まれ故郷での遠い夏の日の思い出は、早朝でも暑い中でのネギの植え替えでした。すき焼きにするととってもおいしい「曲がりねぎ」は、今では地方野菜として脚光を浴びていますが、いくつになっても畑をうなったその当時の光景は鮮明に脳裡に浮かびます。

これは宮城県や福島県などで行なわれる栽培法ですが、土を盛り上げながらある程度育てたら、新たに土を盛ったり一度抜いたりして横向きに植え直すことで、植物の光に向かって伸びる性質によってネギが曲がり育つ方法です。栽培には手間がかかるために作付面積が少ないのですが、鍋料理にはもってこいです。

主な薬効

葉：風邪、頭痛、鎮咳、不眠症、のどの痛み、解毒

旬・採取時期

旬は冬ですが、周年、入手できます。料理するとき、根に白い部分を少し残して切り、プランターなどに植えれば時期を問わず簡単に栽培できます。

特徴と来歴

ネギ（葱）は、中国西部・中央アジア原産のヒガンバナ科（旧ユリ科）の多年草で、わが国には古墳時代に渡来したといわれ、今日でも食用などに広く栽培されています。古くは紀《き》と呼んだので、平安時代に「ひともじ」といわれましたが、これはネギが「き」の一文字で表わされて、枝分れした形が「人」の字に似ているからといわれます。ネギの花は坊主頭や擬宝珠《ぎぼし》を連想させるため「葱坊主《ねぎぼうず》」や「擬宝珠」と呼ばれます。『神農本草経《しんのうほんぞうきょう》』に葱白《そうはく》として記載され、古くから使用されてきた生薬で、種類を問わず効果があります。

日本では古くからみそ汁、冷奴、そば、うどんなどの薬味として用いられるほか、炒め物や鍋料理に欠かせない食材のひとつです。硫化アリルを成分とする特有の辛味とにおいがあります。においが強いことから

「葷《くん》」のひとつ「禁葷食」ともされます。料理の脇役として扱われることが一般的ですが、葉ネギはネギ焼き、根深ネギはスープなどで主食材としても扱われます。ネギの茎は根から上1㎝ほどで、上全部は葉になりますので、食材とする白い部分も青い部分も全てが葉です。

単に「ネギ」と言うと風味が強く太い関東の根深ネギ（長葱・白ネギ）を指し、ほかはワケギ、万能ネギ、九条ネギなどの固有名で呼んで区別します。

成分と薬効・利用法

ビタミンB_1・C、β－カロテン、カルシウムや硫化アリルのアリシンなどを豊富に含み、強壮作用に優れ、精神を調え、血流を盛んにし、各種の炎症を解消し、痛みを除く効果があります。特に、硫化アリルにはビタミンB_1の吸収を助ける働きがあるので、ビタミンB_1が豊富な豚肉と一緒に食べるとさらに効果的です。アリシンは血流をよくして体を温める効果があるので、食べると腹痛を防ぎ、消化を助けてくれます。また、風邪の引き始めに効果的です。

漢方では、葱白といい、性味は辛・温で、解表（発汗させて体表の症状を除くこと）・通陽（陽気の滞りを通すこと）・解毒の効能があり、風邪の初期や頭痛、下痢、腹痛などに用います。

民間療法では、風邪の初期に新鮮な白い部分を細かく刻み、生みそと合わせて煮立て熱いうちに服用する「ネギみそ」療法が有名です。また、風邪、頭痛、解毒にはみそをつけて常食すると気分が安定します。不眠症や咳、のどの痛みなどにネギ湿布をします。簡単な方法ですが、特に幼児の風邪にはよい方法です。痔や霜焼けの治療に煎じ液で洗う方法もあります。

食べ方・一口メモ

ネギは生食すると辛味があり、煮込むと甘くとろりとした口あたりとなります。刻んでうどんに入れたりネギ焼きやすき焼きに入れたりと、各種料理に幅広く使われています。ネギ坊主を活用したネギご飯もおいしく、また、食用油で揚げ、エキスを抽出したネギ油も市販されています。

主な薬効　葉…風邪、頭痛、鎮咳、不眠症、のどの痛み、解毒

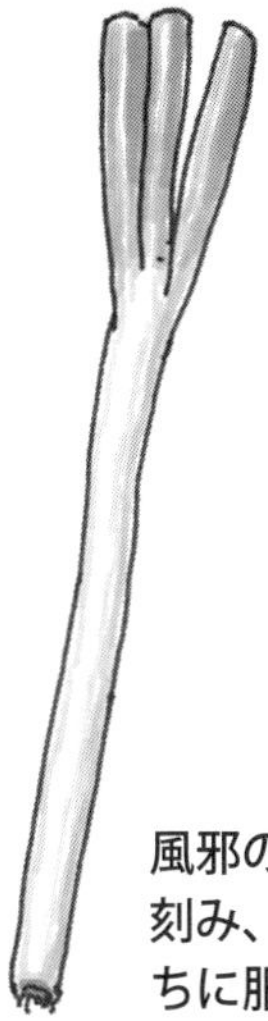

ネギの花は坊主頭や擬宝珠《ぎぼし》を連想させるため「葱坊主」や「擬宝珠」と呼ばれる

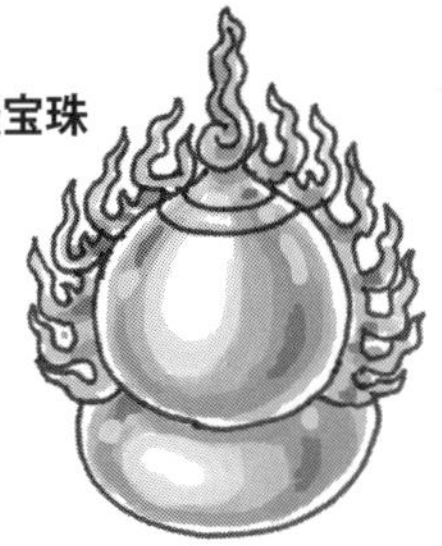

擬宝珠

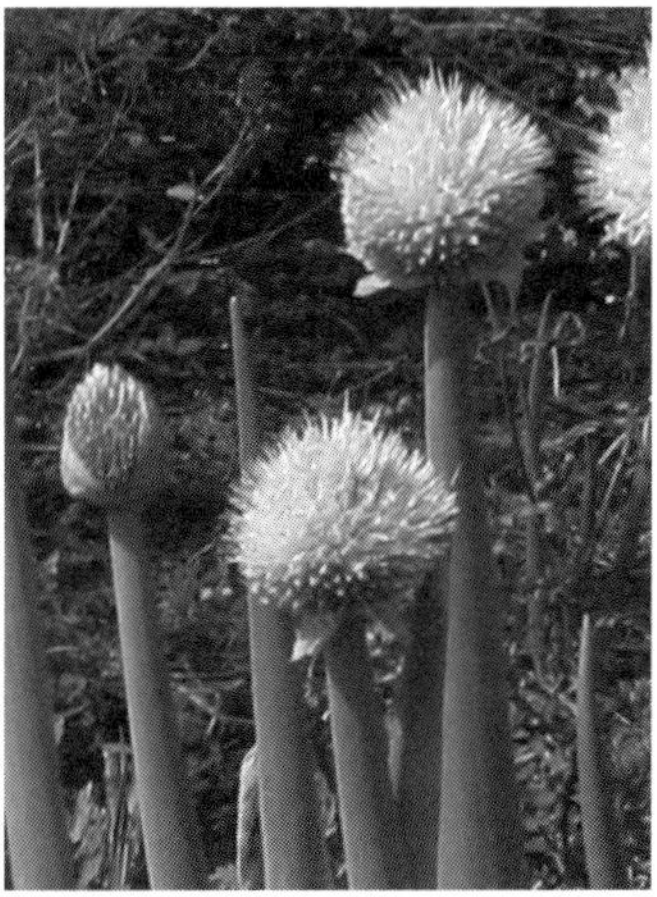

ネギの花

風邪の初期に新鮮な白い部分を細かく刻み、生みそと合わせて煮立て熱いうちに服用する「ネギみそ」療法が有名

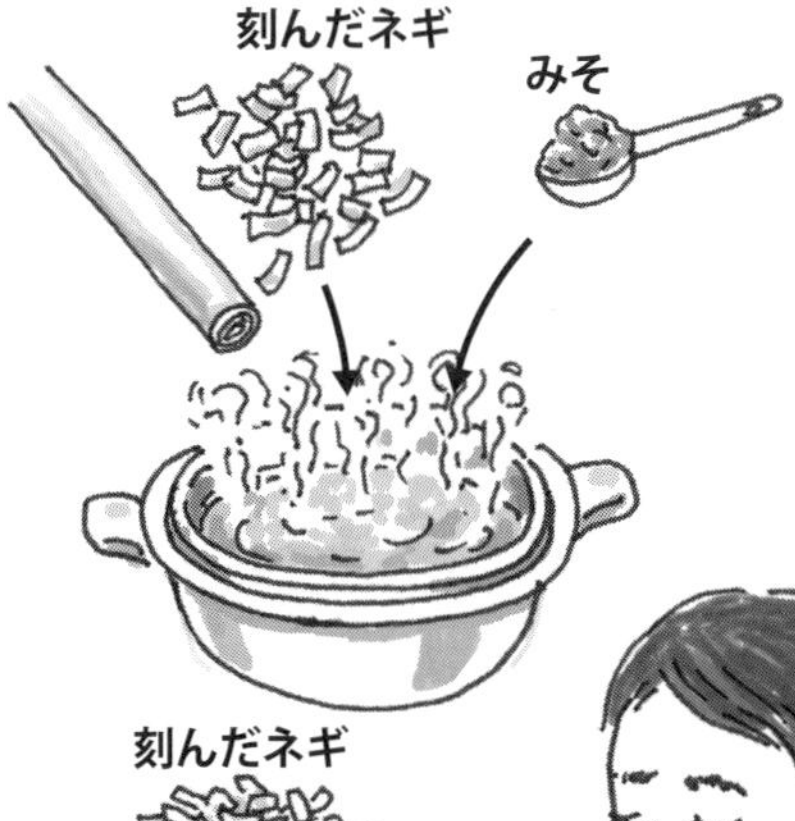

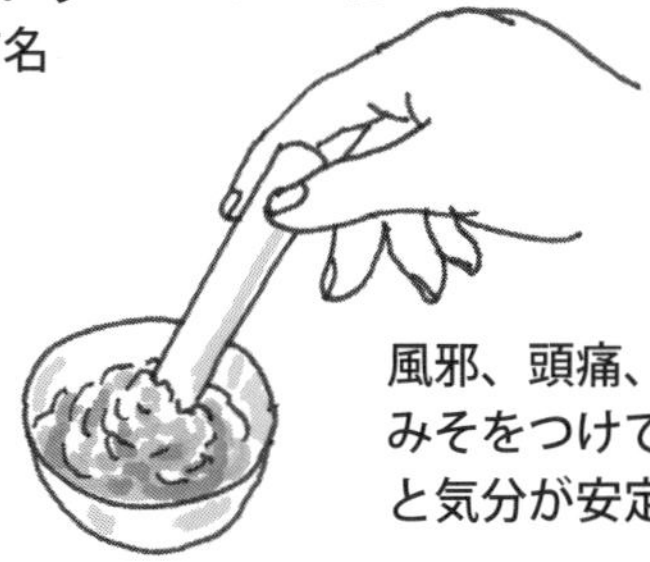

風邪、頭痛、解毒にはみそをつけて常食すると気分が安定する

不眠症や咳、のどの痛みなどにネギ湿布をする
簡単な方法だが、特に幼児の風邪には良い方法である
痔や霜焼けの治療に、乾燥したひげ根5~10gを水200㎖ほどで濃いめに煎じた液で洗う方法もある

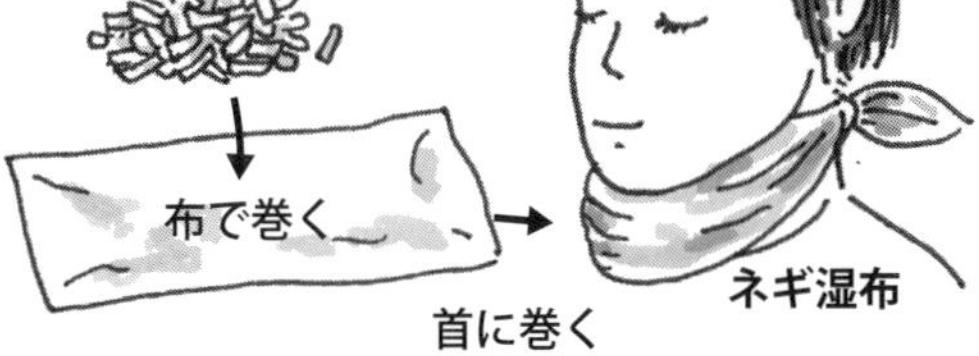

38 ハクサイ

地中海原産で今では冬野菜の代表格

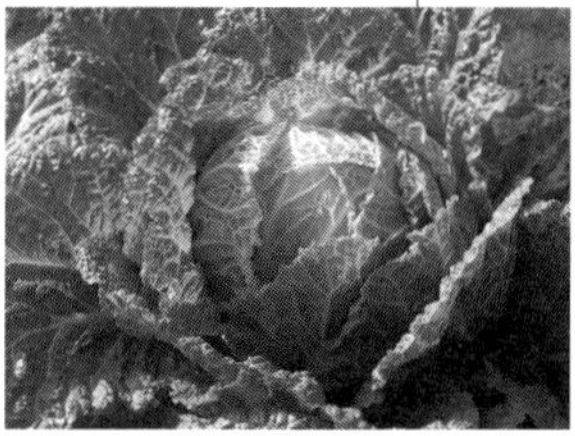

鍋料理、漬物、炒め物と、ハクサイは日本の冬の食卓によく登場する冬野菜の代表格です。韓国では特にハクサイキムチに欠かせない野菜です。

ハクサイ（白菜）の学名は「*Brassica rapa* var. *pekinensis*」ですが、これは原植物が中国に導入された後に品種改良されて現在の野菜になったことを示しています。学名をみると、その植物が世界の各地でどのような変遷を経てきたか、また同じ仲間が多くあることもわかり、とても興味深いものがあります。なお、英語では「Nappa cabbage」と表記しますが、これは日本語の「菜っ葉」が語源となっています。

主な薬効

葉：健胃、利尿、便秘、食べ過ぎの下痢

旬・採取時期

旬は冬、日本の冬の食卓の定番です。霜に当たると甘味が出ておいしいです。

特徴と来歴

地中海沿岸地方が原産のアブラナ科の2年草で、当初は漬け菜のような白菜《しろな》に近かったとみられるものが、紀元前に中国へ伝播した後に、品種改良を重ねて今日みられる結球型となり、日本へは明治初期に導入されて栽培が始まったといわれます。中国に伝わったハクサイの原種からは、カブやチンゲンサイのようなさまざまな野菜も生まれました。中国ではハクサイは「大白菜」に分類され、3系統がありますが、このうちわが国では山東系が定着し、さらにそのF_1品種が栽培されています。

交雑性の強いハクサイが、わが国で現在のような結球型となって食べられるようになったのは、20世紀に入ってからで、その普及は数多の努力による育種の成功によるところが大きく、現在の生産量はダイコン、キャベツに次いで3番目です。

現在、わが国で最も出回るのは葉が頭部まで重なっている円筒型（包被型）です。また漬物用に葉が頭部では重ならない砲弾型（抱合型）や頭部が開く関東に多い半結球ハクサイが主に栽培されて流通しています。

冷涼な気候を好み、葉が巻き始める結球期の気温は15～17℃前後が最適なので、晩夏から初秋にかけて播種し、初冬から春先にかけて収穫します。

成分と薬効・利用法

ハクサイは色も薄く、水分含量が95％以上なので栄養価が低いと思われますが、ビタミンB群・ビタミンC、カリウム、カルシウム、鉄などのミネラル、カロテンなどがバランスよく含まれ、栄養価は外側ほど高い傾向があります。また抗がん作用のあるイソチオシアネートを含み、体を温める作用があるので、冬の鍋の具として定番となっています。

ハクサイの性味は甘・平で、胃を養い、小便を利する効能があるので、漢方や民間療法では、新鮮な葉を健胃・利尿を目的にスープなどに煮込んで食べます。

食べ方・一口メモ

味は甘味がありますが、比較的淡白です。キャベツなどと比べると柔らかいので、日本では加熱して用いることが多いですが、アメリカでは主にサラダ用として広まっています。

生ではシャキシャキした歯触りがあり、少し硬めの葉は炒め物などがおいしく、柔らかい内葉は甘味を生かして鍋料理や煮物、汁物に最適です。ただし、ハクサイのビタミンは水溶性なので、鍋で食べるときには汁もとることが必要です。

塩漬けにしてもビタミンが失われることが少ないので、浅漬け、キムチなどの漬物に適しています。

他の野菜に比べて保存性に優れているので、収穫期に植えたままにしておいても30日くらいはもちます。また越冬には、葉を霜の害から守るために球の上部を紐で縛ります。

なお、害虫被害を受けやすいので、寒冷紗などを用いてあらかじめ飛来を防いだり、見つけ次第退治したりするなどの注意が必要です。

主な薬効 葉…健胃、利尿、便秘、食べ過ぎの下痢

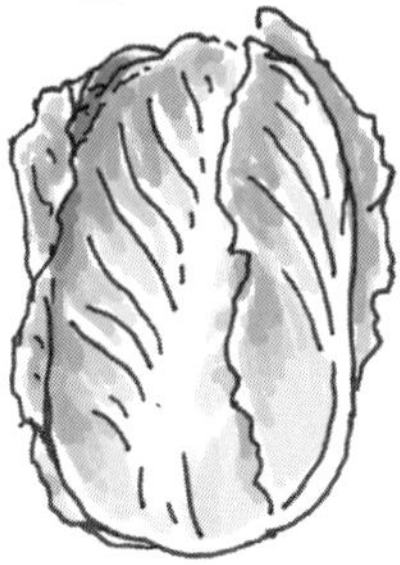

ハクサイの性味は甘・平で、胃を養い、小便を利する効能があるので、漢方や民間療法では、新鮮な葉を健胃・利尿を目的にスープなどに煮込んで食べる

〈ハクサイの薬膳料理〉

ハクサイの黒酢和え

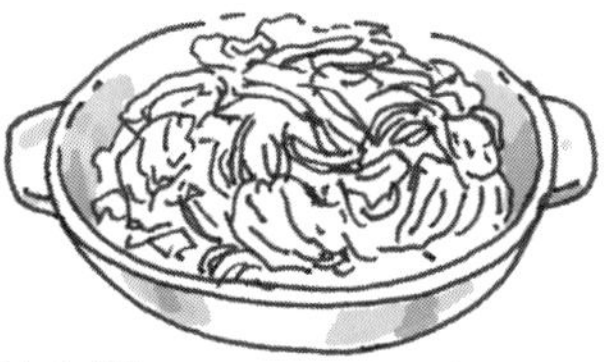

材料（4人分）

ハクサイの葉3枚、豚スライス100g、春雨10g、黒酢・大さじ3、コメ酢・大さじ3、老酒・大さじ1、黒砂糖・大さじ3、しょう油・小さじ1、ゴマ油少々、すりおろしニンニク適量、片栗粉少々、香菜適量

作り方

1. ハクサイの茎を細く切り、春雨を温水で戻し、香菜をざく切りにしておく
2. 黒酢、コメ酢、黒砂糖、すりおろしニンニクを混ぜ、タレをつくる
3. 豚スライスを細切りしてから、老酒（分量外）、しょう油（分量外）、片栗粉（分量外）と混ぜ下味にする（下味の調味料はすべて少々でよい）
4. サラダ油で豚肉を炒め、老酒、しょう油を入れ、最後にゴマ油を入れる
5. 炒めた豚肉と春雨、ハクサイ、香菜とタレを混ぜ合わせる

チキンのロールハクサイ

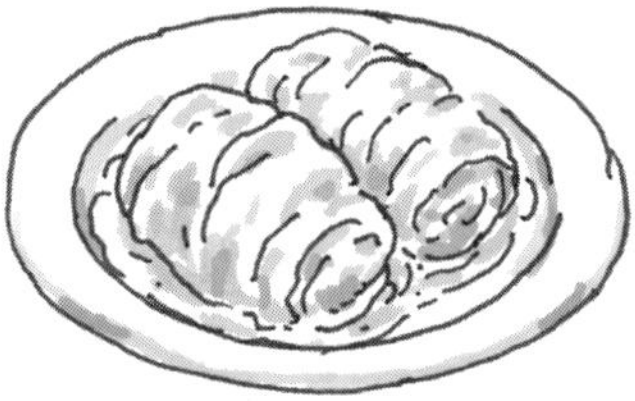

材料（2人分・約6個）

鶏ひき肉250g、タマネギ・中1/2個、ニンジン・1/4本、ハクサイ（外側の大きい葉）×12枚、水・カップ1（200㎖）、ナツメグ・小さじ1/2、塩・小さじ1、コショウ少々、しょう油・小さじ1/2、チキンブイヨン・1個

作り方

1. タマネギはみじん切り、ニンジンはピーラーで千切りにしておく
2. 鍋に湯を沸かし、ハクサイを根元からサッとくぐらせてしんなりさせ、タネを巻きやすくする。しばらく置いて粗熱をとる
3. ボウルに鶏ひき肉、その他の材料を混ぜ合わせ、粘りがでるまでこねる
4. タネを6等分に分け、1個につきハクサイ2枚を1/3ぐらいずらして重ねタネを巻き、最後は楊枝で留める
5. 圧力鍋に水を沸かし、チキンブイヨンを入れる
6. 圧力鍋に1個ずつ並べて入れ、10分煮込む。圧力鍋を使うことにより、食べるときにナイフがすっと入って食べやすい

39 ハス

中華料理には欠かせない食材

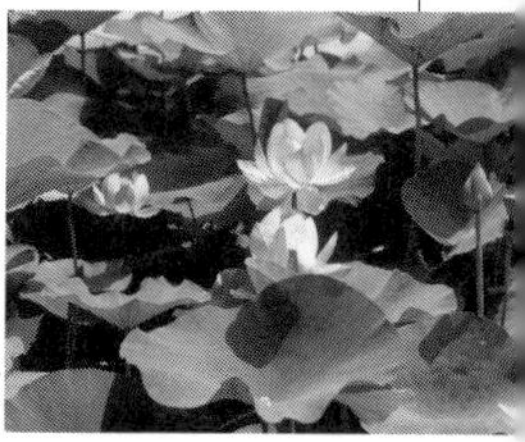

千葉市の花はハス（蓮）です。千葉市検見川下流の湿地帯地下6mの泥炭層から約2000年前の弥生時代の3粒の果実をハス研究者の大賀一郎博士が発見して栽培し、そのうちの1粒が発芽して開花に成功した大賀ハスに由来します。同様なものとして行田ハスや越谷ハス、中尊寺ハスなどがあります。

和名は果実の入っている花托が蜂の巣に似ているためにハチスといったことに由来し、英名のロータスはギリシャ語由来で、元はエジプトに自生するスイレンの一種を指したものといわれています。

主な薬効

果実：精神不安、排尿障害、下痢、食欲不振

根茎：下痢、消炎、止血

旬・採取時期

旬は初夏を除く周年。

特徴と来歴

インド原産で、主に熱帯アジアなどに分布し、古くから中国や東南アジアで食用、薬用、観賞用として湿地で栽培されているスイレン科（旧ハス科）の大型の水生多年草で、成熟した果実や根茎を用います。日本には有史以前に渡来していたと推定されています。

葉身は円形で、長い葉柄に対し盾状につき、葉表には無数の小突起があるので水滴が転がります。6～8月、白色から淡紅色の花を咲かせ、園芸品種では白色も含めてさまざまです。果実は広楕円形で、灰黒色の硬い殻に覆われ、その中に赤褐色の種子が入っています。根茎は白色で細長く、泥中を這い、先端部が肥厚します。多くの地域で、食用ハスや観賞用の小型のチャワンバスなど300品種以上が栽培されています。

9～10月、果実が熟したら花托のまま採取し、天日乾燥して集めた果実を蓮実《れんじつ》と呼び、胚を除いた種子を蓮肉《れんにく》といいます。また、地上部が枯れたら根茎を掘り

取り、水洗いしたものを蓮根《れんこん》と称します。現在では品種改良や栽培技術が進み、一年中食べることができるようになりました。

成分と薬効・利用法

果実にはデンプン、タンパク質、ビタミン類、ミネラル類、ラフィノース、脂肪などのほか、胚芽部にはアルカロイドのロッシンなどが含まれています。根茎には糖タンパク質（ムチン）、タンニン、不溶性の食物繊維やビタミンCなどが豊富に含まれています。『神農本草経《しんのうほんぞうきょう》』に「補中を主り、神を養い、気力を益す」とあり、果実は栄養を補い、利水の効能があるので、漢方では精神不安、排尿障害、下痢、食欲不振などに用いられます。一般には滋養強壮薬として、また、のぼせや口渇を除く薬膳料理に用いられます。

民間療法では、滋養強壮に乾燥した果実15～20粒を１日量としてフライパンで炒り、３回に分けて食間に食べます。細かく刻んだ根茎20gを１日量として４００㎖の水で約半量になるまで煎じ、３回に分けて食後に服用すると、下痢に効果があります。扁桃炎、口内炎、歯周病などには、この煎じ液を冷ましたものでうがいをし、湿疹、かぶれ、あせもにはこの煎じ液で患部を冷湿布します。

食べ方・一口メモ

種子は中国や台湾などでは中華料理の材料、餡《あん》にして月餅などの菓子に加工され、また甘納豆や汁粉などとして食べられていて、食文化に欠かせない食品です。日本ではハスの実を食べる習慣はあまりありませんが、中国ではデンプンは乳幼児の栄養補給食品としてよく用いられています。

日本では根茎はレンコンとして食用とし、各地の池や水田などで栽培され、特に茨城県や徳島県は主産地となっています。切ると糸を引きますが、これはムチンによるもの、また、切り口が黒ずむのはアクの成分であるタンニンによるものです。

同じ科の**コウホネ**（河骨）の根茎（川骨《せんこつ》）は、滋養強壮や生理不順に煎じ液を服用し、乳房炎や打ち身などには冷ました煎じ液で患部を冷湿布します。

主な薬効

果実…精神不安、排尿障害、下痢、食欲不振

根茎…下痢、消炎、止血

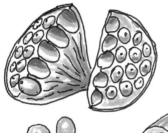

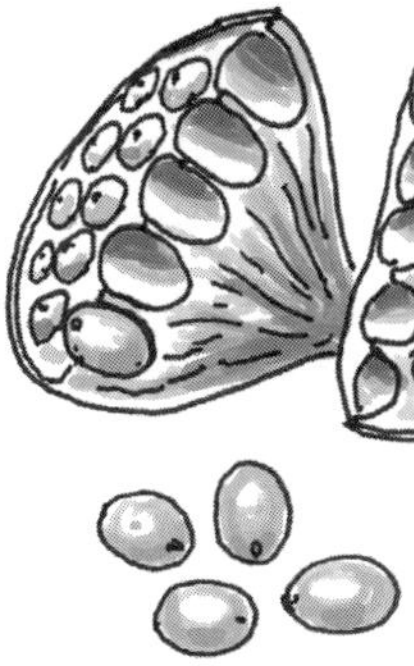

ハスの果実

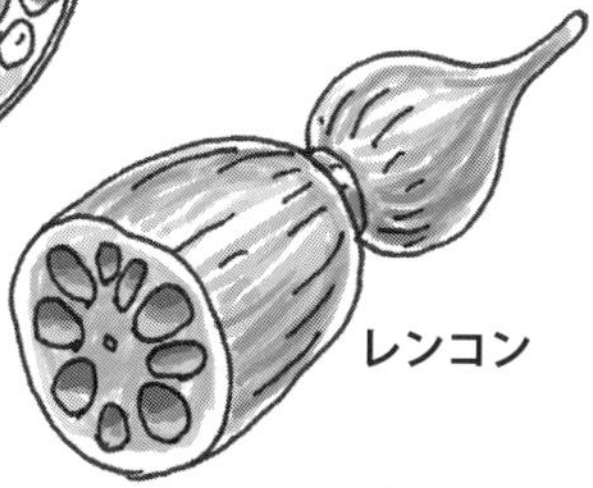

レンコン

細かく刻んだ根茎20gを1日量として400㎖の水で約半量になるまで煎じ、3回に分けて食後に服用すると、下痢に効果がある

扁桃炎、口内炎、歯周病などには、この煎じ液を冷ましたものでうがいをし、湿疹、かぶれ、あせもにはこの煎じ液で患部を冷湿布する

滋養強壮に乾燥した果実15~20粒を1日量としてフライパンで炒り、3回に分けて食間に食べる

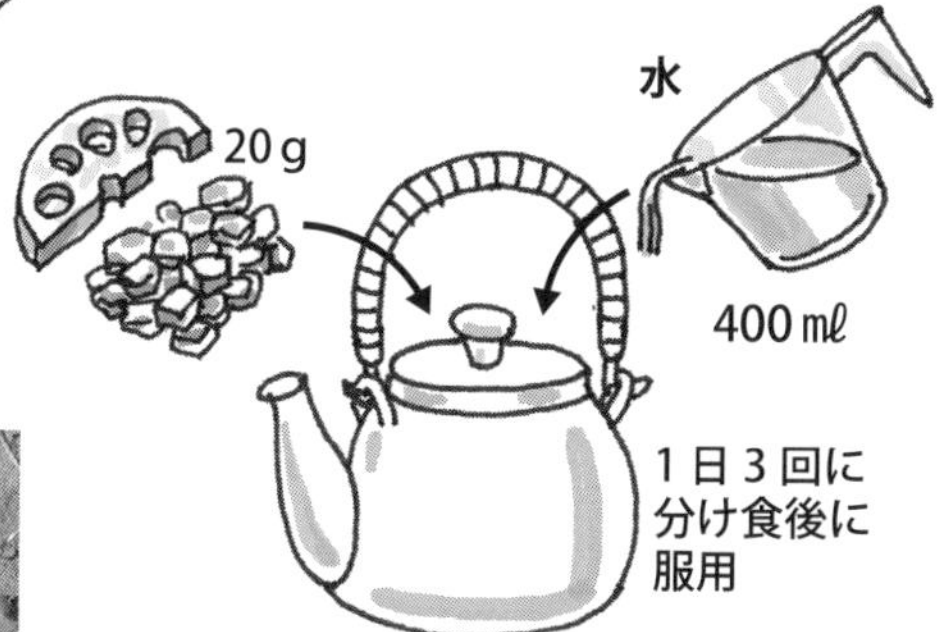

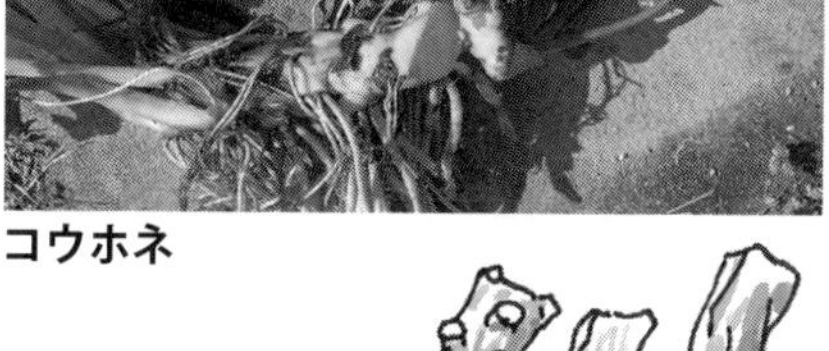

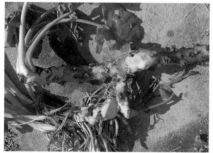

コウホネ

同じ科のコウホネ（河骨）の根茎（川骨）は、滋養強壮や生理不順に煎じ液を服用し、乳房炎や打ち身などには冷ました煎じ液で患部を冷湿布する

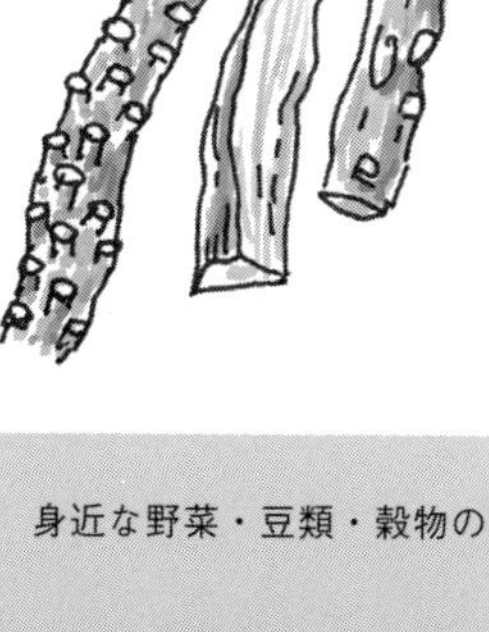

乾燥した根茎5~10gを1日量とし、水600㎖で半量になるまで煎じ、3回に分けて食間に服用する

40 ハトムギ

イボ取りの妙薬

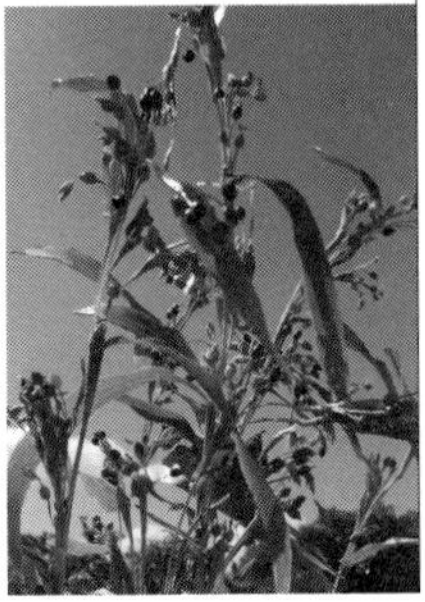

和名の由来は、鳩が食べる麦だそうですが、漢名の薏苡仁《よくいにん》は、後漢の武将であった馬援《ばえん》（南方からハトムギを持ち帰る）の故事に由来し、薏苡仁の薏はハスの実の中身を意味します。歴史を感じる植物です。

ヨクイニンはイボ取りに有効であることが知られていますが、イボ取りや母乳を増やすといった民間療法は貝原益軒が『大和本草《やまとほんぞう》』に記載したのが最初で、中国の古典には全く記載されていません。

ハトムギはジュズダマとよく似ていますが、種子の殻は柔らかです。一方、**ジュズダマ**は多年草で、種子の殻は硬くて厚く、表面は灰黒色で光沢があり、指で押しても砕けません。わが国ではジュズダマは帰化植物として野生化していますが、ハトムギは栽培品種ですので、雑草として生えていることはありません。

主な薬効

種子（薏苡仁）：イボ取り、排膿、消炎、利尿

旬・採取時期

9月下旬～10月、果実が黒褐色に熟したら刈り取り、乾燥後に脱穀して種子を収穫し、天日で乾燥。

特徴と来歴

ハトムギはジュズダマの栽培型、東南アジア原産のイネ科の1年草で、中国には後漢の時代にベトナムから伝わり、日本へは7～8世紀に中国から薬材として渡来しました。わが国で栽培されるようになったのは江戸時代の享保年間以降で、四石麦や朝鮮麦、唐麦と呼ばれて、主に西南部の暖地で栽培されてきました。

明治時代以降はハトムギ（鳩麦）と呼ばれるようになりましたが、鳩が好んで食べた、多収穫を示す「八斗麦」が変化したなどの説があります。近年は、新品種が開発され、広く栽培されています。

『本草綱目《ほんぞうこうもく》』では、種皮を除いた種子を乾燥したものをヨクイニン（薏苡仁）といって薬用とするほか、穀

物として粳《うるち》米と共に粥に煮て毎日食べるとよいなどと述べられています。薬効の高い食材として宮廷料理にも使われたようです。

わが国の民間療法でも、お粥として食べるとむくみを消し、筋肉がこわばるのを治し、また糖尿病にもよいとされていて、近年では、穀物としての価値も高く評価されており、料理に使用して食べる人も増えています。一般に種皮を付けたまま乾燥したものをハトムギと呼び、炒ったものを煎じてハトムギ茶として飲用します。イボを取りたい場合には、ハトムギ茶を直接飲むという方法もありますが、クセが強いお茶なので、近年では錠剤や顆粒タイプのヨクイニンが市販されています。ジュズダマも薬用になりますが、日本では川《せん》穀《こく》といい、稀に薏苡仁の代用にします。

成分と薬効・利用法

デンプン、タンパク質、多糖類、脂肪油のほか、カリウムや鉄分などのミネラル、ビタミンB_1・B_2、食物繊維、抗腫瘍成分のコイキセノリドなどを含みます。

漢方では、性味は甘淡・微寒で、排膿、消炎、利尿、強壮、鎮痛作用があるので、腹部痛や関節痛、関節浮腫、下痢、化膿性疾患などに用いられます。

民間療法では、イボ取り、美肌や滋養強壮、さらにむくみや高血圧、母乳不足の治療に用いられます。一般には、ヨクイニン10～30gを1日量とし、500㎖の水で約半量まで煎じて3回に分けて服用します。粉末1日量2～4gを服用してもよく、またハトムギ茶として1日量15～30gを煎じて飲みます。ハトムギの薬効の基本は、体内の老廃物を運び去ることです。

ヨクイニンの粉末を水と少量の酢で練った上澄み液を布に浸し湿布すると、イボ取りに限らず、美白、シミ、ニキビ、しわなどに効果を発揮し、またアトピーの改善、滋養強壮の効があり、皮膚の艶《つや》もよくなるといわれます。しかしながら、ヨクイニンのみに頼ることなく、食生活や生活習慣を見直すことが大切です。

食べ方・一口メモ

ヨクイニンに鶏肉、野菜などを入れて粥にすると栄養価も高く、おいしくいただけます。

主な薬効

種子（薏苡仁）…イボ取り、排膿、消炎、利尿

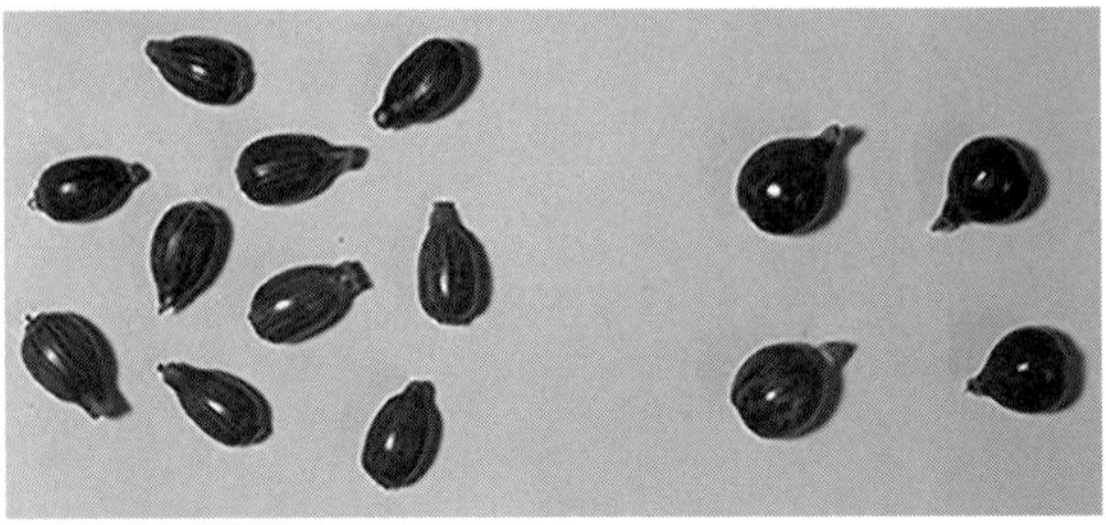

ハトムギ　　　　　　　　　ジュズダマ

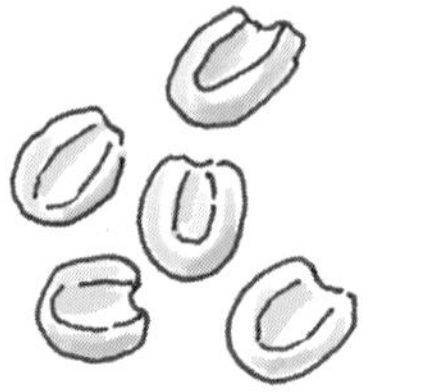

ハトムギはジュズダマとよく似ているが、種子の殻は柔らかである。一方、ジュズダマは多年草で、種子の殻は硬くて厚く、表面は灰黒色で光沢があり、指で押しても砕けない。わが国ではジュズダマは帰化植物として野生化しているが、ハトムギは栽培品種なので、雑草として生えていることはない

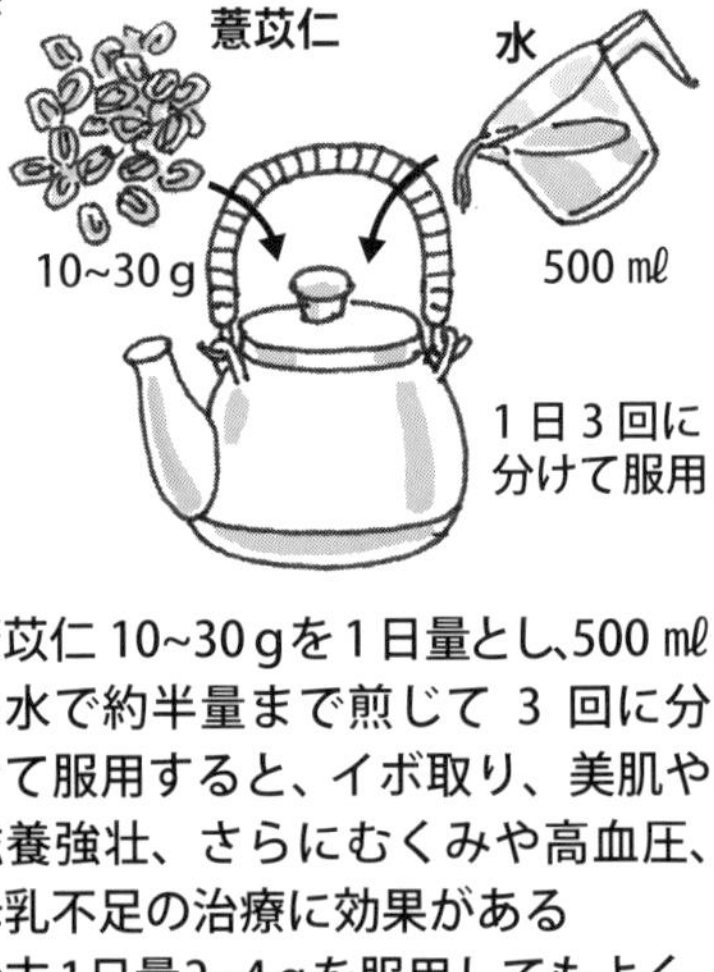

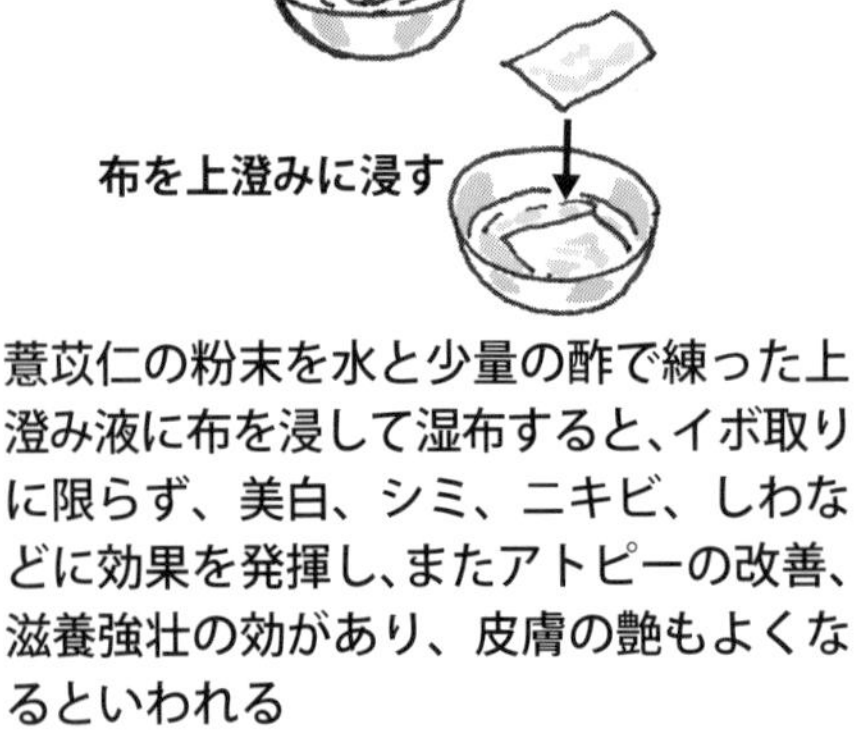

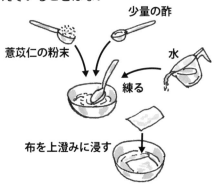

薏苡仁の粉末を水と少量の酢で練った上澄み液に布を浸して湿布すると、イボ取りに限らず、美白、シミ、ニキビ、しわなどに効果を発揮し、またアトピーの改善、滋養強壮の効があり、皮膚の艶もよくなるといわれる

薏苡仁 10~30ｇを１日量とし、500 mℓの水で約半量まで煎じて 3 回に分けて服用すると、イボ取り、美肌や滋養強壮、さらにむくみや高血圧、母乳不足の治療に効果がある

粉末1日量2~4ｇを服用してもよく、またハトムギ茶としてを1日量 15~30 ｇを煎じて飲む

ハトムギの薬効の基本は、体内の老廃物を運び去ること

41 ハマボウフウ

飾り物ではない
食養の食材

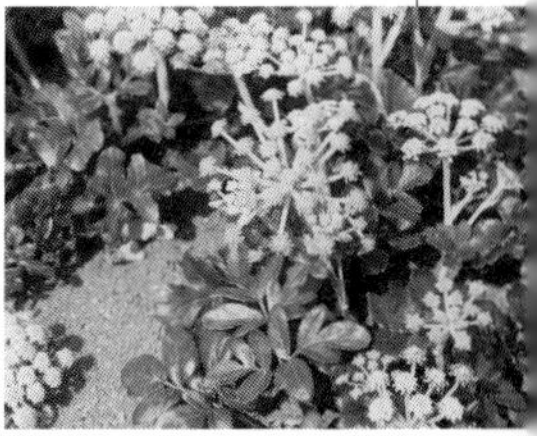

主な薬効

葉：食欲増進
根・根茎：風邪の発熱、頭痛、肩こり、神経痛

旬・採取時期

旬は晩秋。地上部が枯れる頃に根と根茎を掘り取り、水洗後、細かく刻んで風通しのよい場所で乾燥。

特徴と来歴

東アジアに分布する典型的な海浜植物で、日本各地の海岸の砂浜に自生するセリ科の多年草です。名前の由来は、中国から伝来した生薬の防風の代用に用いた浜のボウフウ（浜防風）の意味で、幼葉は高級野菜として食べられ、ヤオヤボウフウ（八百屋防風）とも呼ばれます。また根が大根に似るのでハマオオネ（浜大根）ともいわれますが、北海道や鳥取の砂丘などでは葉柄が鉛筆の太さほどになるということです。

江戸時代の『農業全書』には、野菜としての食べ方や栽培法が書かれていて、古くから栽培もされていたことが分かります。

野菜として八百屋に並ぶハマボウフウは、海岸の砂浜に自生するにもかかわらず、八百屋防風の異名があるほど葉柄と若葉は食用となり、錨のように先をくるくるさせた錨防風は刺身のつまとして最高です。

本山荻舟《てきしゅう》の『飲食事典』に、「刺身の付け合わせなどに添える海藻、野菜類には、生海苔、大根、独活、茗荷、穂紫蘇、蓼、防風、胡瓜、黄菊など季節のものを用い、見た目の景容のみでなく、香味を助け食養にも功があるので原則として併食すべきものである」と記されています。飾り物と思って食べない人も多いようですが、「食養」つまり、食べることにより「健康を保持し増進」させる食文化の一つです。ぜひ食べることを実行していきたいものです。特に魚の生臭みを消し、消化を助けてくれます。

浜辺の砂地は夏ひどく暑くなり、乾きやすいので根は深く地中に伸び、葉は肉厚で艶《つや》があり、光を反射させ、細胞内の温度を高く上げないようにしています。これらの特徴は海浜植物に共通のものです。花期は5〜7月頃で、南方ほど早く、花茎は立ち上がり、花序は肉質・白色で、カリフラワーに似ています。

一方、近縁植物に、主に九州南部から沖縄の海岸沿いに自生する**ボタンボウフウ**があります。沖縄では長命草やサクナとも呼ばれ、葉が和え物や天ぷらとして食されています。また、近年の研究からイソサミジン（クマリン化合物）という含有成分が動脈硬化の予防に有用な働きを持つことが明らかにされました。

成分と薬効・利用法

根や根茎にはクマリン誘導体のベルガプテンなどが含まれ、わが国では浜防風《はまぼうふう》と称して、発汗、解熱、鎮痛、鎮咳薬として風邪による発熱や頭痛、関節炎などに煎じて寝る前に服用します。民間療法では婦人病の薬とされるうえ、「防風ぶろ」といって血行を良くして湯冷めしないので、肩こりや神経痛、疲労回復には布袋に入れて鍋で煮出し、袋ごと煮汁を浴槽に入れて入浴します。また、正月の「屠蘇散《とそさん》」にも加えられます。

漢方では「北沙参《ほくしゃじん》」と呼ばれ、性味は甘苦・微寒で、去痰、解熱、鎮咳の効能があり、慢性気管支炎や肺結核などに用いられます。生薬の防風の代用品として利用されますが、効能は防風より劣るとされます。

葉には特有な香りとわずかな辛味があり、つまとして食べると食欲増進の効果があります。

食べ方・一口メモ

新芽が酢みそ和え（ほんの軽く茹でる）、天ぷら、生食、主に刺身のつまなどに利用されています。基本的には野草ですが、野菜と認識している人びとにとっては身近な植物で、「夕食の準備のため、夕方に近所の砂浜までハマボウフウを摘みに行った」などという話もよく聞きます。薬効成分を多く含んでいる根を掘り取って、みそ漬けにするとおいしく食べることができます。食用とするために海岸などで栽培されますが、畑での栽培も可能です。

主な薬効

葉…食欲増進

根・根茎…風邪の発熱、頭痛、肩こり、神経痛

根や根茎にはクマリン誘導体のベルガプテンなどが含まれ、わが国では浜防風と称する

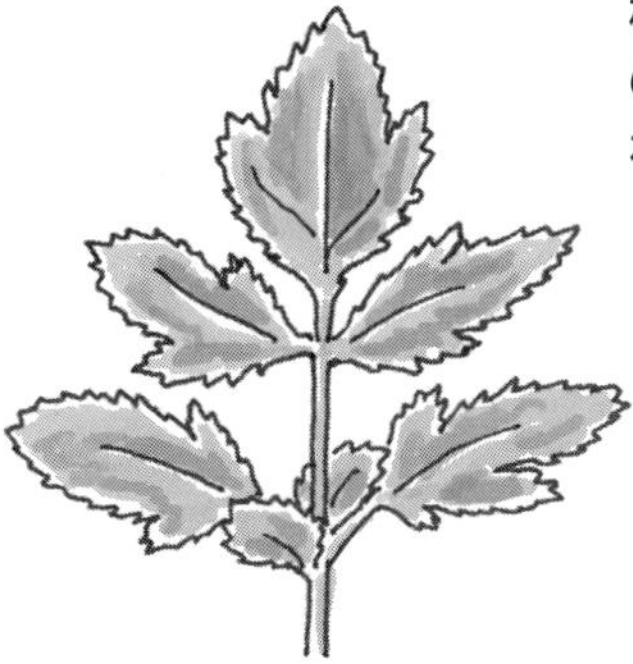

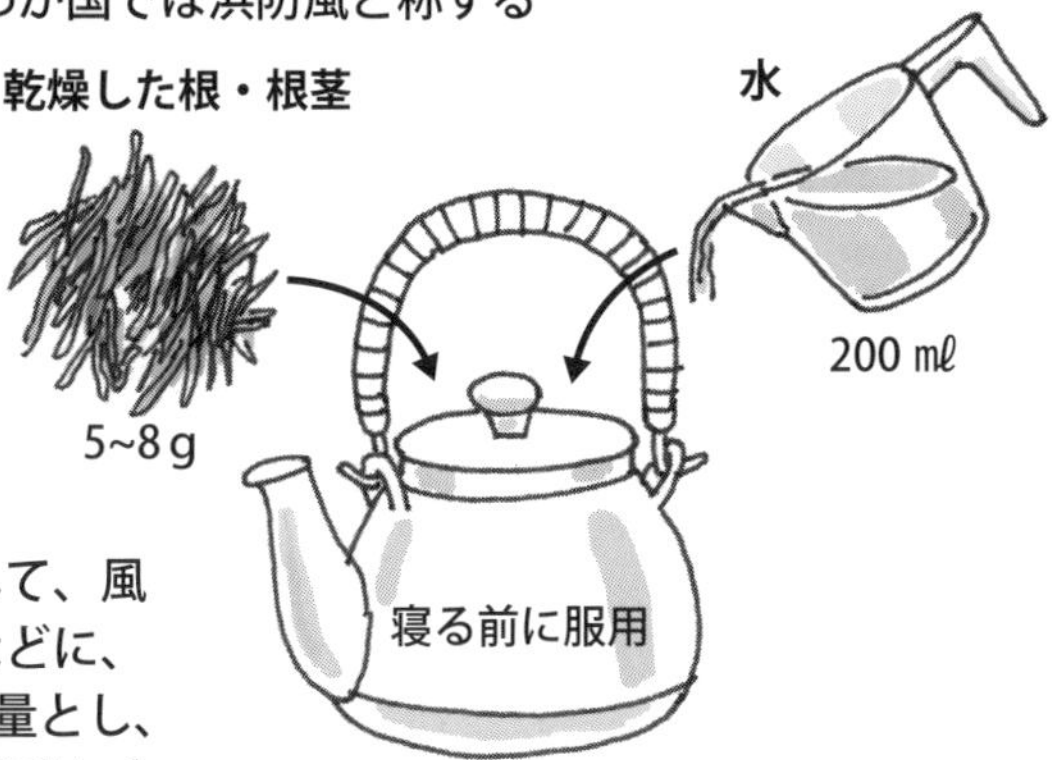

発汗、解熱、鎮痛、鎮咳薬として、風邪による発熱や頭痛、関節炎などに、乾燥した根・根茎5~8 gを1日量とし、水200 ㎖で半量になるまで煎じてかすを漉し、寝る前に服用する

乾燥した根・根茎300~500 gを布袋に入れて鍋で煮出し、袋ごと煮汁を浴槽に入れて入浴する

婦人病の薬とされ、「防風ぶろ」といって血行をよくして湯冷めしない

肩こりや神経痛、疲労回復に効果がある

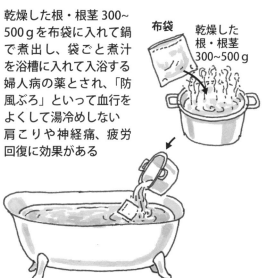

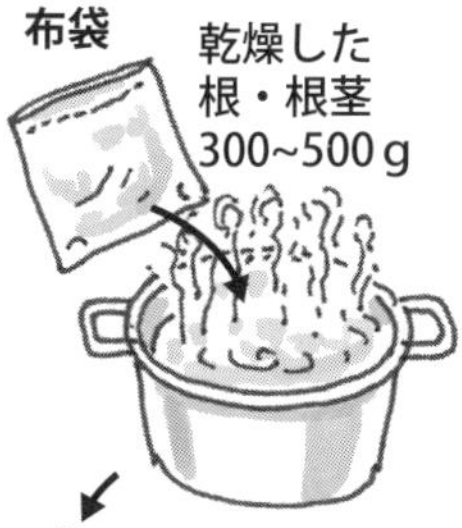

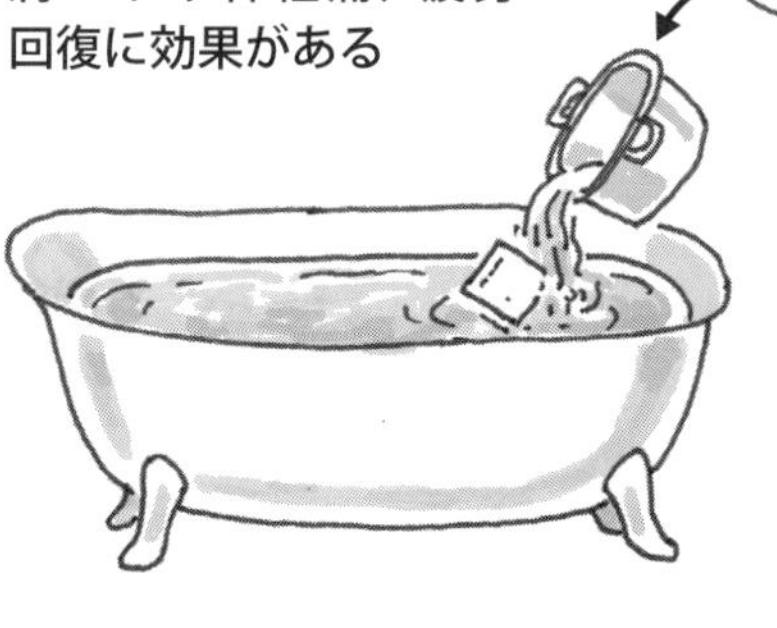

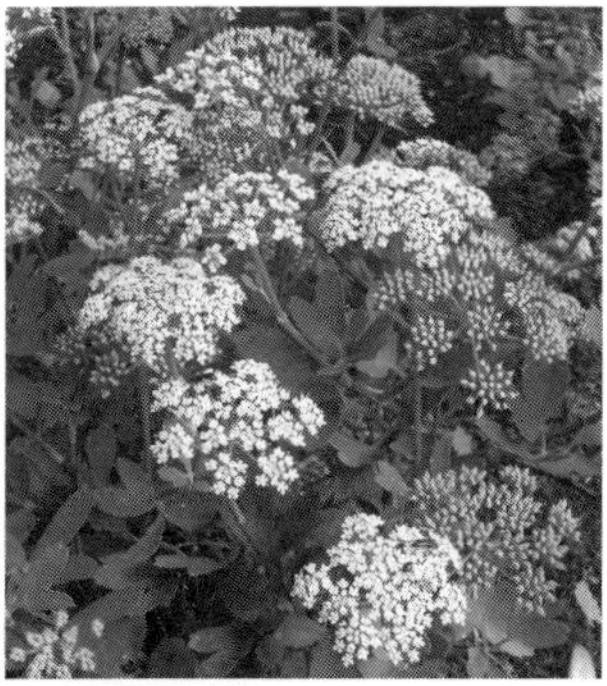

近縁植物のボタンボウフウ

九州南部から沖縄の海岸沿いに自生する。沖縄では長命草やサクナとも呼ばれ、葉が和え物や天ぷらとして食される

42 フキ

春を告げる若い花茎

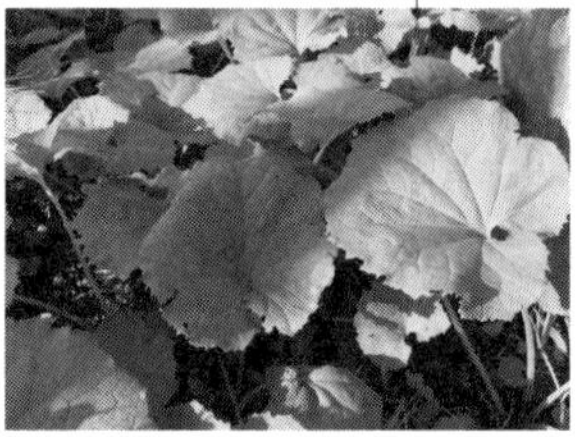

早春のまだうすら寒い日に、野生のフキノトウを採りに行き、フキノトウみそや天ぷらにして食べるのが毎年の楽しみです。冬の長い東北に生まれたわが身には、ようやく春が来たと感じるときです。独特の苦味があって子どもの頃はあまり食べませんでしたが、今では食べないと春を迎えた気持ちにならないとは、食感は歳とともに変わるということは本当なのですね。

『和名抄』に、漢名の蕗をフフキと呼んで、「葉は葵《あおい》に似て円く広く、その茎は煮て食うことができる」と書かれていることから、私たちが知っているフキはフフキが詰まった言葉だということが分かります。

主な薬効

地上部：食欲増進、鎮咳、去痰、切り傷、虫刺され

根茎：扁桃炎、毒蛇咬傷

旬・採取時期

旬は春。花茎（フキノトウ）は蕾《つぼみ》のうちに摘み取り、食用にし、また薬用には陰干しします。葉は9月頃刈り取って刻み、陰干しして用います。

特徴と来歴

フキ（蕗）は日本原産で、北海道から沖縄、中国、朝鮮半島に分布し、水が豊富な低地から亜高山の日陰の草地、道端などに群生するキク科の雌雄異株の多年草です。近縁種はアフリカ大陸とユーラシア大陸に広く分布し、ハーブとして利用されています。

現在、わが国で栽培種として市場に出回っている多くのフキは愛知早生という品種で、また、関東地方以北には2mほどにも伸びる秋田蕗があります。フキは「富貴」に通じ、縁起のいい植物として親しまれているために方名も多く、バッケ、バンケ、バッキャなどとも呼ばれています。

成分と薬効・利用法

根茎にはペタシン、地上部には精油、フラボノイドのケルセチンやケンフェロール、セスキテルペノイドのフキノリドなどを含みます。また地上部にはビタミン類やカルシウムなどのミネラルのほか、フキノン、フキノール酸、クロロゲン酸といったポリフェノールが含まれており、近年、地上部から抽出したエキスのアレルギー性鼻炎に対する効果が注目されています。

独特の香りがある花茎や葉柄、葉には、肝毒性の強いペタシテニン（別名：フキノトウキシン）などのピロリジジンアルカロイドも含まれているため、使用に当たってはアク抜きをする必要があります。

中国や日本では、民間療法として若い花茎や葉を風邪や喘息などのときに解熱、鎮咳、去痰薬として、また苦味健胃薬として胃痛などに煎用し、みそ和えにして食べたりして用います。また、根茎を煎じて扁桃炎や毒蛇咬傷に用い、すり傷、切り傷、軽いやけどや虫刺されには生の葉をつき潰した汁を傷口につけます。

食べ方・一口メモ

日本特産の野草として栽培され、葉柄は「フキ」、花茎は「フキノトウ」と呼ばれ、早春の若い花茎あるいは葉柄は香りと苦味があります。天ぷらや煮物、フキノトウみそ、佃煮などとして食用にされます。

なお、フキノトウの採取時に最も注意を要するものとして、新芽の出る時季が重なるうえに外見が似ているために誤食されやすい、めまいや幻覚、興奮状態を引き起こすナス科の毒草**ハシリドコロ**があります。

一方、同じキク科の常緑多年草である**ツワブキ**（石蕗《いしぶき》）は、福島・石川県以南の海岸に自生します。艶《つや》のある葉と黄色の花が美しく、観賞用として庭などに植えられ、特に台所の近くの庭に植えられているのはその薬効からでしょう。民間療法では、健胃、魚による中毒に乾燥した葉茎あるいは根茎を煎じて食間に服用します。おできや小さな切り傷、やけど、痔などには生の葉を火で焙《あぶ》り、表皮を取り除いて中のとろっとした部分を患部に当ててガーゼで押さえます。ツワブキの葉柄やつぼみ、花はフキのように佃煮、和え物、きんぴら、天ぷらなどにして食べられます。

主な薬効

地上部…食欲増進、鎮咳、去痰、切り傷、虫刺され

根茎…扁桃炎、毒蛇咬傷

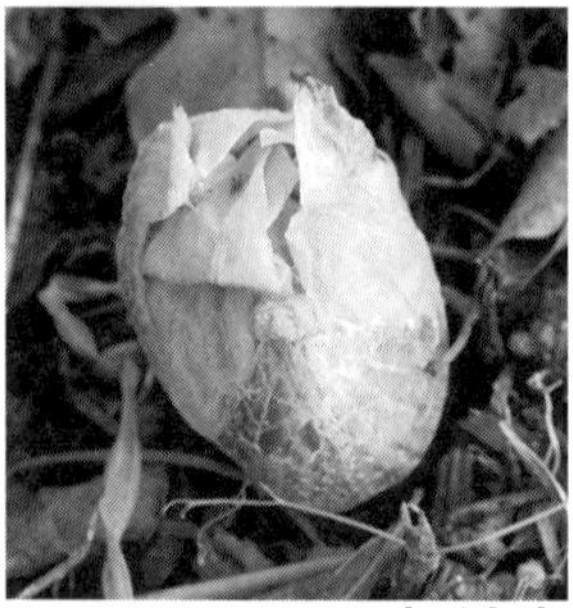

フキノトウ

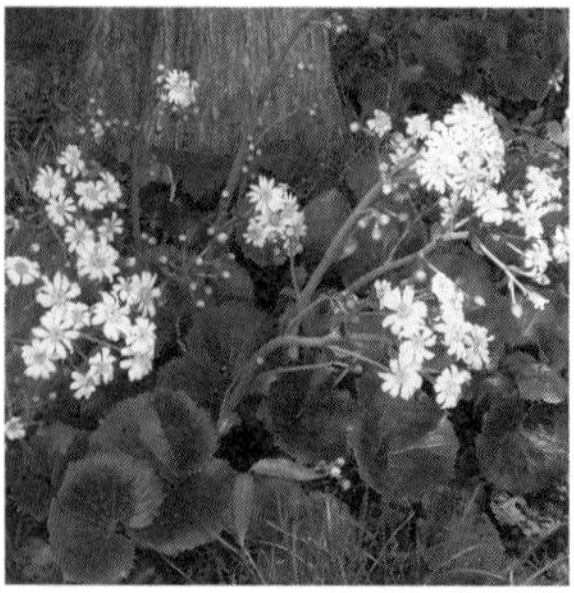

ツワブキ（石蕗）

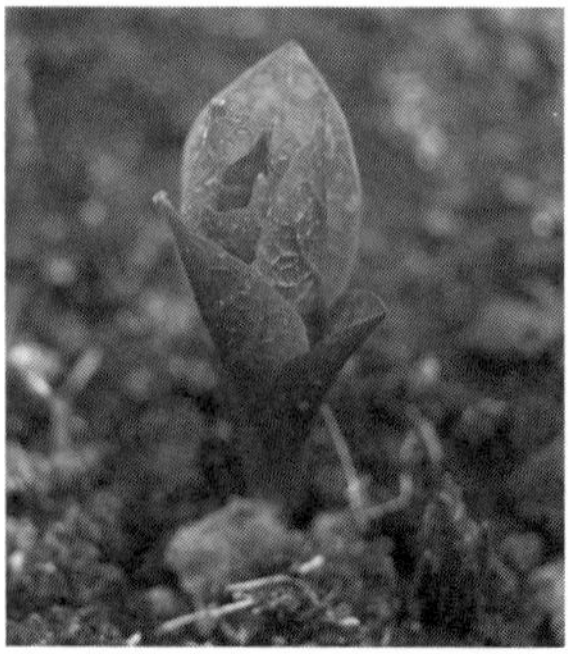

ハシリドコロ（有毒）

めまいや幻覚、興奮状態を引き起こすナス科の毒草

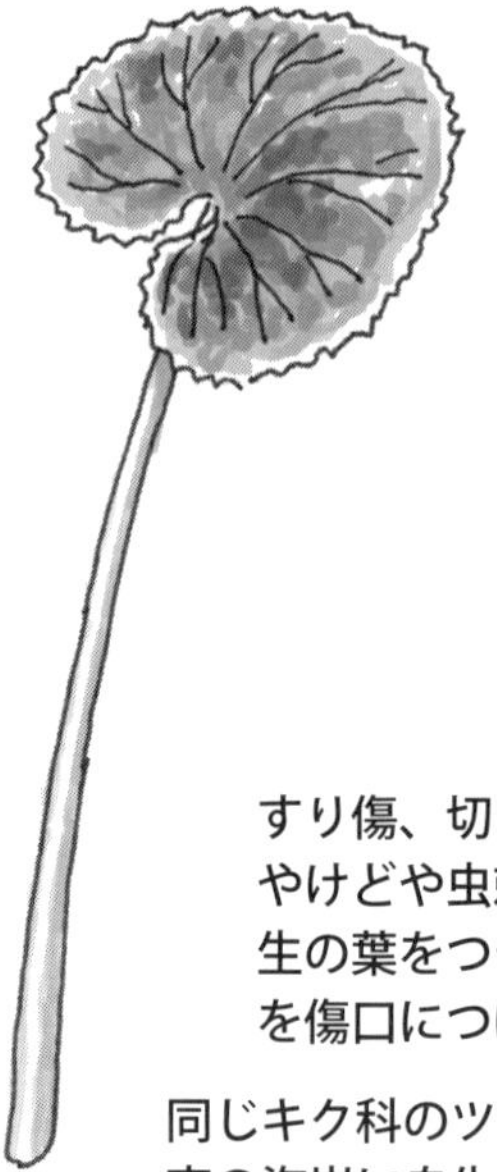

フキノトウまたはフキの葉の乾燥品10~20gを1日量とし、水500㎖で約半量まで煎じてかすを漉し、3回に分けて食間に服用する

風邪や喘息などのときに解熱、鎮咳、去痰薬として、また苦味健胃薬として胃痛などに効果がある

乾燥した根茎も同様に煎じ、扁桃炎や毒蛇咬傷に使う

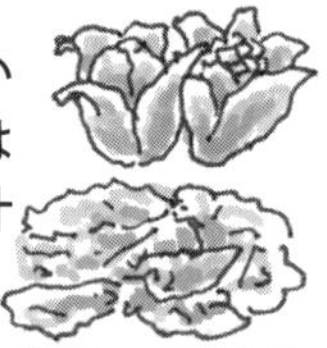

すり傷、切り傷、軽いやけどや虫刺されには生の葉をつき潰した汁を傷口につける

同じキク科のツワブキは、福島・石川県以南の海岸に自生しており、観賞用または薬用として庭に植えらている

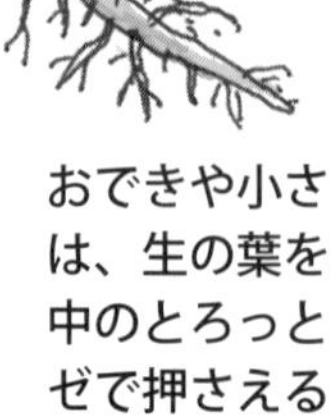

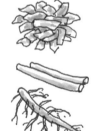

健胃、魚による中毒には、乾燥した葉茎あるいは根茎10~20gを1回量とし、水400㎖で半量になるまで煎じてかすを漉し、食間に服用する

おできや小さな切り傷、やけど、痔などには、生の葉を火で焙り、表皮を取り除いて中のとろっとした部分を患部に当ててガーゼで押さえる

43

ヘチマ

南九州・沖縄で
食用にされる

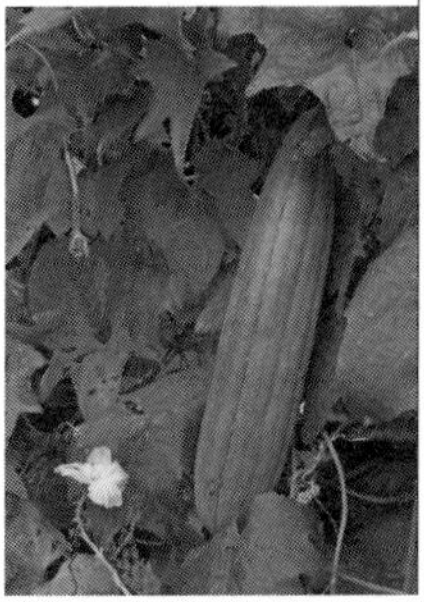

ヘチマの語源説には多論があり、1595年の『羅《ら》葡日対訳辞書《ほにち》』、1604年の『日葡辞書《にっぽ》』にヘチマ(Fechima：ラテン語のローマ字)で出ています。本来の名前は、果実から繊維が得られることに由来する糸瓜《いとうり》ですが、江戸時代の『物類称呼』に「とうり」と訛って記されて、「と」は『いろは歌』で「へ」と「ち」の間にあることから「へち間」の意で「へちま」と呼ばれるようになったといわれています。また、『本朝食鑑』などには糸瓜と書いて「へちま」と訓じるとあります。沖縄ではナーベーラーと呼ばれますが、これは果実の繊維を鍋洗いに用いたことに由来するといわれます。また、中国から渡来した黒胡麻(中国での通称黒芝麻：hei zhima)がヘチマと聞こえ、沖縄のナーベーラー田楽料理が、茹でた糸瓜に黒芝麻をかけたものであることから、呼称違い説も有力です。

主な薬効

果実・ヘチマ水：鎮咳、去痰、利尿、ひび、あかぎれ

旬・採取時期

夏〜秋が旬、未熟果を食用にします。つるからヘチマ水を採取。

特徴と来歴

ヘチマ(糸瓜、天糸瓜)はインド原産のウリ科のつる性1年草で、わが国には室町時代に中国から渡来しました。花期は7〜9月、雌花と雄花に分かれた黄色い花が着き、自家和合性で同一株で受粉が可能です。果実は細長くてキュウリに似て、成熟後、次第に乾燥し、種子の周囲が繊維で支えられた空洞となります。『本草綱目《ほんぞうこうもく》』に「この瓜は老いると筋絲が羅《あ》み織《お》られるので絲瓜といい南方から来たので蛮瓜という」と記され、普通の野菜として未熟果を食用にすると述べられています。日本でも『農業全書』や『和漢三才図《わかんさんさいず》

会《え》』に若い果実を食用とし、成熟した果実からタワシを作り浴室の垢《あか》磨きとするなどと述べられています。

若い果実には独特の風味があり、固い皮をむいて加熱すると甘味のある液が出るので、汁物や煮物などに用いるほか、台湾では小籠包《しょうろんぽう》の具としても使用します。

食用やヘチマ水を作る化粧水用などの種類があり、中でもトカド（十角）ヘチマは果実に10本の硬い筋があり、野菜としての用途が主たる目的で栽培されます。鹿児島県には六尺ヘチマがあり、主にヘチマ水製造の原料となっています。

成分と薬効・利用法

ヘチマ水には、ヘチマサポニンや硝酸カリウム、ペクチン、タンパク質、糖分などが含まれ、去痰、利尿作用のほか、含有成分は皮膚をなめらかにする作用もあるので化粧料として用いられています。

秋に実が完熟した頃、地上30㎝ほどでつるを切り、根側の切り口を容器に差し込んで1～2晩置くと1～2ℓほどのヘチマ水が溜まります。そのままでは腐りやすいので煮沸、濾過して冷蔵庫に保管し、ヘチマ水550㎖に対してグリセリン200㎖、薬用アルコール250㎖を加えてよく混和し、香料としてレモンのしぼり汁などを入れるとでき上がります。ヘチマ水は化粧水として用いるほか、飲み薬としては咳止め、むくみ、利尿に効くとされ、咳や痰にはヘチマ水を少量口に含んでうがいをします。あせも、ひび、あかぎれなどにつけるとよく、また入浴後に顔や手足につけると肌が潤いを保ち、いつまでもすべすべしています。

食べ方・一口メモ

主に南西諸島と南九州で食べられています。沖縄ではみそ味の蒸し煮であるナーベラーンブシーとして食べるほか、シチューやカレーなどの洋風料理に、南九州では煮物や焼き物などや、みそ汁の具にします。

なお、ヘチマの一部の株にククルビタシンを非常に多く産生するものが混じって流通することがあり、自家栽培したものなどを苦味を我慢して食べて嘔吐や下痢を引き起こすことがあるので注意が必要です。

主な薬効

果実・ヘチマ水…鎮咳、去痰、利尿、ひび、あかぎれ

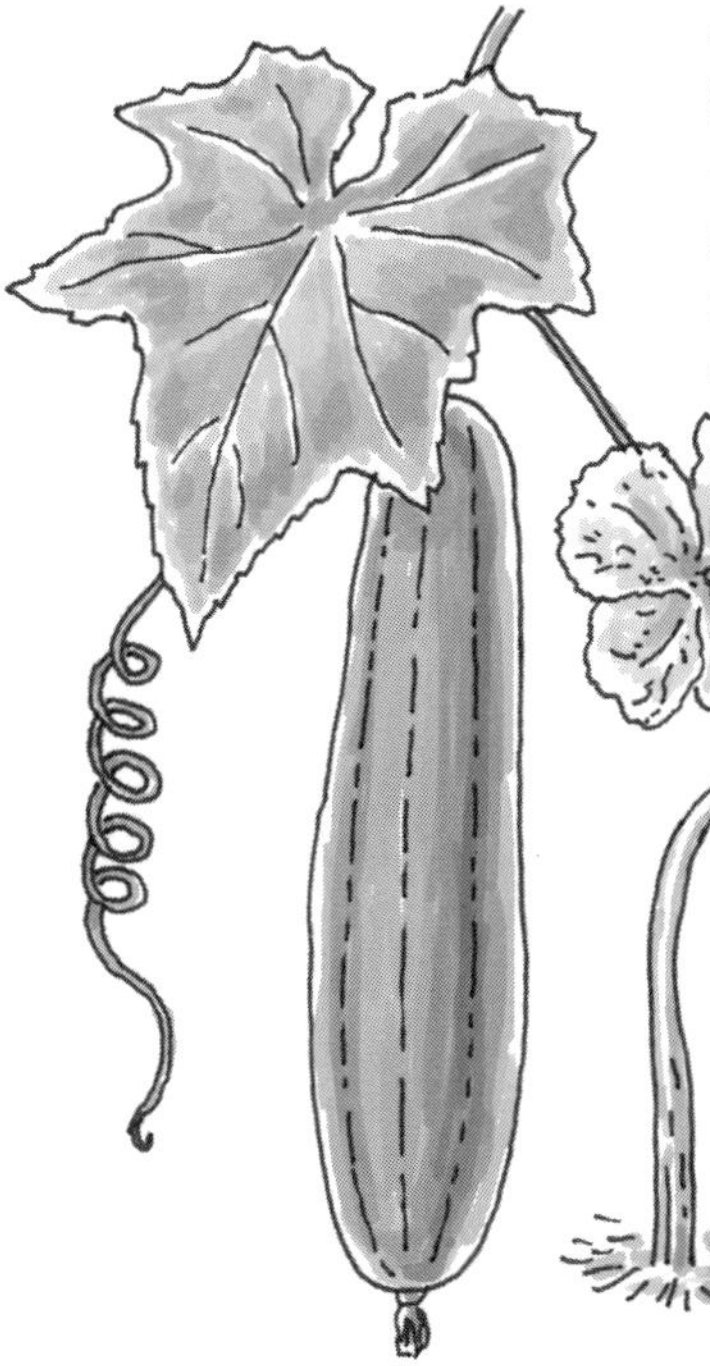

ヘチマ水には、ヘチマサポニンや硝酸カリウム、ペクチン、タンパク質、糖分などが含まれ、去痰・利尿作用のほか、含有成分は皮膚をなめらかにする作用もあるので、化粧料として用いられる

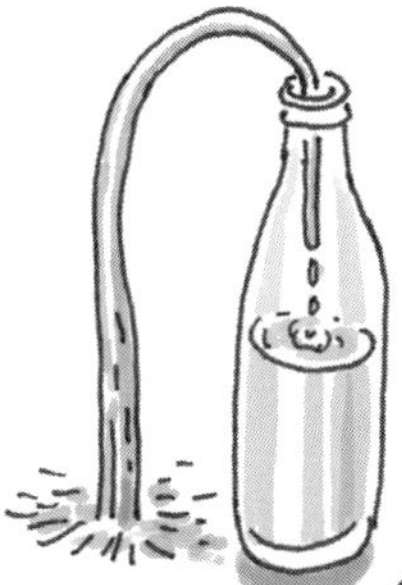

秋に実が完熟した頃、地上30㎝ほどでつるを切り、根側の切り口を容器に差し込んで1~2晩置くと1~2ℓほどのヘチマ水が溜まる

そのままでは腐りやすいので煮沸、濾過して冷蔵庫に保管する

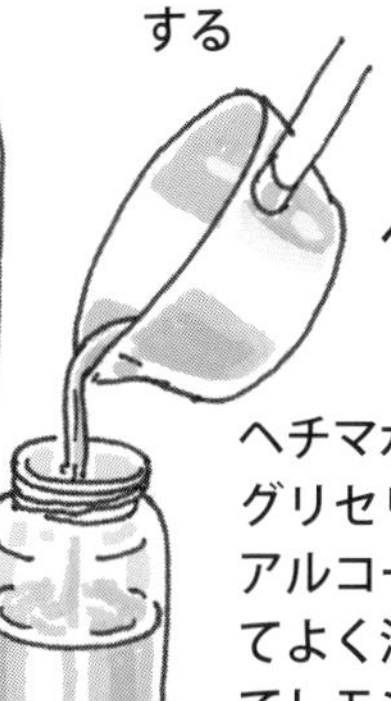

ヘチマ水550㎖に対してグリセリン200㎖、薬用アルコール250㎖を加えてよく混和し、香料としてレモンのしぼり汁などを入れると化粧水ができ上がる

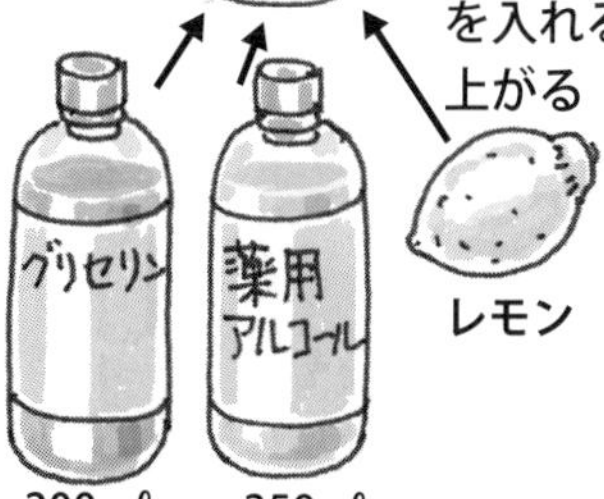

ヘチマ水は、化粧水として用いるほか、飲み薬として咳止め、むくみ、利尿に効くとされ、咳や痰にはヘチマ水を少量口に含んでうがいをする

あせも、ひび、あかぎれなどにつけるとよく、また入浴後に顔や手足につけると肌が潤いを保ち、いつまでもすべすべする

44

ホウレンソウ

甘い根の味が特に大切

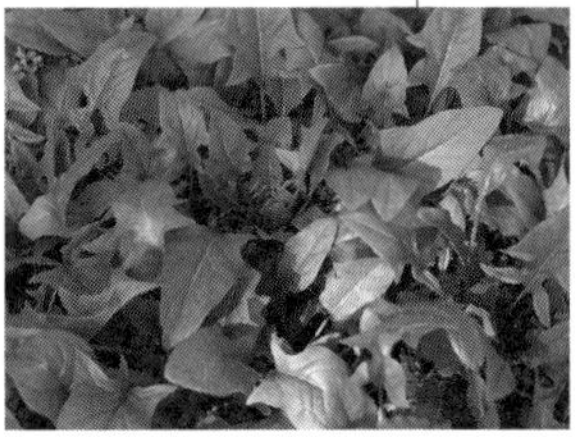

スピナーチ（イタリアのホウレンソウ）の缶詰をポパイが頰張り、一口、二口、一缶全部食べ終わると、みるみる上腕筋が盛り上がって、小柄で痩せてひ弱な感じの水兵なのに、熊のようなブルートをぶっ飛ばし、パイプを鳴らして気勢をあげる強いセーラーマンになるというストーリーは、子ども心にホウレンソウの葉っぱにはどんなパワーがあるのだろう？　と思ったものでした。

ひときわ緑鮮やかな緑黄色野菜のホウレンソウは、野菜の中でも栄養価が高く、特に雪をかき分けて掘り採ったホウレンソウは、格別に甘くてとってもおいしいもので、雪割りホウレンソウと呼ばれます。

一方、同じヒユ科（旧アカザ科）の**アカザ**は、食感は決してよくありませんが、今から70年以上も前の戦中戦後の食糧難を支えてくれた「夏の七草」のひとつに数えられる救荒植物です。大半の人は夏の七草が思い浮かばないのではないでしょうか。アカザ、イノコズチ、シロツメクサ、スベリヒユ、ツユクサ、ヒユ、ヒメジョンといった身の回りにある普通の野草を食用としたのです。でも、アカザは近年では減る傾向であまりみられなくなりました。

主な薬効

全草・葉：のどの渇き、貧血、糖尿病、便秘

生の葉：虫刺され、歯痛

果実・花：小児湿疹

旬・採取時期

食の旬は冬。薬用には4～6月頃の天気の良い日に全草あるいは葉を採取し、風通しのよいところで陰干しして乾燥します。果実は夏に採取し、天日で乾燥して用います。

特徴と来歴

ホウレンソウ（菠薐草）は、ヒユ科（旧アカザ科）の雌雄異株の1年草です。原産地は中央アジアから西アジア、カスピ海南西部近辺とみられていますが、野生種は発見されていません。初めて栽培されたのはアジア、おそらくはペルシャ地方（現在のイラン）だったと考えられています。ヨーロッパには中世末期にアラブから持ち込まれ、ほかの葉菜類を凌いで一般的になりました。東アジアにはシルクロードを通って広まり、中国では唐代に「頗稜《ホリン》国」（現在のネパール、もしくはペルシャ）から伝えられたことから、後に改字して「菠《ホ》薐《リン》」となり、日本には江戸時代初期（17世紀）頃に渡来し、転訛して「ホウレン」となりました。

19世紀後半に西洋種が持ち込まれ、わが国では西洋種（葉が厚く丸みを帯びる）と東洋種（葉が薄く切り込みが多くて根元が赤い）の2種類が栽培されてきましたが、最近は両者の間の一代雑種品種（丸葉系・剣葉系）が開発されて、広く普及するようになりました。一方、東洋種は伝統野菜として栽培される品種も多く、山形赤根ほうれんそうなど、地域に根差した健康食材としても脚光を浴びています。

高温下では生殖成長に傾きやすくなるため、冷涼な地域もしくは冷涼な季節に栽培されることが多く、冷え込むと軟らかくなり、味がより良くなります。ホウレンソウがおいしくなる時季は冬で、収穫前に冷温にさらすこともしばしば行なわれ、これらの処理は「寒締《かんじ》め」と呼ばれています。これは東北農業試験場（現在の東北農業研究センター）が確立した栽培方法です。

収穫可能な大きさに育ったら低温にさらします。ホウレンソウは約5℃を下回ると伸長を止めるので、収穫作業に追われることがないため、高齢者や女性の農家に好評です。寒締めを行なったホウレンソウは、低温ストレスにより糖度の上昇、ビタミンC、ビタミンE、β－カロテンの濃度の上昇が起こるので、よりおいしくなります。

成分と薬効・利用法

β－カロテン、鉄、カルシウム、リン、葉酸、ビタミンA・B・Cなどが豊富で、カロテノイド類、スピナコシド類、シュウ酸なども多く含まれています。

全草の性味は甘・涼で、血を養う、止血する、燥を潤すなどの効能があるので、漢方では、鼻出血、血便、消渇（糖尿病）によるのどの渇き、便秘に用います。煮て食べるか粉末にして服用しますが、根の味が特に大切で、秋に植えたものが良品です。

β－カロテンは老化を促進する活性酸素を除去する作用があり、造血作用のある葉酸は鉄の吸収を促進するため、共に効率のよい鉄分の摂取につながり、ホウレンソウを豊富に食べると貧血予防になります。ホウレンソウのスピナコシド類とバセラサポニン類には小腸でのグルコースの吸収抑制などによる血糖値上昇抑制活性が認められています。

なお、シュウ酸は、多量に摂取するとカルシウムの吸収を阻害したり、体内でカルシウムと結合し腎臓や尿路にシュウ酸カルシウムの結石を引き起こすことがあるので、削り節や牛乳などのカルシウムを多く含む食品と同時に摂取したり、多量の水で茹でこぼしたりするなど、調理法を工夫することが必要です。

最近では低カリウムのホウレンソウも作出され、カリウムが気になる人も生のまま食べられるようです。

食べ方・一口メモ

種類としては、お浸し向きの東洋種、炒め物やソテー向きの西洋種、生食のサラダ用ホウレンソウやサボイホウレンソウなどがありますが、アクが強いので基本的に下茹でなどの加熱調理を行なって食べます。

和食ではお浸しやゴマ和え、白和えといった和え物、鍋物などに利用されるほか、すり潰したのち茹でて緑の色素を取り出したものを青寄せといい、木の芽和えの和え衣の色づけに用います。

洋食ではソテーやオムレツの具、バター炒め、裏ごししたものを使ったポタージュなどに用いるほか、アクの少ない生食用のものはルッコラやオランダガラシなどと共にサラダに使われます。中華炒めなど和洋中を問わず、旬である寒の頃は甘味も増して特においしくなります。

購入に当たっての選び方は、葉が肉厚で、葉先がピンとして全体に緑色が濃く、根元の赤みが鮮やかなものを選びましょう。

主な薬効

全草・葉…のどの渇き、貧血、糖尿病、便秘
生の葉…虫刺され、歯痛

果実・花…小児湿疹

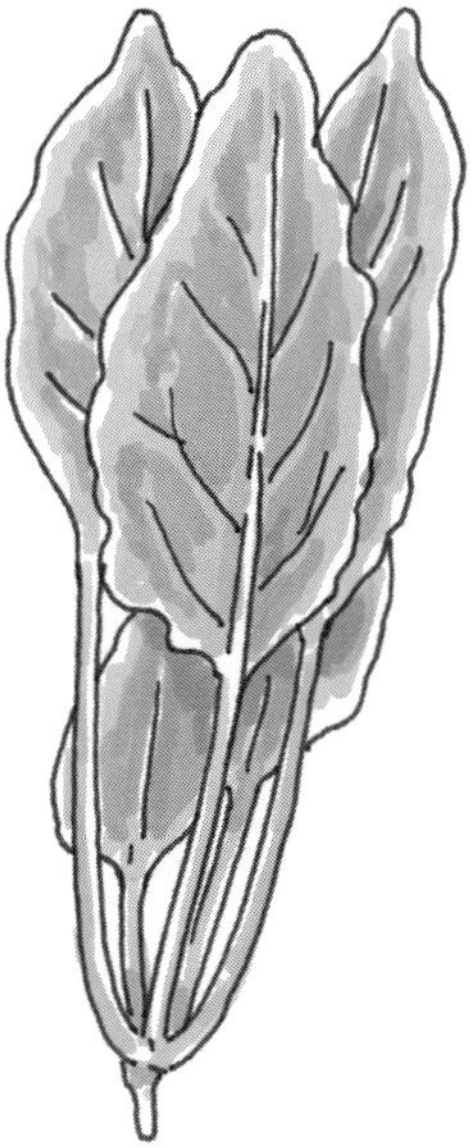

β-カロテン、鉄、カルシウム、リン、葉酸、ビタミンA・B・Cなどが豊富で、カロテノイド類、スピナコシド類、シュウ酸なども多く含まれるホウレンソウを多く食べると、貧血予防になる
また、血糖値の上昇をおさえる効果が認められる

〈シュウ酸の害を防ぐ食べ方〉

ホウレンソウに含まれるシュウ酸は、多量に摂取するとカルシウムの吸収を阻害したり、体内でカルシウムと結合し腎臓や尿路にシュウ酸カルシウムの結石を引き起こすことがあるので、削り節や牛乳などのカルシウムを多く含む食品と同時に摂取したり、多量の水で茹でこぼしたりするなどの調理法を工夫することが必要である

牛乳と一緒に食べる

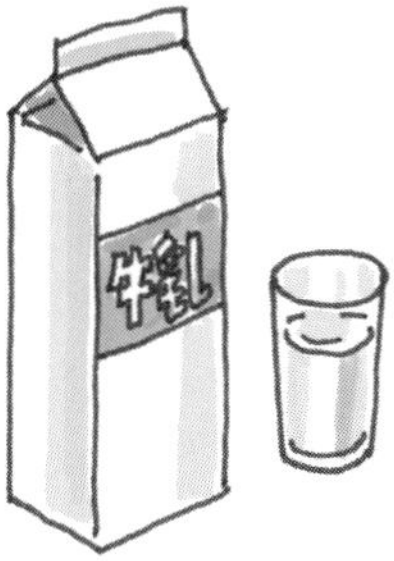

削り節をかける

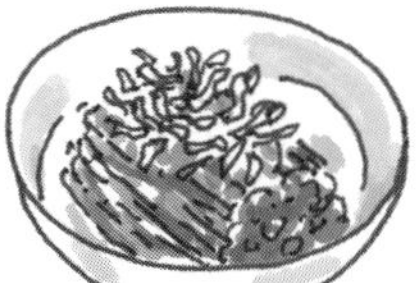

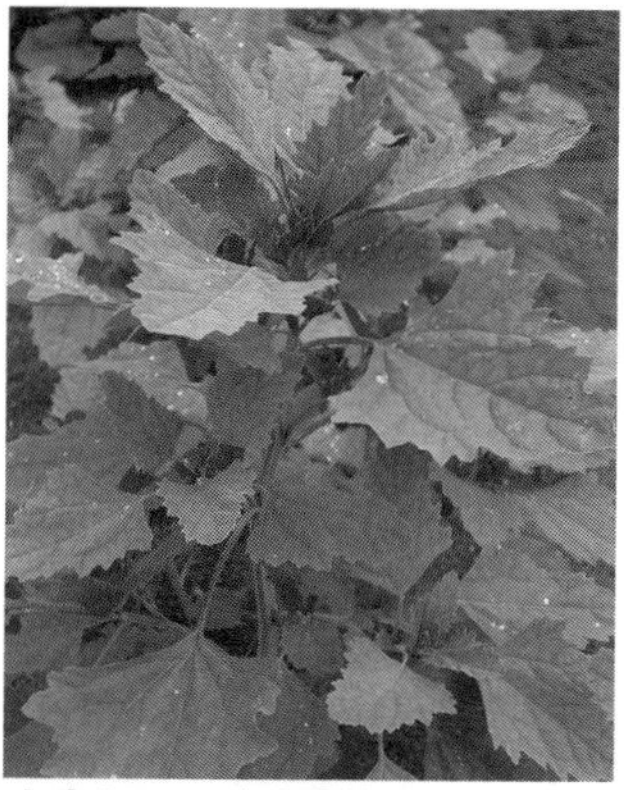

ホウレンソウと同じ
ヒユ科のアカザ
若芽や若葉が食用となり、その茎は硬くなるため杖の材料にもされ、軽いアカザの杖は最高級とされる

多量の水で
茹でこぼす

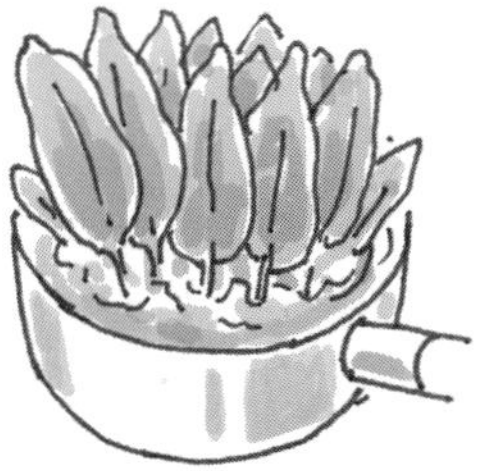

45 ミツバ

江戸時代に栽培が始まった香り野菜

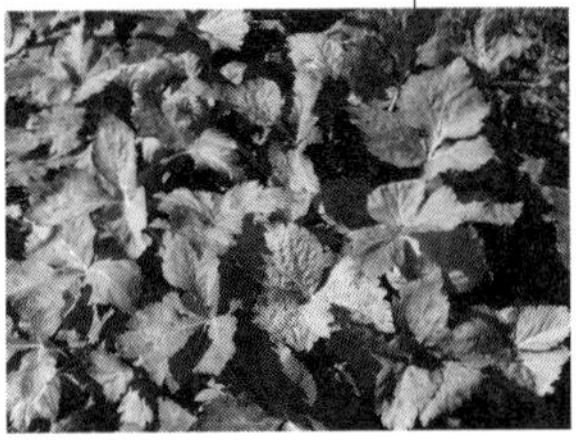

山歩きが好きでいろいろな山道を歩きますが、そのようなとき足元にミツバを見つけると伸び始めの若葉を摘んできて、お浸しにして食べるとその香りが何ともいえず、自然の恵みのありがたさを実感します。

山の陰地などには、ミツバによく似た**ウマノミツバ**（オニミツバ）が生えていますが、ちょっと見ただけでは区別がつきません。でも、よく見ると葉に違いがあるし、何といっても香りが違います。毒ではありませんが、食べてもおいしくないので、普通食用としません。

主な薬効

茎葉：食欲増進、不眠症の改善、風邪、霜焼け、凍傷

旬・採取時期

冬から初夏が旬。野生品はハウス栽培品よりも一般的に大きく香りも強く、質が硬いです。家庭菜園やプランターでも比較的簡単に栽培できて、1年を通して味わえますので、必要なときに摘んで用います。

特徴と来歴

ミツバ（三葉）は、北海道から沖縄までの日本各地および中国、朝鮮半島などの東アジアに広く分布し、山地の日陰に自生するセリ科の多年草です。和名は葉が3つに分かれていることに由来し、ミツバゼリ、畑芹とも呼ばれます。草丈は40㎝ほどで、葉は卵形で先が細く縁に重鋸歯がある複葉で、6～8月に5枚の花弁からなる白い小さな花を咲かせます。

明代の『救荒本草』に記されていますが、古くはあまり食用とされなかったものです。わが国では、貝原益軒の『菜譜』に「毒なし、性は大抵芹に同じかるべし。其茎味よし、昔は食わず、近年食する事をして市にも売る」とあるように、比較的新しい食材ですが、江戸時代の享保年間に東京葛飾の水元町で栽培が始ま

り、それが千葉県松戸で改良されてから関東一円に広がり、関西には明治以降に軟化技術が導入されたといいます。それまでは山野に自生するものを摘み取って利用していました。

今日ではいろいろな栽培法が確立され、その違いによって切りミツバ（白三葉）、根ミツバ、糸ミツバ（青三葉）に分けられます。切りミツバや根ミツバは軟化栽培したもので、東日本では白色が好まれます。糸ミツバは茎を太陽に当てて茎が緑になるように栽培しますが、西日本では緑色が好まれる傾向があります。

成分と薬効・利用法

茎葉には芳香性の精油のほか、ビタミンC、β－カロテンや鉄、カルシウムなどを含み、食用とすれば食欲増進の作用があり、また神経を鎮めて不眠症を改善します。カロテンは体内でビタミンAに変わるので、視覚や聴覚の機能を高め、免疫を強化するので、がん予防や老化防止にも効果的です。

性味は辛苦・平で、消炎、解毒、血を活かす、腫れを消す効能があり、漢方では肺炎、肺膿腫、帯状疱疹などに煎じて用います。民間療法では、風邪の引き始めには、茎葉を刻み、すりおろしたショウガを少し加えてすまし汁を作り、熱いうちに飲んで早めに寝ると汗が出て熱も下がります。霜焼けや凍傷には、汁をつけてよく揉むか、熱湯に茎葉を刻んで入れ、その中に患部を浸してよくマッサージをすると血行を良くして回復を早めます。

食べ方・一口メモ

早春を告げる爽やかな香りと歯触りが好まれ、また端正な三片の葉の形が見た目にも美しい野菜です。

山菜としては茎と葉が食用としてお浸しや和え物とされるほか、吸い物や鍋物、丼物の具として広く用いられています。β－カロテンを多く含む緑黄色野菜ですが、今日では主にハウス水耕栽培した糸ミツバが周年出荷されています。また、アントシアニンを含む赤色のミツバもあります。茹で過ぎないことが大切です。

野菜ジュース（青汁）の原料として、ニンジン、キャベツ、トマト、リンゴなどと一緒にして飲めば、香りもよく、ビタミン類の補給になります。

主な薬効

茎葉…食欲増進、不眠症の改善、風邪、霜焼け、凍傷

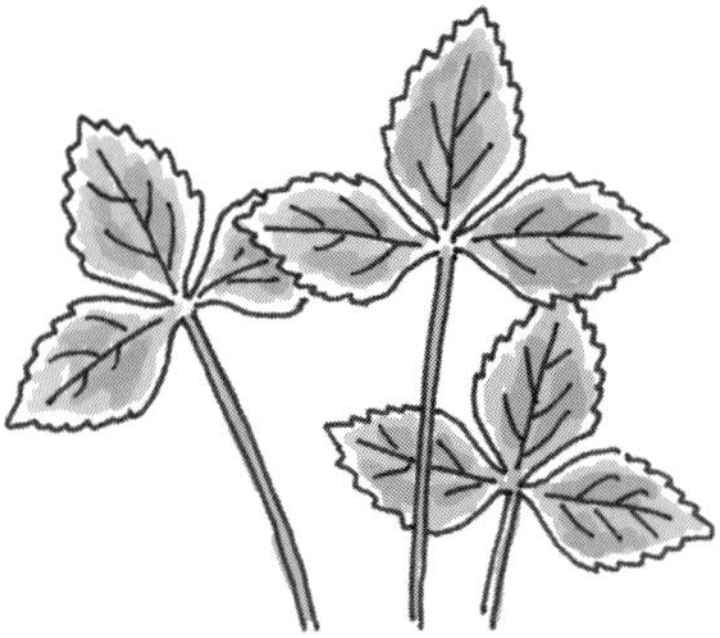

風邪の引き始めには、茎葉を刻み、すりおろしたショウガを少し加えてすまし汁を作り、熱いうちに飲んで早めに寝ると汗が出て熱も下がる
しもやけや凍傷には、汁をつけてよく揉むか、熱い湯に茎葉を刻んで入れ、その中に患部を浸してよくマッサージすると血行を良くして回復を早める

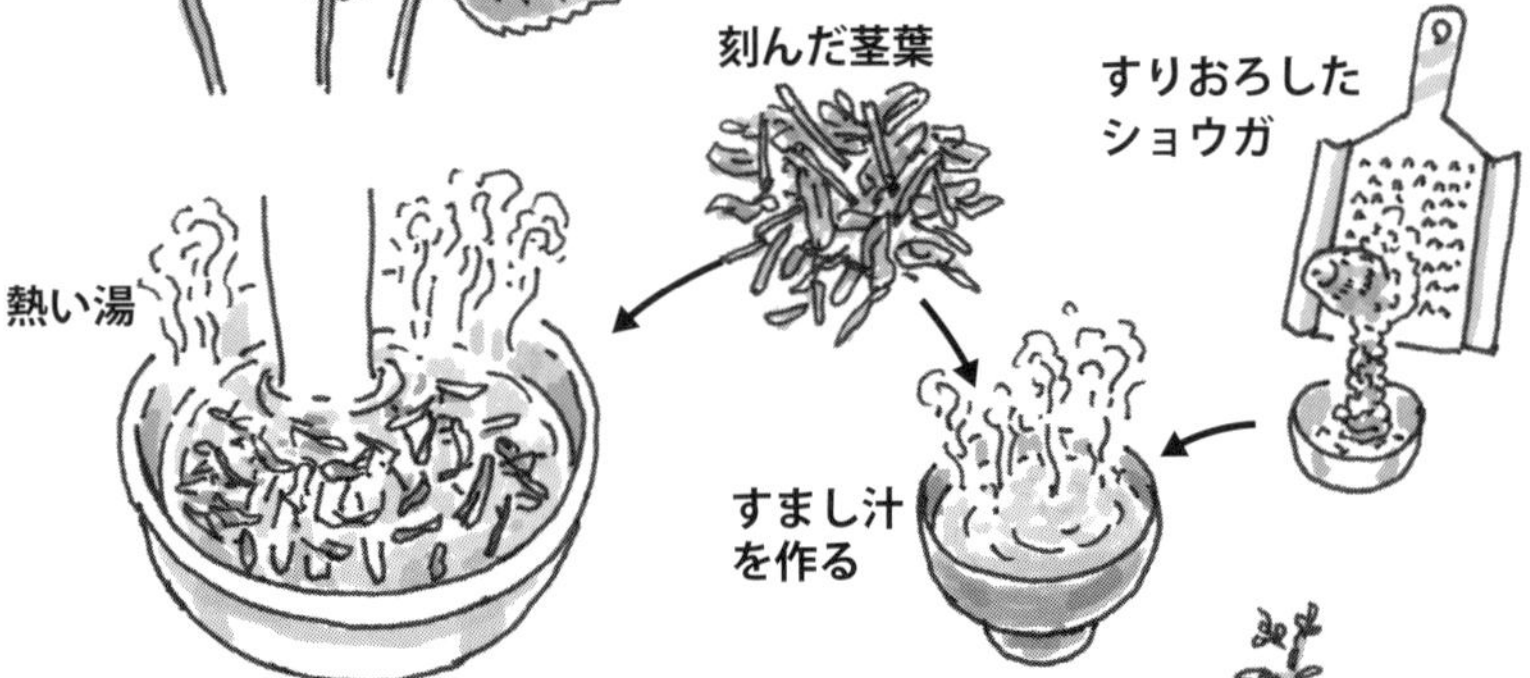

野菜ジュースの原料として、ニンジン、キャベツ、トマト、リンゴなどと一緒にして飲めば、香りもよく、ビタミン類の補給になる

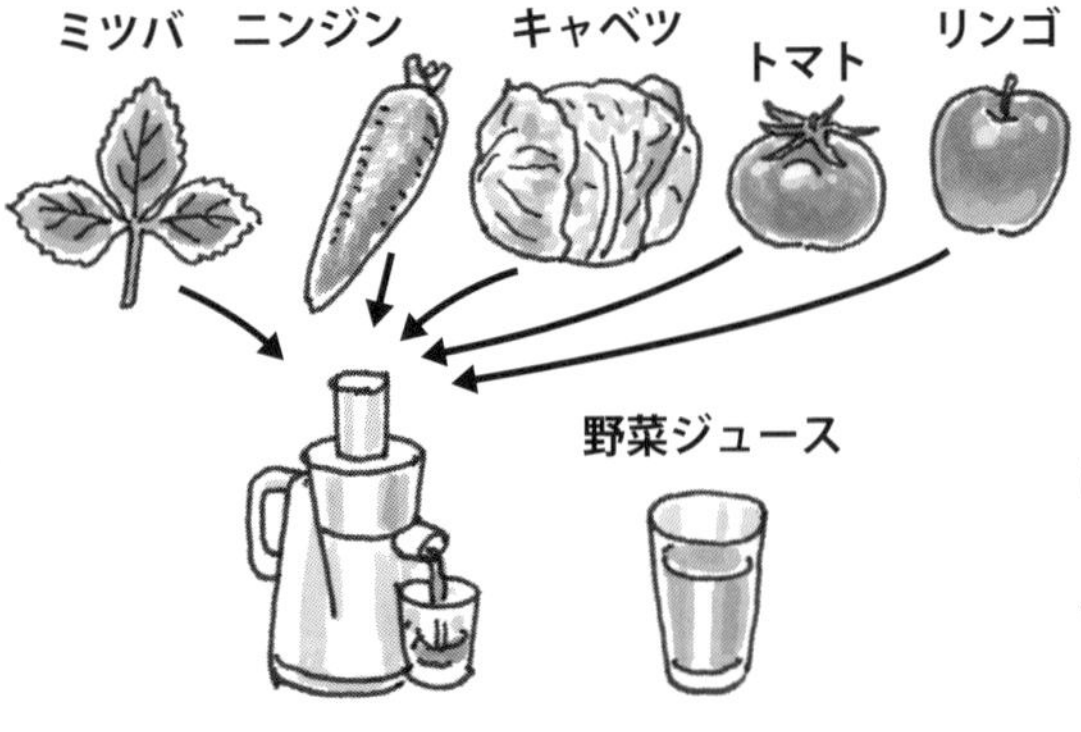

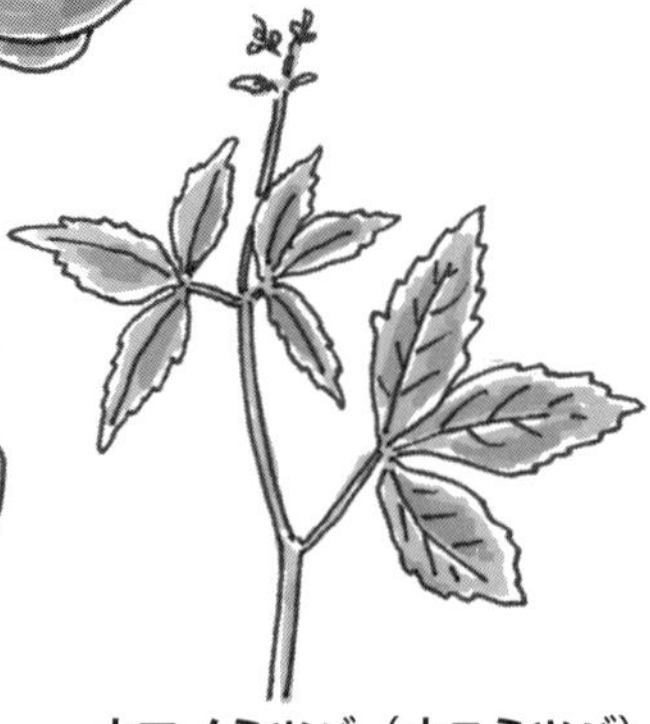

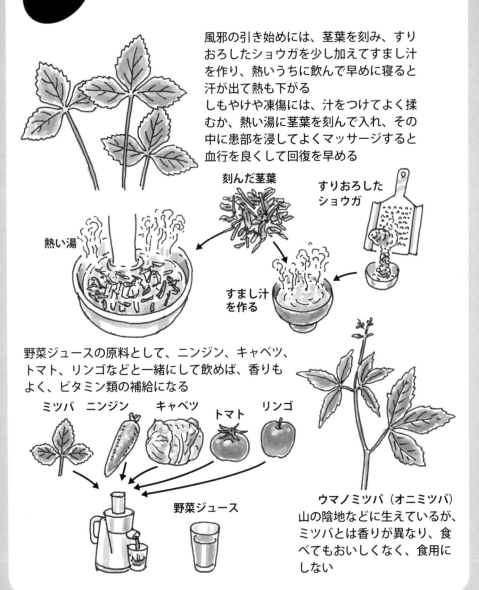

ウマノミツバ（オニミツバ）
山の陰地などに生えているが、ミツバとは香りが異なり、食べてもおいしくなく、食用にしない

46 ミョウガ

各家に必ず植えられた妙薬

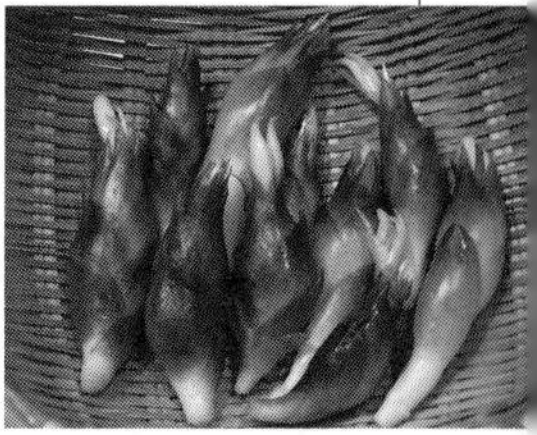

平安時代の『本草和名《ほんぞうわみょう》』に記載されるほどに日本人好みの薬草で、江戸時代の農業書には「食料の助けにはならないが各家で必ず植えられている」と書かれています。古くは和名を米加《めが》といい、やがて漢名からミョウガ（茗荷）に変わり、特に仏教では、煩悩を忘れる妙薬、悟りを開く妙薬であるといわれていましたが、江戸時代になって、煩悩を忘れるのではなく、物忘れをする妙薬として伝えられるようになったようです。方名ではミョウガタケ、バカ、メガとも呼ばれます。

ミョウガを食べると物忘れしやすくなるという江戸時代の落語「茗荷の宿」は今も私たちを楽しませてくれますが、物忘れするというのは迷信です。科学的根拠はありません。逆に近年の研究から、ミョウガを食べるとその香り成分が血流をよくして認知症の予防になるといわれています。

主な薬効

花穂：食欲増進、健胃、発汗、不眠症
茎・葉：冷え症、痔、あせも
根茎：疲れ目、口内炎、生理痛、霜焼け

旬・採取時期

初夏〜夏が旬ですが、薬用には根茎を必要時に掘り取って、生または陰干しにして用います。葉茎は9〜10月に採取し陰干しして、花穂は夏から秋に採取して生で用います。

特徴と来歴

ミョウガ（茗荷）は日本原産で、古い時代に渡来して各地で野生化したと考えられるショウガ科の多年草です。根茎は円筒状で多くの節があり、枝分かれして繁殖します。茎は葉が筒状に成長した偽茎で、高さ40cm〜1m、葉は2列に互生し、長楕円状披針形で先が尖ります。花期は夏から秋で、根茎から多数の紫がかった褐色の苞葉のある花穂《かすい》をつけます。これがいわゆる「ミョウガの子」で食用になりますが、食用にされるものはほぼ栽培品です。春に根茎から伸びる若芽も「ミョウガタケ」の名で食用にされます。

成分と薬効・利用法

花穂には精油のピネンやフェランドレン、カリオフィレンなどのほか、ガラナールA・B、ビタミン類やミネラルなど、根茎にはピネンやガラナールA、ガラノラクトンなどを含みます。

根茎の性味は辛・温で、血を活かし経を調える、鎮咳し去痰する、腫れを消し解毒する効能があるので、漢方では、月経不順、老年咳嗽、口喉瘡腫、赤眼渋痛などに煎じ液あるいは粉末を服用します。また新鮮なものをつき砕いた汁を服用し、また口に含んだり、患部に塗布したりします。

花穂の特有の香り成分には食欲を増進し、集中力や記憶力を増し、発汗して体温を下げる効果があるので、健胃や食欲不振に花穂を刻んで薬味などとして食べます。消化促進作用もあるため、食欲の落ちる暑い季節になくてはならない食材です。根茎をすりおろし、お湯で2倍に薄めたもので温湿布すると目の疲れによく、また乾燥した根茎30gを500㎖の水で約半量になるまで煎じて飲むと口内炎や生理痛などによく、霜焼けには煎じ液で患部を温湿布します。

生葉や茎を粗く刻み、布袋に入れて浴槽に浮かべて入浴すれば、香りもよく湯冷めしにくくて体が温まるので、神経痛やリウマチ、肩こり、腰痛、冷え症、痔疾、あせもなどに効きます。

食べ方・一口メモ

古くから薬味や漬物として食べ、天ぷらや熱湯にくぐらせて酢みそ和えにしてもおいしいです。また千切りにしてそうめんに入れたり、ショウガと青ジソとを合わせてサラダにして食べてもおいしいです。輪切りにして油で炒め、みそ、みりん、砂糖を加えたミョウガみそは非常においしい一品となります。

ミョウガは、おいしく食べて健康になる食養の先端をいく薬草なのです。

主な薬効

花穂…食欲増進、健胃、発汗、不眠症
茎・葉…冷え症、痔、あせも

根茎…疲れ目、口内炎、生理痛、霜焼け

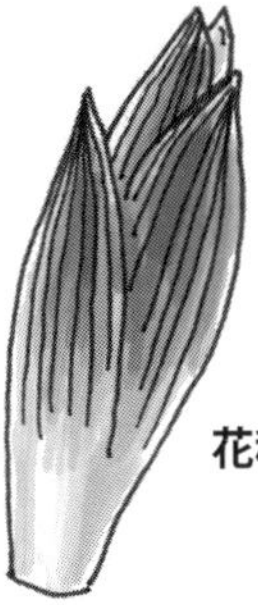

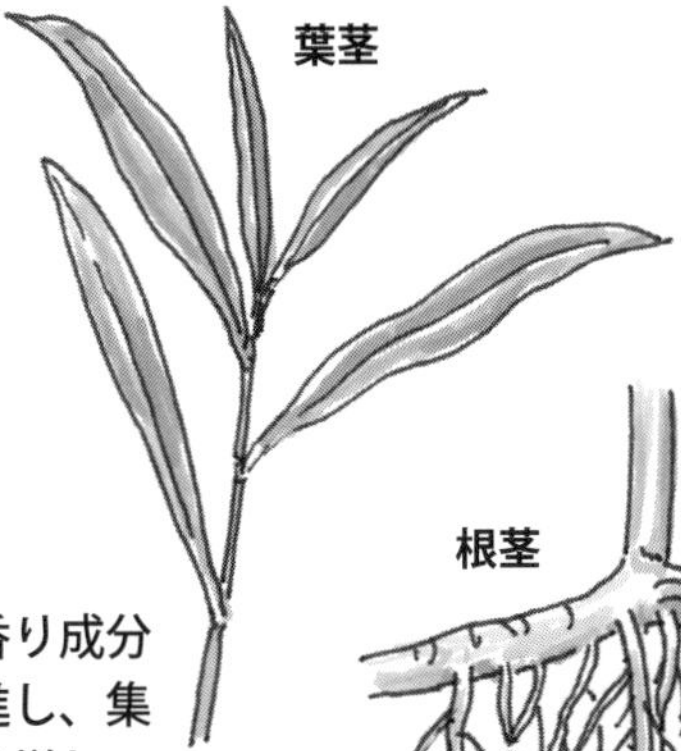

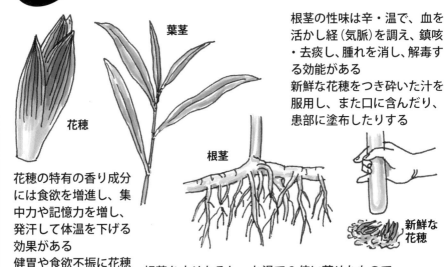

根茎の性味は辛・温で、血を活かし経（気脈）を調え、鎮咳・去痰し、腫れを消し、解毒する効能がある
新鮮な花穂をつき砕いた汁を服用し、また口に含んだり、患部に塗布したりする

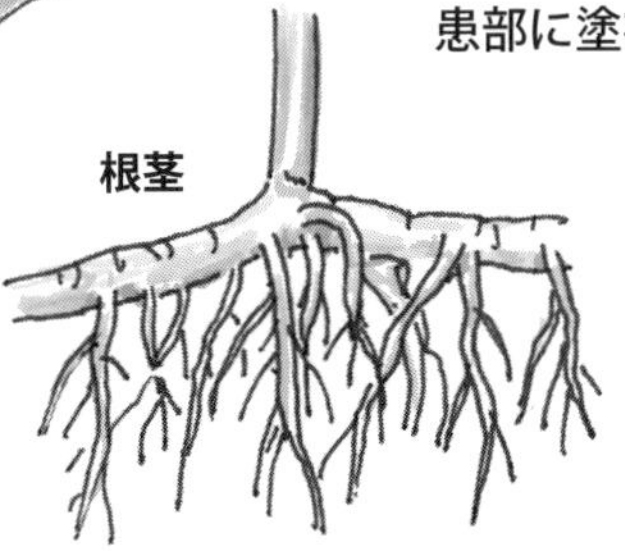

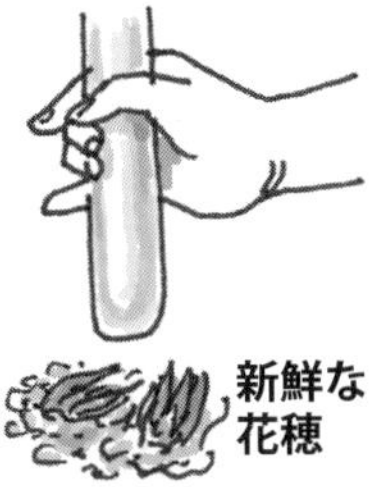

花穂の特有の香り成分には食欲を増進し、集中力や記憶力を増し、発汗して体温を下げる効果がある
健胃や食欲不振に花穂を刻んで薬味にする

根茎をすりおろし、お湯で2倍に薄めたもので温湿布すると目の疲れによい。また、乾燥した根茎30gを500㎖の水で約半量になるまで煎じて飲むと口内炎や生理痛などによく、しもやけにはこの煎じ液で患部を温湿布する

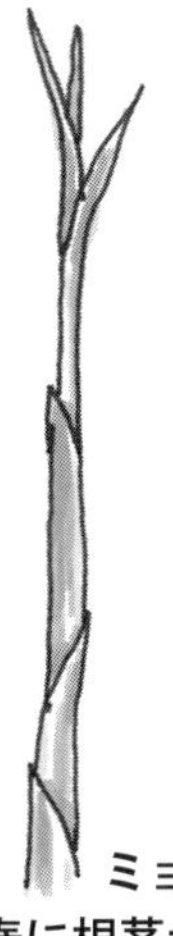

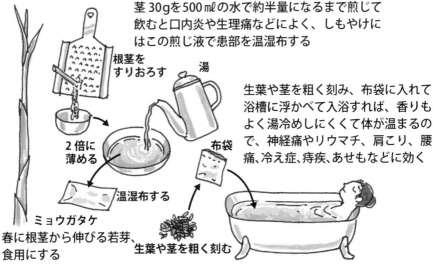

春に根茎から伸びる若芽、食用にする

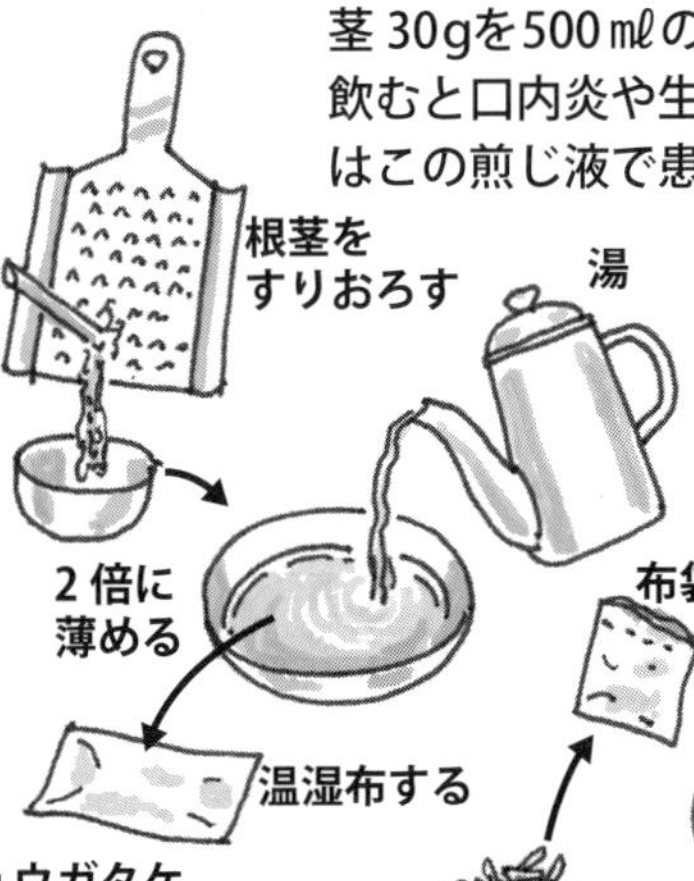

生葉や茎を粗く刻み、布袋に入れて浴槽に浮かべて入浴すれば、香りもよく湯冷めしにくくて体が温まるので、神経痛やリウマチ、肩こり、腰痛、冷え症、痔疾、あせもなどに効く

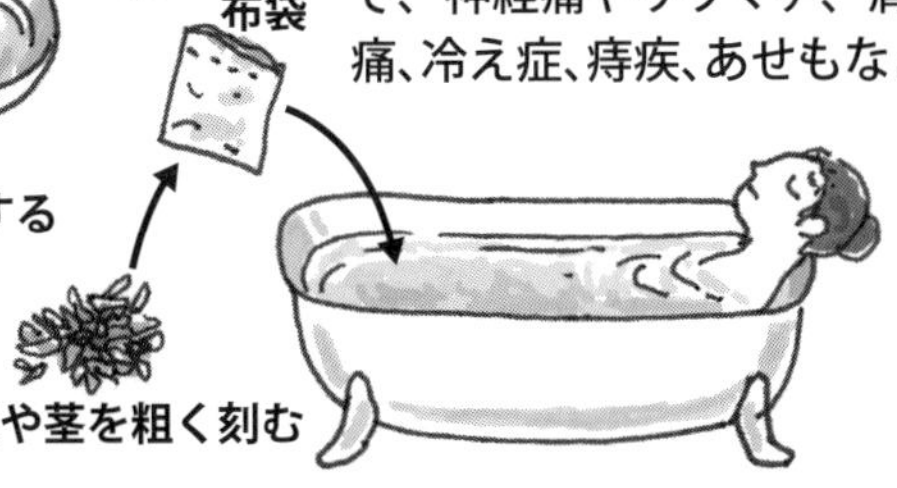

47 ムギ

世界で最も生産が多い穀物

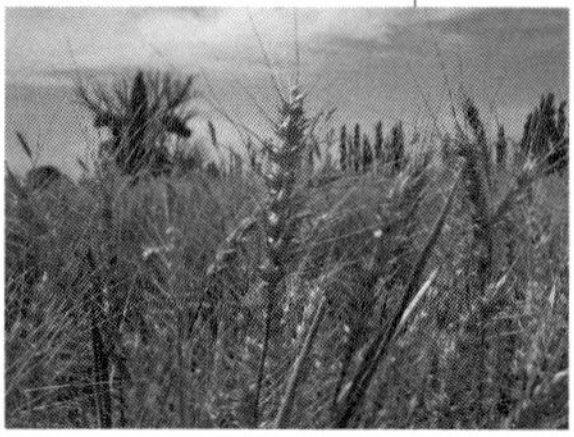

旬・採取時期

周年。コムギ粉やコムギ胚芽を食用や薬用とします。

特徴と来歴

ムギ（コムギ）はカスピ海南岸を原産とするイネ科の越年草で、紀元前7000年頃から栽培が始まり、世界で最も生産が多い穀物です。栽培されるコムギの9割はパンコムギで、日本のコムギも全てがこれで、主にコムギ粉にされます。近年ではほとんどを海外からの輸入品に依存しています。

成分と薬効・利用法

主成分のデンプンのほかに、植物性タンパク質で不溶性のグルテンや水溶性のコムギアルブミンなどが含まれます。胚芽には脂質、ビタミンE・ビタミンB群などのビタミン類、カルシウム・鉄などのミネラル、食物繊維、グルタチオン、オクタコサノールが含まれます。

グルテンの特性により、水を加えて練ると粘弾性をもったドウ（パン生地）を作ることができます。コムギといえばコムギ（小麦）、寒い冬の日の麦踏み、初夏に穂が実る収穫期の麦秋《ばくしゅう》を迎え、そして、体中がいがらっぽくなった庭先での脱穀。麦ごはんが珍しくなかった当時の今でも思い起こす田舎での生活でした。田植えと同じように、家族総出で行なう日本の農家の原型であったような気がします。こうして収穫したコムギは、製粉所に持って行き、コムギ粉やうどんと交換して食卓に上がりました。

主な薬効

コムギ粉：ヒステリー、煩熱（ほてり）、下痢、自汗（日中の多汗）、盗汗（寝汗）、糖尿病の予防

胚芽：持久力向上、筋肉痛予防、二日酔い予防、老化防止

ギアルブミンは唾液や膵液中に含まれるデンプン分解酵素のアミラーゼの働きを阻害する性質があり、食事と一緒に摂ると糖質の消化・吸収を遅らせて食後血糖値の上昇を抑制するので、糖尿病になりやすい人のための特定保健用食品の素材として認定されています。

近年、コムギ胚芽は健康食品素材として注目されて、コムギ胚芽油やコムギ胚芽食品として利用されています。また、糖アルコールの一種のオクタコサノールは、酸素利用を高めて、エネルギー産生を促進する働きがあるとされ、持久力の向上、運動後の筋肉痛の予防などへの効果が報告されています。ペプチドのグルタチオンは肝臓の解毒作用を高める働きに加えて抗酸化作用があり、二日酔いの予防や老化防止などが期待されています。

一方、表皮はコムギふすま（コムギブラン）と呼ばれ、かつては主に家畜の飼料に利用されていましたが、セルロースやリグニンなどの不溶性食物繊維が多いため、ヒトの消化管では消化されず、腸内細菌によってもほとんど分解されずにそのまま排泄され、かつ同時に水分を吸収して便の量を増やすことで蠕動《ぜんどう》運動を促進して便通を改善します。このため、お腹の調子を調える特定保健用食品の素材として認定されています。

薬用には種子のまま、あるいはコムギ粉として用います。漢方では小麦《しょうばく》と称し、性味は甘・涼で、安神、精虚熱、止汗、止渇の効能があるので、ヒステリーや煩熱、糖尿病、下痢、自汗、盗汗などに用いられます。女性のヒステリーや子どもの夜泣きには、甘草《かんぞう》や大棗《たいそう》などと配合して用いられています。

食べ方・一口メモ

胚乳を粉にしたコムギ粉はパン、カステラ、クッキーなどの菓子、うどん、パスタなどの麺類の原料として食されます。

なお、コムギアレルギーは、コムギを使ったものを摂取しなければ起きません。食べ物であれば、パンを中心とした食生活からおコメを中心とした和食へ切り替えるのがよいでしょう。

主な薬効

コムギ粉…ヒステリー、煩熱（ほてり）、下痢、自汗（日中の多汗）、盗汗（寝汗）、糖尿病の予防

胚芽…持久力向上、筋肉痛予防、二日酔い予防、老化防止

コムギ胚芽は健康食品素材として注目され、コムギ胚芽油やコムギ胚芽食品として利用されている

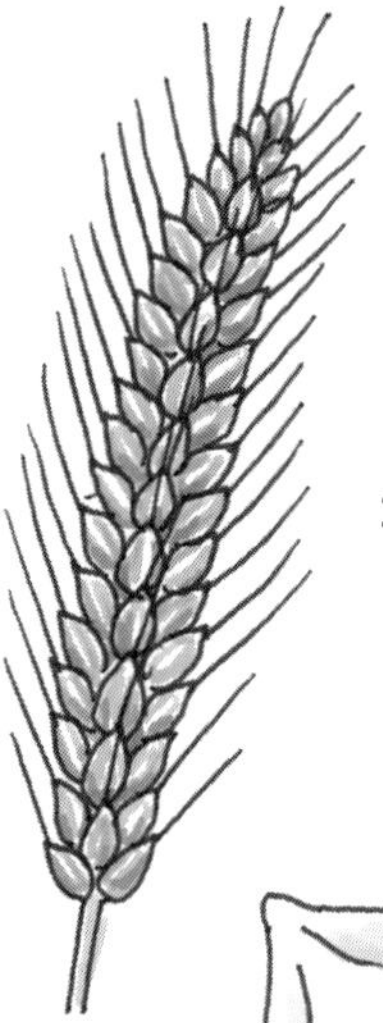

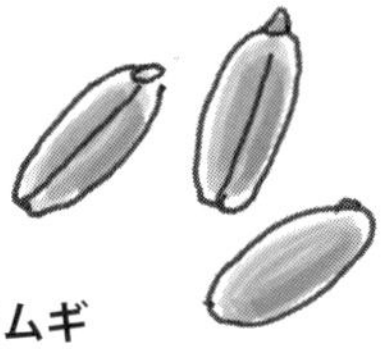

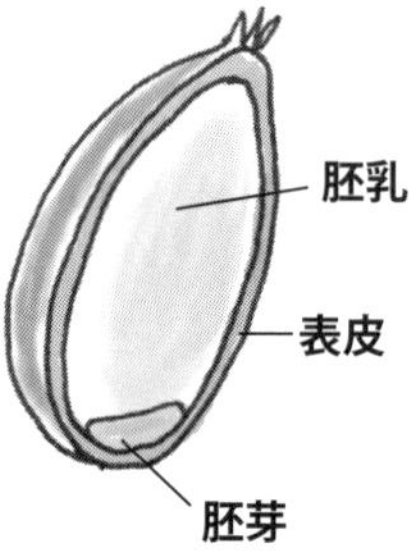

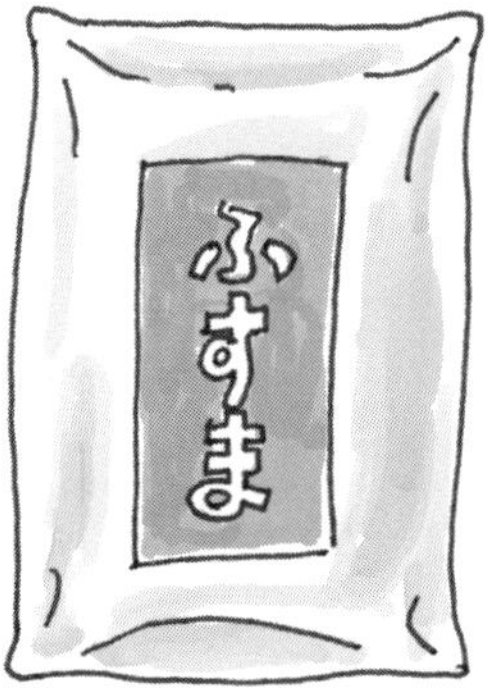

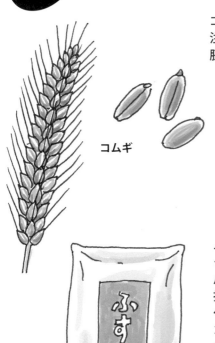

ムギに含まれる糖アルコールの一種のオクタコサノールは、酸素利用を高めて、エネルギー産生を促進する働きがあるとされ、持久力の向上、運動後の筋肉痛の予防などへの効果が報告されている。
コムギ胚芽は、二日酔いの予防や老化防止などが期待される

ムギの表皮はコムギふすま（コムギブラン）と呼ばれ、不溶性食物繊維が多いため、ヒトの消化管では消化されずにそのまま排出され、また水分を吸収して便の量を増やすことで蠕動運動を促進し、便通を改善する
このため、お腹の調子を調える特定保健用食品の素材として認定されている

48 ヤマノイモ

山の宝探し、自然薯掘り

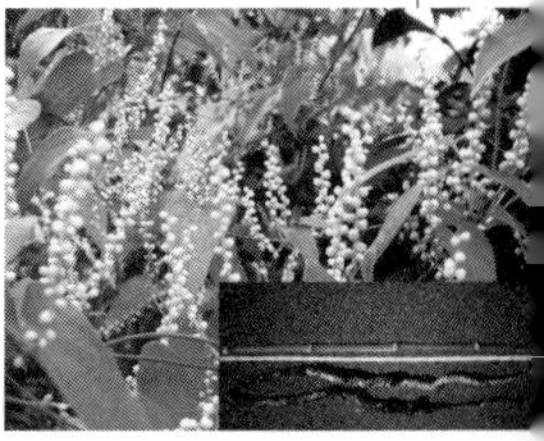

ヤマノイモ掘りは、忍耐力を試される仕事です。晩秋から初冬に郊外の山林に出かけ、太い枯れた茎や事前に見つけて目印をつけたところを専用のシャベルで掘ります。土の中には木の根や石がありますのでまっすぐに伸びているとは限りません。苦労してやっと掘りあげた自然薯《じねんじょ》（ヤマノイモ）は粘りも強く、栄養価も高く、宝物を得たような気分になります。まさしく大地の命をいただいた気分です。

１２００年ほど前に書かれた『出雲風土記』には葛根《くずのね》などとともに薯蕷《やまついも》が載っていますので、この時代には食用としただけでなく、朝鮮や中国の医学の影響で薬用としていたことが窺えます。江戸時代の『大和《やまと》本草《ほんぞう》』や『農業全書』には自然生（自然薯）が本物の薬用になると強調していますが、現在ではヤマノイモ、ナガイモともに山薬《さんやく》と称して薬用とされます。

主な薬効

根茎：滋養強壮、疲労回復、去痰、消炎

旬・採取時期

晩夏～秋が旬。地中の根茎を掘り取り、水洗いして外皮をむき、４～５㎝の長さに切り、そのままたは蒸してから乾燥します。これが生薬の山薬です。

特徴と来歴

ヤマノイモ（山芋）は日本原産のヤマノイモ科のつる性多年草で、北海道南西部から本州・四国・九州の日当たりの良い山野に自生し、とろろ芋として知られています。中国、韓国にも分布し、また食用や薬用に広く栽培されています。芋の部分は、茎の下方にある枝の基部が地中深く成長した茎と根の中間型の根茎（担根体《たんこんたい》）で、円柱状で長さは１ｍほどになり、中は白くて柔らかく粘り気があります。葉は対生で長い葉柄を持ち、先の尖った広披針形で秋には黄葉します。雌雄異株で、葉腋にはムカゴ（珠芽《しゅが》）ができます。

一般に、山芋と呼ばれているものは、ヤマノイモ以外にもいろいろあり、筒状の**ナガイモ**（長芋）は中国原産で、奈良時代頃に日本に渡来し、現在も広く栽培されていて、多くの地方品種があります。ヤマノイモを自然薯と呼ぶのは、栽培品と区別するためです。

ヤマノイモの仲間は世界で650種が知られ、重要な食料のひとつです。現在ではヤマノイモはムカゴの状態から畑で栽培されており、流通しているのは栽培品が多く、収穫しやすいように長いパイプや波板シートを使って栽培されています。丸いツクネイモ（ヤマトイモ）や掌形のイチョウイモなどはナガイモの地方品種です。なお、ヤマノイモと同じような場所に生える**オニドコロ**（鬼野老）は、葉がハート形で互生し、肥厚した根茎には強い苦味があり有毒です。

成分と薬効・利用法

根茎には粘液質のムチンやマンナン、デンプン、アラントイン、グルコサミン、ステロイドのジオスゲニンやβ－シトステロール、アミノ酸、消化酵素のジアスターゼなどを含み、古くから滋養強壮、去痰、消炎などの効果があることが知られています。『神農本草《しんのうほんぞう》経《きょう》』に「寒熱邪気を除き、中を補い気力を益し肌肉を長ずる」とあり、漢方では老人や虚弱者の気力、体力を補う作用を期待して虚証の薬に用いられます。

民間療法では、滋養強壮、疲労回復に、乾燥した根茎10～15gを1日量とし、500～600㎖の水で約半量になるまで煎じて3回に分け服用します。家庭では生ですりおろし「とろろ」として食べるか、適度な大きさに切って網で焼いて食べるのが最も手軽な方法です。海苔や卵黄を加えるとビタミン類やミネラルも補えます。ムカゴも同じように用いられます。滋養強壮、疲労回復には山薬酒も効果があります。痰が切れないときは蒸し焼きにして食べ、おできの吸出しにはとろろをつけます。

食べ方・一口メモ

食用とすれば、消化もよく栄養価も高く、滋養になるため、自然食品として大いに利用したいものです。山薬酒は、毎日盃1杯を就寝前に服用します。

主な薬効　**根茎…滋養強壮、疲労回復、去痰、消炎**

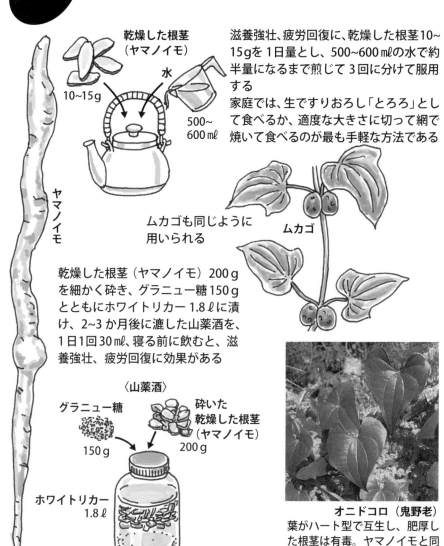

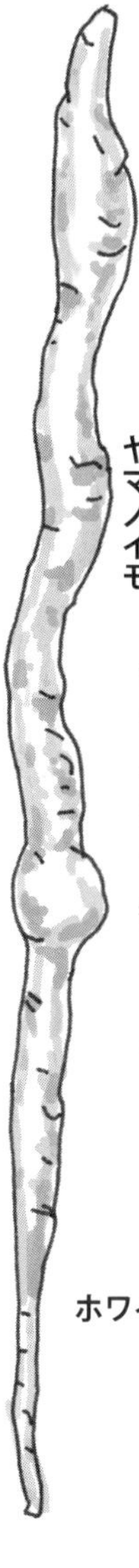

滋養強壮、疲労回復に、乾燥した根茎10~15gを1日量とし、500~600㎖の水で約半量になるまで煎じて3回に分けて服用する

家庭では、生ですりおろし「とろろ」として食べるか、適度な大きさに切って網で焼いて食べるのが最も手軽な方法である

ヤマノイモ

ムカゴも同じように用いられる

乾燥した根茎（ヤマノイモ）200gを細かく砕き、グラニュー糖150gとともにホワイトリカー1.8ℓに漬け、2~3か月後に漉した山薬酒を、1日1回30㎖、寝る前に飲むと、滋養強壮、疲労回復に効果がある

〈山薬酒〉

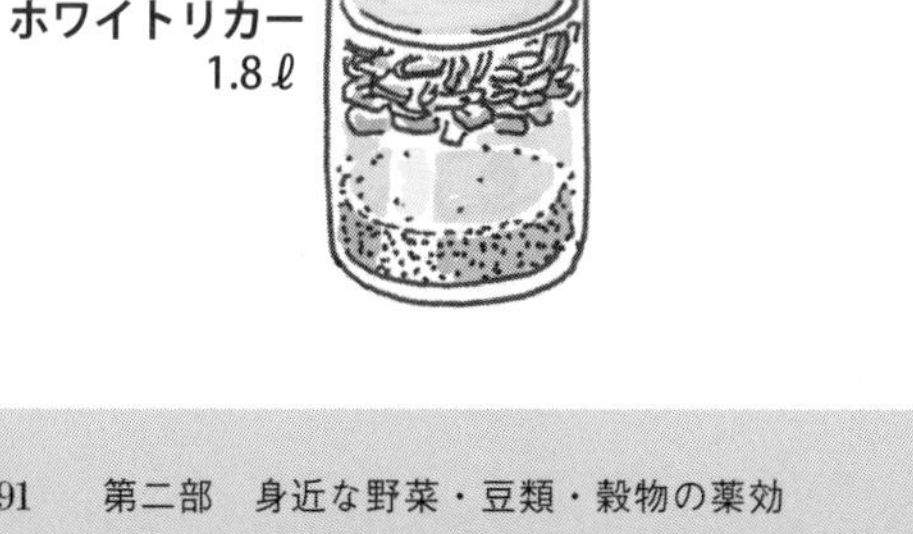

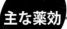

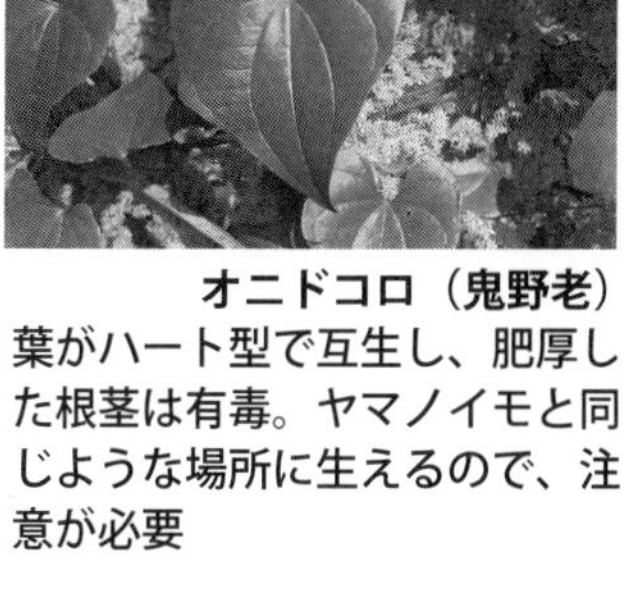

オニドコロ（鬼野老）

葉がハート型で互生し、肥厚した根茎は有毒。ヤマノイモと同じような場所に生えるので、注意が必要

49 ヨモギ

迷惑な帰化植物への防波堤

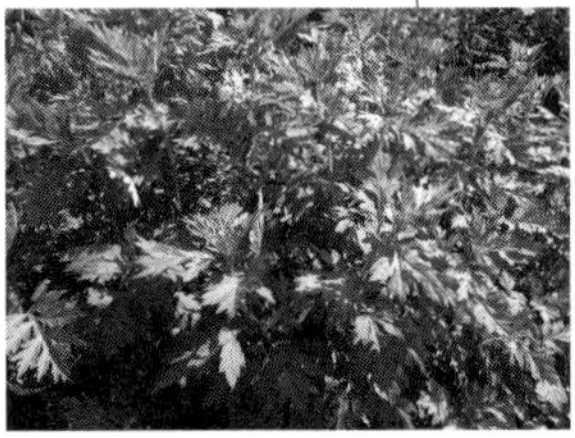

サクラが咲き、スミレの花が見られる頃になると、陽だまりにヨモギも若葉を広げています。その優しい姿と摘んでいるときに味わうさわやかな香りは、春が来たことを教えてくれます。若葉を茹でて混ぜ込むとおいしい草餅や草団子となります。

一方、ヨモギは農耕地などで除去が困難な強雑草で、しかも生育すると花粉症の原因にもなる厄介な植物です。しかし、日本在来の雑草として私たちの身近に生えていますので、畑仕事の鎌などで手を切ったときには生の葉を揉んで傷口につける薬になります。また、地下茎や根から他の植物の発芽を抑える他感作用物質を出していますので、ヨモギの密生したところにはオオブタクサなどが生えないので、迷惑な帰化植物の侵入を最前線で食い止めているともいえます。

主な薬効

葉：健胃、下痢、止血、神経痛、腰痛、痔、歯痛

旬・採取時期

6～7月、葉を採取して天日で乾燥したものを艾葉《がいよう》と称して用います。

特徴と来歴

本州、四国、九州、朝鮮半島、中国に分布し、人家の周辺や山野の草地に普通にみられるキク科の多年草で、地下茎を伸ばして広がります。開いたばかりの若い葉は両面が白色の毛で覆われますが、生長すると葉の表面は緑色になり、下面のみに毛が密生し白色を呈します。葉の基部に仮托葉（小さな葉）があるのが特徴で、またヨモギ属の花は花粉が風で飛ばされやすい風媒花です。

ヤマヨモギ（オオヨモギ）は近畿以北の本州、北海道、サハリンの山地に見られ、ヨモギに比べて全体的に大型で、葉の基部に仮托葉がない点でヨモギと区別できます。主に、艾《もぐさ》の原料として栽培されています。

成分と薬効・利用法

葉には精油のα－ピネンやシネオールなどのほか、フラボノイドやクマリンなどを含みます。またパルミチン酸などの脂肪油、タンニン類のクロロゲン酸、アデニン、塩化カリウム、ビタミン類なども含みます。

民間療法では、古来より葉を食用、薬用、美容、灸などいろいろな方法で使います。乾燥した葉5～8gを1日量とし、600㎖の水で約半量になるまで煎じて3回に分けて食後に服用すると、健胃、下痢に効果があります。血尿、痔などの止血には、乾燥葉5～10gを1日量とし、500～600㎖の水で約半量になるまで煎じて3回に分けて食間に服用します。急性胃腸炎による嘔吐や下痢には、乾燥葉5～8gに少量のショウガを加え、同じように煎じて3回に分けて服用します。

あせも、皮膚湿疹の掻痒感には、乾燥葉10gを1日量として600㎖の水で約半量になるまで煎じた後、布に染み込ませて冷湿布します。歯痛やのどの痛みにはこの煎じ液でうがいをします。

神経痛、腰痛、打ち身、捻挫、痔などには、葉茎を布袋に入れて入浴剤（ヨモギ風呂）として用います。

止血には生の葉を揉んでその汁を患部に塗り、また切り傷、虫刺されやかゆみ止めに塗布します。喘息には根を清酒に漬けたヨモギ酒がよく、またヨモギで作ったローションに止痒作用があるとして透析患者やアトピー性皮膚炎などに用いられています。

高血圧、神経痛、胃腸の弱い場合には、新鮮な若い葉茎を絞って青汁を作り砂糖を加えて服用します。

なお、ヨモギやヤマヨモギの葉の裏にある毛を集めたものが灸治療に用いる艾です。『名医別録』に「あらゆる病に灸をする」などと記され、古くから灸治療に用いられていたことがわかります。艾葉が配合される漢方薬は、特に婦人科領域の止血薬や安胎薬として知られ、下腹部の冷痛、生理痛などに用いられます。

食べ方・一口メモ

草餅は、春の行事には欠かせないものです。そのほかに、お浸しや天ぷら、炊いたご飯に混ぜ込んだヨモギ飯にして食べることができます。

主な薬効

葉…健胃、下痢、止血、神経痛、腰痛、痔、歯痛

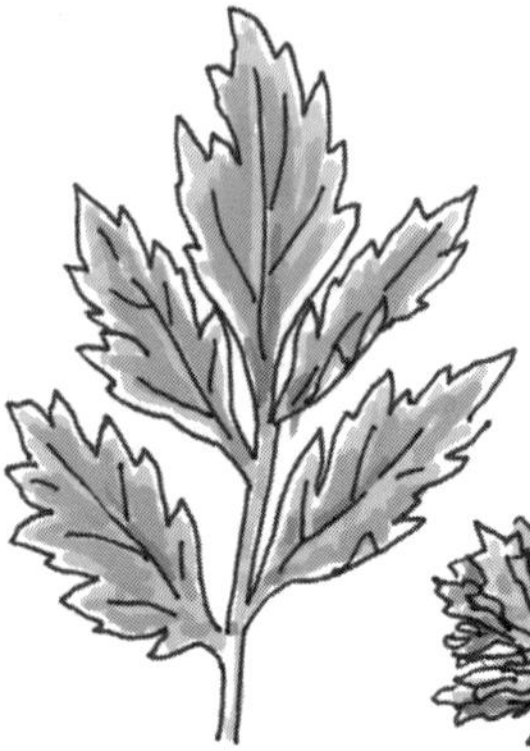

古来より葉は、食用、薬用、美容、灸などいろいろな方法で使われた
乾燥した葉 5~8gを1日量とし、600㎖の水で約半量になるまで煎じて3回に分けて食後に服用すると、健胃、下痢に効果がある

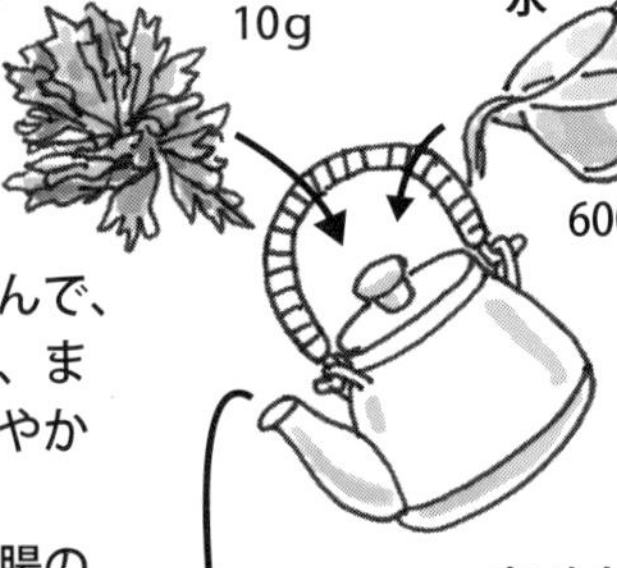

血尿、痔などの止血には、乾燥葉5~10gを1日量とし、500~600㎖の水で約半量になるまで煎じて、3回に分けて食間に服用する
急性胃腸炎による嘔吐や下痢には、乾燥葉 5~8gに少量のショウガを加え、同じように煎じて3回に分けて服用する

止血には生の葉を揉んで、その汁を患部に塗り、また切り傷、虫刺されやかゆみ止めに塗布する
高血圧、神経痛、胃腸の弱い場合には、新鮮な若い葉茎に水を適量加えてミキサーで攪拌して青汁をつくり、砂糖を加えて服用する

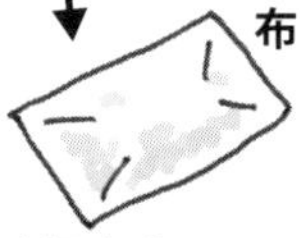

あせも、皮膚湿疹の搔痒感には、乾燥葉 10gを1日量として600㎖の水で約半量になるまで煎じた後、布に染み込ませて冷湿布する
歯痛やのどの痛みには、この煎じ液でうがいをする

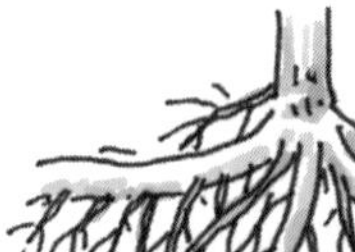

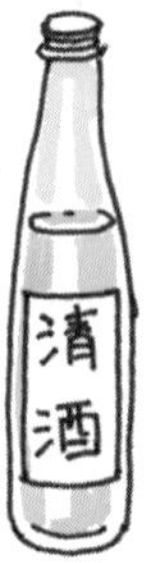

神経痛、腰痛、打ち身、捻挫、痔などには、乾燥した葉茎200~300gを布袋に入れて入浴剤（ヨモギ風呂）として用いる

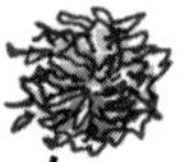

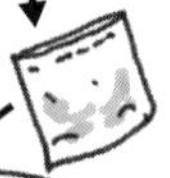

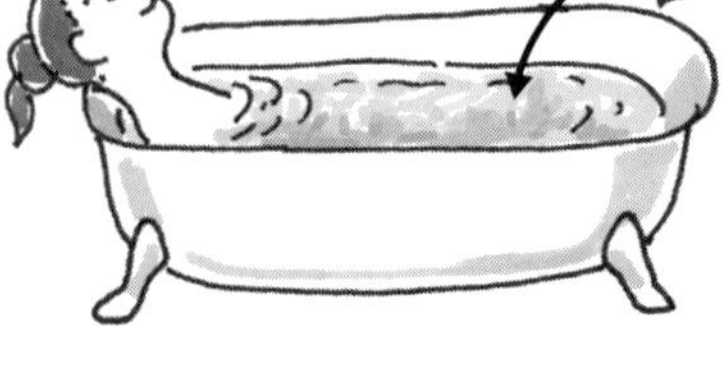

喘息には、根を清酒に漬けたヨモギ酒がよく、またヨモギで作ったローションに止痒作用があるとしてアトピー性皮膚炎などに用いる

50 ワサビ

今や英名も「wasabi」

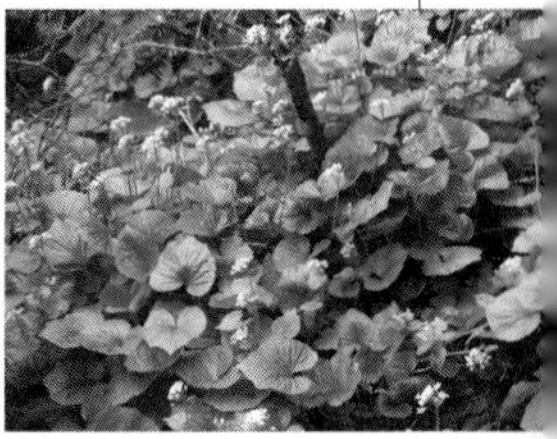

ワサビは日本原産の植物です。『和名抄《わみょうしょう》』や『延喜《えんぎ》式《しき》』を始め『本朝食鑑《ほんちょうしょっかん》』などの古典から現代の植物図鑑などを紐解き、現地に出かけて実際に見聞きし触れて植物を学ぶと、植物から教えられることがたくさんあります。特にわが国原産の植物はその歴史もおもしろく、先人たちの息づかいまで聞こえてきそうです。

ワサビは古い書物にも薬草として記述があり、室町時代にはすでに刺し身の薬味として用いられていました。ワサビの辛味は「胃の消化を助け、魚毒を消す」といわれて、抗菌作用や食欲増進効果などがあり、今や英名も「wasabi」と、世界的にもわが国を代表する薬味となっています。

主な薬効

根茎：食欲増進、防腐殺菌、リウマチ、神経痛、扁桃炎

葉：健胃

旬・採取時期

旬は周年ですが、特に秋から冬、根茎を掘り取り、水洗後にすりおろして用います。若葉は必要時に採取します。

特徴と来歴

北海道から九州の涼しい山間の谷川に自生し、また各地で栽培されるアブラナ科の多年草で、根茎が太く肥厚します。根生葉は長い柄があり、花期は3〜5月で苞葉のある総状花序に白色の十字状花が咲きます。

ワサビを「山葵」と表記するのは、『和名抄』に山《さん》葵《き》と和佐比《わさひ》と記され、『延喜式』では山薑《さんきょう》をワサビとし、さらに『大和本草《やまとほんぞう》』に「其葉賀茂葵《あおい》に似たり、其根形味生薑に似たり。故に山葵山薑の名あり」とあって、葉が葵に似ていることに由来します。また、『本

朝食鑑』には「家々、国々に多く植えられていて、四時いずれの時にも根を採り用いる。子《たね》を種《う》えるよりは根を種える方がよい。冬月は根を採るのに最もよい」などとその栽培法まで述べられています。日本的な辛さが江戸時代も好まれたことが窺われます。

なお、山間の渓流脇などには**ユリワサビ**が生えていて、茎葉に辛味があり、山菜として食べられます。

成分と薬効・利用法

根茎にはシニグリン、アリルイソチオシアネートなどの辛味成分や精油、粗タンパク質、炭水化物、ビタミンCなどが含まれ、香辛料として特有の辛味と香気を利用します。食欲増進、防腐殺菌力が強いので、生ものの刺身、そば、漬物、菓子などに利用されます。

民間療法では、根茎をすりおろしたものを布に薄くのばして患部に貼り、リウマチ、神経痛、扁桃炎に用いますが、刺激が強いので水で薄めるなど量を加減する必要があります。特に胃炎や胃潰瘍の方は使用しないほうがよいでしょう。また、すりおろしてから搾った汁は、魚鳥肉の食中毒予防に効果があるとされます。

食べ方・一口メモ

香辛料としてすぐれ、そばの薬味や刺身のつまとしてはなくてはならないものです。茎葉にも同様の成分が含まれていて、地方の伝統野菜として食され、またワサビ漬けとして食べると、健胃効果があります。花、葉、根のすべてを食べることができます。

現在市販されている粉ワサビ、練りワサビは、ワサビとは違うヨーロッパ原産の**セイヨウワサビ**（ワサビダイコン）の根を粉末にし、葉緑素を混合した加工食品です。セイヨウワサビは、ワサビの代用として栽培されますが、根茎が太くて大きく、シニグリンなどの辛味成分を含み、香辛料のほかに食欲増進剤、引赤剤（皮膚に充血を起こして筋肉痛、神経痛などに外用される）として使用されます。ヨーロッパではホースラディッシュとも呼ばれます。一方、**オカワサビ**は品種改良によって山林や畑で栽培できるようにしたワサビのことで、ハタケワサビともいいます。水で育てた場合と異なり、根は太くならず細い根を生やします。

主な薬効

根茎…食欲増進、防腐殺菌、リウマチ、神経痛、扁桃炎

葉…健胃

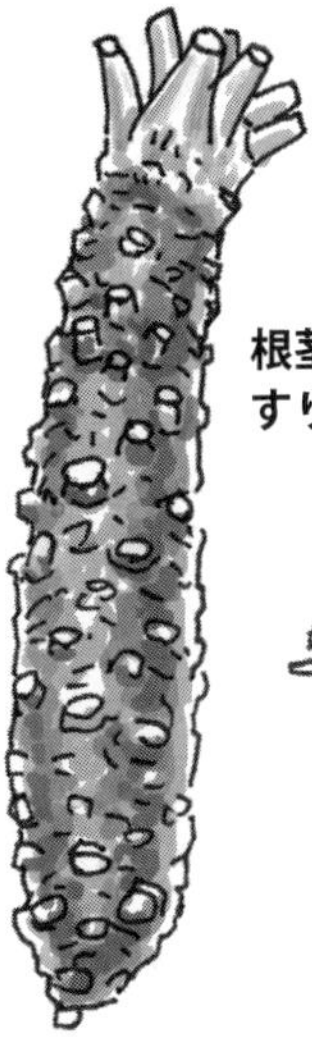

根茎（いわゆるワサビ）をすりおろしたものを布に薄くのばして患部に貼り、リウマチ、神経痛、扁桃炎に用いるが、刺激が強いので水で薄めるなど量を加減する必要がある
特に胃炎や胃潰瘍の方は使用しないほうがよい。
また、すりおろしてから搾った汁は、魚鶏肉の食中毒予防に効果がある

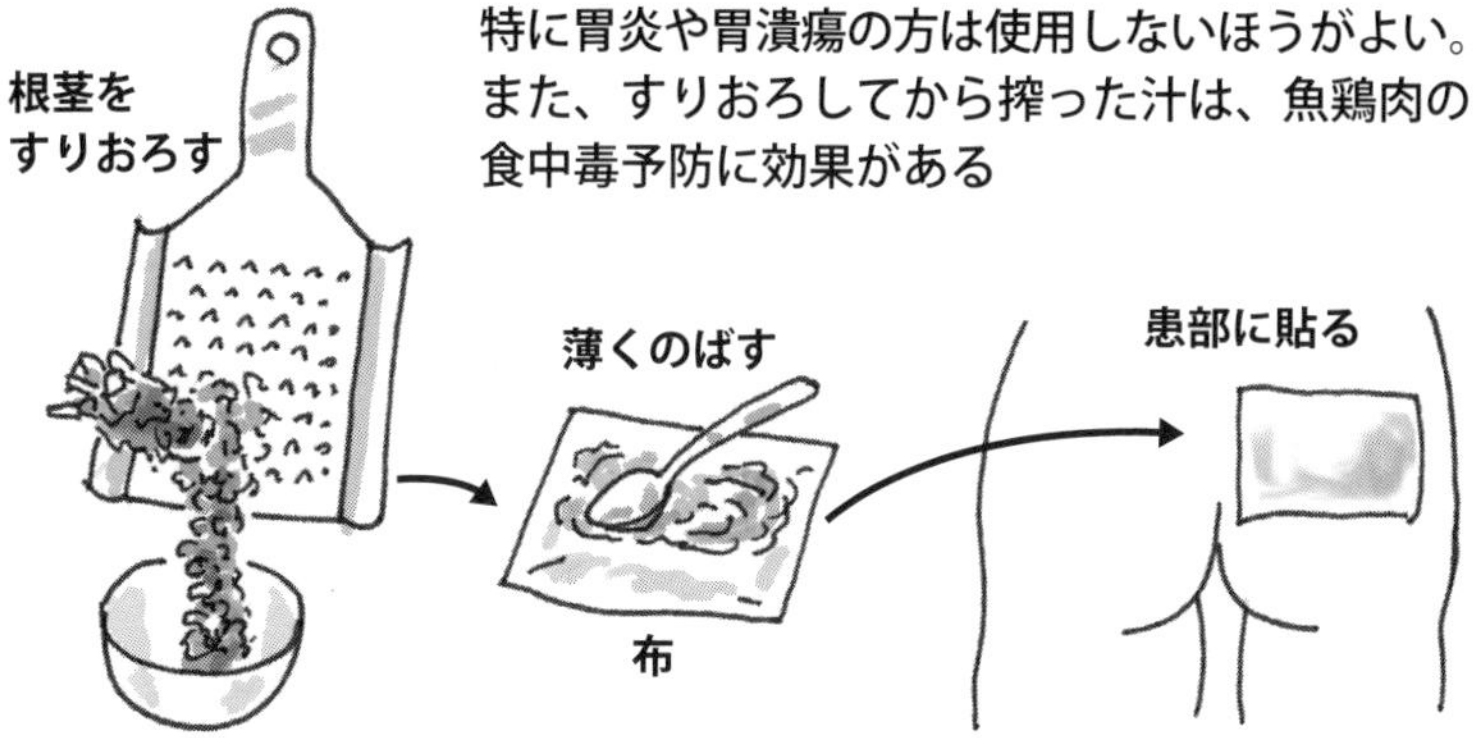

現在市販されている粉ワサビ、練りワサビは、ワサビとは違うヨーロッパ原産のセイヨウワサビ（ワサビダイコン）の根を粉末にし、葉緑素を混合した加工食品である
セイヨウワサビは、ワサビの代用として栽培されるが、根茎が太く大きく、シニグリンなどの辛味成分を含み、香辛料のほかに食欲増進剤、引赤剤（皮膚に充血を起こして筋肉痛、神経痛などに外用される）として使用する
ヨーロッパではホースラディッシュと呼ばれる

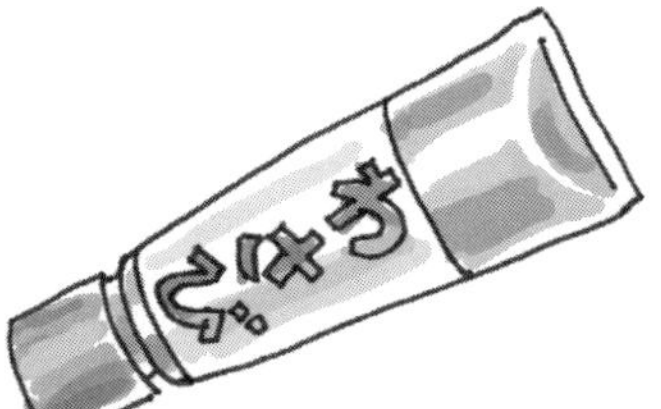

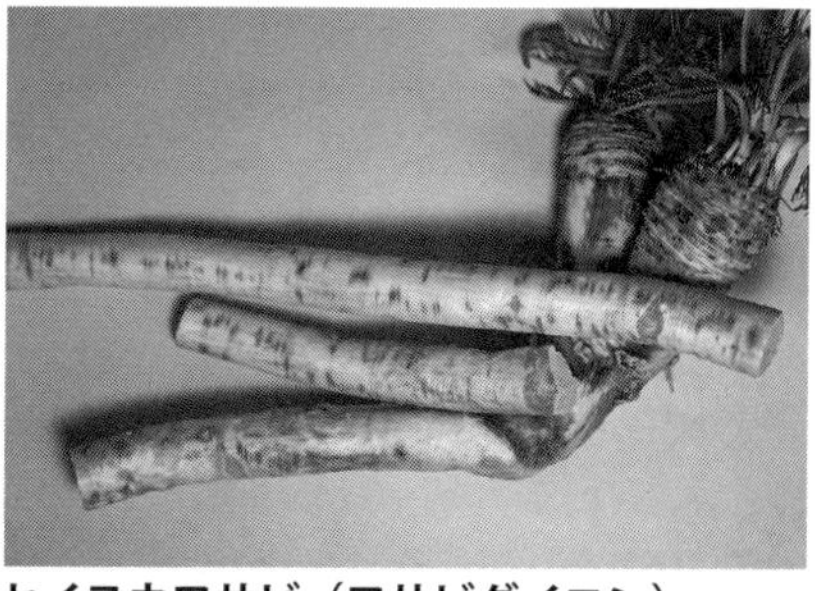

セイヨウワサビ（ワサビダイコン）

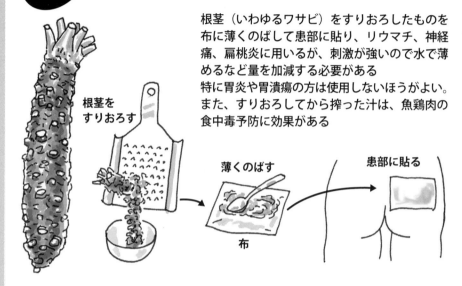

おわりに

『植物とわたしたち』という岩波少年文庫本（岩波書店、1956年発刊）を読み、また本書の原典となった『野菜は薬だ』（農文協、1980年発刊）という健康双書を紐解くと、植物は世界の歴史を変えたばかりでなく、私たち人間がいかに植物の恩恵を受けて命を享受しているかを知ることができます。現在、両書とも絶版となりましたが、前者は旧ソ連の著者による中学生以上を対象とした翻訳本で、多くの人びとに大きな感銘を与えたと思います。一方、後者は私たちが忘れつつある日本人の食に対する感性を綴ったものです。これらの書物が出版された当時から時代が進んで、今日では食事スタイルも変わり、かつてなく先端技術が進歩を遂げています。そして、自然に学ぶ私たちの創意工夫や生活の楽しみも質的に変わりつつあるように思われます。このようなときこそ、数多くある書物の中でも、両書での著者の言葉は、22世紀を見据えた私たちの健康観を見直すきっかけになると思います。また同じように、中国やわが国の古典である本草書といわれる『本草綱目』や『本草和名』、『大和本草』などの書物を通して心に響いてくるものは、古今東西を違《たが》わず須《すべから》く先人の英知です。

自然観や全体観（人間の全体性を観る思想）を背景にした東洋医学（漢方）では、健康を食と薬の源は同じという薬（医）食同源の観点から捉え、食養法に基づく健康推進を最も重要視しています。私たちにとって、「食」と環境を支えつなぐ「農」を、そして、健康な「食」をもたらす「農」を認識することは、健康社会の伝承であると思います。自然との共生こそ、人類の英知です。食と農を通じて、生きることにわくわくして欲しいと思います。

今日、そして近い将来、全てが自動化されて人の手も要らないような便利な時代になるかもしれません。しかし、いつの世も私たちは、日頃から食を通して自分の健康は自分で管理して、できるだけ病気にならないように心がけることが大切であると思います。貝原益軒の『養生訓』に「よろずのこと、一時心に快きことは、必ず後に災いとなる」という言葉があります。日本の伝統食文化を自覚して、自己の健康を自分で守ることは、「健康に生きる」

ことへの自己研鑽でもあるのです。そして、家庭の食事こそが家族全員の健康への第一歩であると考えていきたいと思います。

大地は万物の基をなし、全ての生命を育みます。小さくても大事な自分たちの田畑や天然資源を大切にすることは重要だと思います。私たちは、この母なる地球の自然の恵みである植物、とりわけ身近な野菜や豆類、穀物など、その命を丸ごといただいています。こうした植物が、私たちの生活に密着したものであり、私たちの体を作っているものであることについて、本書が考えるきっかけとなることを願っています。自然に沿った暮らしをして、食べることは健康に生きることそのものです。地球は本当に大きなくすり箱です。

本書の出版を引き受けてくださった農山漁村文化協会は、これまでにも天然資源についての研究方法や栽培方法、利用についての実践的な書物を刊行してきた良心的な出版社で、私のこのような内容の原稿を喜んで拾ってくださったことに、末尾を借りて厚く御礼申し上げます。

薬学博士・池上文雄

〈便秘・整腸〉
アシタバ(39)、アズキ(42)、オクラ(54)、カボチャ（57)、キャベツ(64)、ゴボウ(75)、ゴマ(79)、コンニャク(85)、サトイモ(88)、シソ(95)、セリ(104)、セルリー（107)、ソバ(110)、ダイズ(116)、トウモロコシ(136)、ニラ(146)、ニンニク(152)、ホウレンソウ(178)

〈吐き気〉
ショウガ(101)

〈食欲不振〉
ウド(51)、シソ(95)、ショウガ(101)、セリ(104)、セルリー（107)、タデ(120)、タマネギ(124)、トウガラシ(133)、ネギ(156)、ハス(162)、ハマボウフウ(168)、フキ(171)、ミツバ(181)、ミョウガ(184)、ワサビ(196)

〈胸やけ〉
ツルナ(127)

〈肝臓病・肝疾患・利胆〉
クズ(71)、ダイコン(113)、ダイズ(116)、トウモロコシ(136)

〈食中毒・魚による中毒〉
シソ(95)、ダイコン(113)、タデ(120)、ナス(143)、ワサビ(196)

〈二日酔い〉
アズキ(42)、キュウリ(67)、クズ(71)、ダイコン(113)、ダイズ(116)、ムギ(187)

〈痔疾〉
ゴマ(79)、ネギ(156)、ミョウガ(184)、ヨモギ(193)

循環器系疾患

〈低血圧〉
カボチャ（58)、ショウガ(101)、ニンニク(152)

〈貧血〉
アシタバ(39)、ショウガ(101)、ツルムラサキ(130)、ホウレンソウ(178)

〈冷え症〉
ウド(51)、キク(61)、シソ(95)、ショウガ(101)、セルリー（107)、ダイコン(113)、ダイズ(116)、ニラ(146)、ニンジン(149)、ニンニク(152)、ミョウガ(184)

呼吸器系疾患

〈風邪〉
カボチャ（58)、キク(61)、クズ(71)、シソ(95)、ショウガ(101)、セリ(104)、ダイコン(113)、ニンニク(152)、ネギ(156)、ハマボウフウ(168)、ミツバ(181)

〈咳・痰〉
アスパラガス(45)、カボチャ（58)、キク(61)、キュウリ(67)、シソ(95)、ショウガ(101)、ダイコン(113)、ダイズ(116)、フキ(171)、ヘチマ(174)、ヤマノイモ(190)

〈気管支炎・喘息〉
ハマボウフウ(168)、フキ(171)、ヨモギ(193)

〈肺炎〉
トウモロコシ(136)

目・鼻・歯・咽喉の疾患

〈疲れ目・視力低下〉
カボチャ（57)、キク(61)、ミョウガ(184)

〈鼻炎・慢性鼻炎・花粉症〉
シソ(95)

〈のどの痛み・のどの腫れ〉
ゴボウ(75)、ゴマ(79)、ジャガイモ(98)、ショウガ(101)、ネギ(156)、ヨモギ(193)

〈口内炎・扁桃炎・咽頭炎〉
ゴボウ(74)、シソ(95)、ショウガ(101)、ダイコン(113)、タデ(120)、トウガラシ(133)、ニンジン(149)、ニンニク(152)、ハス(162)、フキ(171)、ミョウガ(184)、ワサビ(196)

薬効・症状別索引

著者略歴

池上　文雄（いけがみ　ふみお）

1948年1月、福島県郡山市生まれ。1975年、千葉大学大学院薬学研究科修士課程修了。1981～1982年、ベルギー政府奨学金留学生（ゲント大学医学部）。1981年、薬学博士取得（東京大学）。1994年、千葉大学助教授・薬学部附属薬用資源教育研究センター。2005年、千葉大学教授・環境健康フィールド科学センター。2013年～　千葉大学名誉教授・グランドフェロー・特任研究員、昭和大学薬学部客員教授。

『地球は大きなくすり箱』をモットーに、薬学と農学の融合を目指し、健康科学に関する教育研究とともに薬草栽培などを通した地域産業活性化支援活動を行なっている。

図解　食卓の薬効事典
野菜・豆類・穀類 50種　　健康双書

2017年10月10日　第1刷発行
2017年12月25日　第2刷発行

著　者　池上　文雄

発行所　一般社団法人　農山漁村文化協会
〒107-8668　東京都港区赤坂7丁目6－1
電話　03(3585)1141(営業)　03(3585)1144(編集)
FAX　03(3585)3668　振替　00120-3-144478
URL　http://www.ruralnet.or.jp/

ISBN978-4-540-17104-8　DTP製作／(株)農文協プロダクション
〈検印廃止〉　印刷／(株)新協

製本／根本製本(株)
Printed in Japan　定価はカバーに表示
乱丁・落丁本はお取り替えいたします。